JN313018

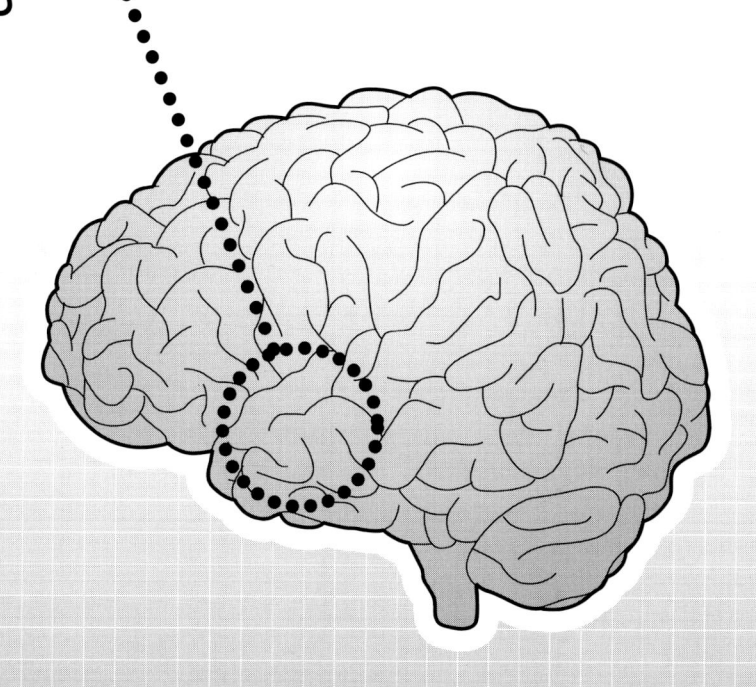

脳とこころの科学

編著 宮崎大学医学部教授 鶴 紀子

株式会社 新興医学出版社

編著者

鶴　　紀子　　宮崎大学医学部機能制御学講座心理学分野

執筆者一覧

小野　武年　　富山大学医学部大学院分子・統合情動脳科学
西条　寿夫　　富山大学医学部大学院システム情動科学
本間　生夫　　昭和大学医学部第二生理学教室
政岡　ゆり　　昭和大学医学部第二生理学教室
Thomas Hoeppner　　Department of Neurological Sciences, Rush Epilepsy Center
赤松　直樹　　産業医科大学神経内科
辻　　貞俊　　産業医科大学神経内科
浦崎永一郎　　産業医科大学脳神経外科
高倉　大匡　　富山大学医学部耳鼻咽喉科
堀　　悦郎　　富山大学医学部大学院システム情動科学
大村　　裕　　九州大学医学部統合生理学教室
福土　　審　　東北大学大学院医学系研究科行動医学
野添　新一　　志學館大学大学院
鶴　　紀子　　宮崎大学医学部機能制御学講座心理学分野
渡辺　岳美　　五色台病院
森本　　清　　笠岡病院
植田　勇人　　宮崎大学医学部精神医学講座
村島　善也　　(財) 東京都医学研究機構，東京都精神医学総合研究所精神生物学研究分野
鈴木　二郎　　(財) 東京都医学研究機構，東京都精神医学総合研究所精神生物学研究分野
吉井　光信　　(財) 東京都医学研究機構，東京都精神医学総合研究所精神生物学研究分野
田中　光一　　東京医科歯科大学大学院疾患生命科学研究部
谷口　　豪　　東京医科歯科大学大学院精神行動医科学分野
西川　　徹　　東京医科歯科大学大学院精神行動医科学分野
黒木　俊秀　　九州大学大学院医学研究院精神病態医学分野
梶畑　俊雄　　九州大学大学院医学研究院精神病態医学分野
中原　辰雄　　九州大学大学院医学研究院精神病態医学分野
橋本喜次郎　　独立行政法人国立病院機構肥前精神医療センター
平野　　誠　　独立行政法人国立病院機構肥前精神医療センター
神庭　重信　　九州大学大学院医学研究院精神病態医学分野
谷井　久志　　三重大学大学院医学系研究科精神病態学分野
大河内正康　　大阪大学大学院医学系研究科神経機能医学講座精神医学
武田　雅俊　　大阪大学大学院医学系研究科神経機能医学講座精神医学
岡崎　裕士　　三重大学大学院医学系研究科精神病態学分野
門司　　晃　　九州大学大学院医学研究院精神病態医学分野
犬伏　俊郎　　滋賀医科大学 MR 医学総合研究センター

(執筆順)

序

　こころの時代といわれ，不安やストレスの脳内メカニズムを知りたいと興味を持つ人は多い．情動がどのようなメカニズムで営まれているか，どのように脳の機能がこころに関っているか，身体現象にどのように反映されるか，さらに脳の機能がどのように精神現象に関っているか，不治の病とされた一部の統合失調症について情動障害，認知障害の病態メカニズムの本態は何か，再発予防ならびに画期的治療法の可能性はどうか，このような疑問に対して，神経科学分野の進展は著しいものがあるが，各自の専門的知識が他分野に共有されているとは云い難い．ここでは現段階でもっともホットな分野である「情動」，「グルタミン酸」，「高次脳機能」をキーワードに脳内機序からてんかん，統合失調症，摂食障害，老化などの病態まで，臨床神経生理，心理学関連，大学院学生などを対象に他分野の研究者でも理解しやすいようにわかりやすく記してある．

　本書は2004年6月宮崎のリゾート「シェラトングランデ」で開催された大会テーマ，「脳とこころの接点を求めて」{神経科学会儀（シンポ宮崎04）}で幅広く活発な講演，討論の記録として企画された．全体の構成は「情動の脳内機序」，「高次脳機能」，「中枢性摂食調節の機構とその病態」，「てんかんと可塑性」，「グルタミン酸」と「てんかん，統合失調症」，「老化と再生」となっている．

　情動の脳内機序に関して最初に，国際的にも活躍している小野武年は「情動と記憶のメカニズム」について明快に記している．次に本間生夫は呼吸に表れた情動の変化に扁桃体が関与していることを電流源推定により明らかにした．さらにHoeppnerは情動とてんかんモデルとしての扁桃核キンドリングによる情動への影響について概説した．

　高次脳機能では赤松は側頭葉底部の紡錘状回と海馬傍回が言語処理過程に関っていることを示唆した．次に西条寿夫らは順列記憶課題を用いて事象関連電位で等価双極子を求め，両側海馬に位置しているという結果を示した．事象関連電位を用いて，非侵襲的に，高次脳機能に的確にアプローチできるという向後有望な研究分野を示唆する．

　中枢性摂食調節の機構とその病態では国際的に活躍しているこの分野の第一人者である大村裕は中枢性摂食調節機構についてそのメカニズムを記し，満腹物質，空腹物質ならびにaFGF，レプチンなどの学習・記憶に及ぼす影響を示した．次にストレスと消化管機能について，ストレスと脳腸相関に関して福土は報告した．臨床的な側面から摂食障害について野添は摂食障害（神経性食欲不振症，神経性過食症）の病因，病態，治療を概説した．

　てんかんと可塑性について，鶴は記憶モデルとしてのキンドリングと可塑性についてグルタメートの関与を必要し，またグルタメート輸送体欠損マウスのキンドリングについて記した．次に渡辺らはてんかん精神病の発現機構に関して中脳辺縁ドパミン系への病的感作とてんかん脳におけるドパミン過敏反応性がてんかん精神病発症のメカニズムになっている可能性を論じた．植田は鉄塩によるてんかんモデルでてんかんとレドックスについて述べた．村島はELマウスの異常可塑性に海馬CA1でDNA断片化が検出されることから神経栄養因子ならびに神経細胞死がてんかん原性の段階から関っていることを示唆した．

　次にグルタミン酸とてんかん，統合失調症ではまず，グルタメートと統合失調症に関して，鶴は統合失調症陰性症状における臨床的な辺縁系—前頭機能関連の低活性が辺縁系—前頭葉の機能関連ならびにグルタメート系に生じうる低活性に起因することを示唆した．田中はグルタミン酸トランスポーターの脳機能について脳形成，神経回路網の形成・維持にグリア細胞の制御が関連していることを示した．西川は統合失調症におけるNMDA受容体を介したグルタミン酸伝達の低下の関与を強く示唆するこれま

での研究結果とNMDA増強作用をもつD-セリンが統合失調症の病態解明や新たな治療に期待されることを述べた。次に黒木は非定型的抗精神病薬クロザピンが前頭前野グルタミン酸ニューロン系について神経変性プロセスの進行を阻止し，再発や欠陥状態への進行の予防に貢献しうる可能性を述べた。

最後の項目の「老化と再生」では谷井らはアルツハイマー病の病理過程と分子生物学的機序について概説した。門司はアルツハイマー病など特定の蛋白の蓄積に関連して病気を発症するコンフォメーション病の発生機序について示した。犬伏は生体内に移植した幹細胞が，生体内で核磁気共鳴（MR）分子イメージングにより無侵襲的に追跡しうるという画期的方法を示し，再生医療への展開の可能性を示唆した。

本書が，同分野ならびに他分野研究者においても刺激となり，またよき手がかりを与えてくれることを祈念する。

2006年2月6日

鶴　紀子

目 次

I. 情動の脳内機序
　1. 情動と記憶のメカニズム ……………………………………………………………………………… 1
　2. 情動と呼吸と脳内電源
　　　——双極子追跡法による探索—— …………………………………………………………… 16
　3. Emotion and the Kindling Model of Epilepsy ……………………………………………… 25

II. 高次脳機能
　1. 日本人側頭葉底部言語野機能
　　　——慢性硬膜下電極による検索—— ……………………………………………………… 35
　2. 順列記憶におけるヒト海馬体の役割 …………………………………………………………… 40

III. 中枢性摂食調節の機構とその病態
　1. 中枢性摂食調節機構 ……………………………………………………………………………… 48
　2. ストレスと消化管機能 …………………………………………………………………………… 58
　3. 摂食障害の病因・病態と治療 …………………………………………………………………… 64

IV. てんかんと可塑性
　1. 記憶モデルとしてのキンドリングと神経可塑性 …………………………………………… 71
　2. てんかん精神病の発現機構 ……………………………………………………………………… 78
　3. Redox and Epilepsy ……………………………………………………………………………… 86
　4. EL マウス異常可塑性成立に関わる神経栄養因子の果たす役割 …………………………… 94

V. 「グルタミン酸」と「てんかん、統合失調症」
　1. グルタメートと統合失調症
　　　——グルタミン酸による侵害的影響とその臨床的意義特に統合失調症に関連して—— ……… 99
　2. グルタミン酸トランスポーターの脳機能 ……………………………………………………… 107
　3. グルタミン酸-D-セリンシステムと統合失調症 ……………………………………………… 114
　4. 非定型抗精神病薬クロザピンと前頭前野グルタミン酸ニューロン系 ……………………… 124

VI. 老化と再生
　1. Alzheimer 病の病理過程と分子生物学的機序について ……………………………………… 132
　2. コンフォメーション病とフリーラジカル ……………………………………………………… 140
　3. 核磁気共鳴(MR)分子イメージング
　　　——生体内移植幹細胞の無侵襲追跡—— ………………………………………………… 147

索引 ……………………………………………………………………………………………………… 153

I. 情動の脳内機序

1. 情動と記憶のメカニズム

はじめに

　情動（感情）は思考，注意，学習・記憶，認知機能などと同様にヒトでもっとも発達した高次精神機能のひとつである。すなわち，われわれは，情動により，外界や身体内部に関する膨大な情報の中から生体にとって重要な意味をもつ情報を選択・認知（認識）し，記憶情報と照合してその生物学的な意味［報酬性（有益：快情動），または嫌悪性（有害：不快情動）］を価値判断している。一方，ヒトは，記憶システムを用いて情動，認知，運動系など脳の各システムの活動を年代順に記録することにより，過去から現在における自己の同一性を確認することができる。大脳辺縁系（辺縁系）は，脳の内側部に位置し，これら認知，情動発現，および記憶形成のすべての過程に関与している。とくに側頭葉内側部に存在する扁桃体および海馬体は，すべての大脳皮質感覚連合野からの情報が収束している領域であり，大脳皮質由来の高次処理情報（認知情報）に基づいて情動発現ならびに記憶形成に重要な役割を果たしている。すなわち，扁桃体および海馬体は，それぞれ情動および記憶システムの key structure としてヒトの高次精神機能に重要な役割を果たしている。一方，側坐核を含む腹側線条体は，情動・記憶システムを含む大脳新皮質からの入力を受け，その出力機構としての役割が注目されている。本稿では，これら情動と記憶における扁桃体と海馬体の役割，ならびにそれらの情報を統合し，行動出力に変換している側坐核について概説する。

1. 辺縁系の神経回路網

　辺縁系には，解剖学的にすべての感覚種の入力があり，情動発現と記憶形成は感覚情報処理経路の最終段階としてみなすことも可能である。図1Aには，辺縁系の代表的な構成要素である扁桃体と海馬体を中心とした神経経路を模式的に示してある。扁桃体は側頭葉前内側部の皮質下にあり，視床背内側核との間には分界条および腹側扁桃体遠心路を介して相互に線維投射がある。また，視床背内側核は前部帯状回および前頭葉眼窩皮質と，さらに，前部帯状回および前頭葉眼窩皮質は側頭葉極部と相互に密接な線維結合を有する。一方，海馬体からは脳弓を介して視床下部の乳頭体へ，乳頭体からは乳頭体視床路を介して視床前核群へ，さらに，視床前核群からは後部帯状回に線維投射がある。このように解剖学的に，辺縁系には扁桃体-分界条，腹側扁桃体遠心路-視床背内側核-前部帯状回，眼窩皮質-側頭葉極部系（基底外側辺縁回路）と，海馬体-脳弓-乳頭体-視床前核群-後部帯状回-海馬傍回系（Papezの情動回路）の2つのほぼ並列する神経回路網がある。また，図1Bに示してあるようにこの2つの系はほとんどすべての新皮質感覚連合野と相互に密接な線維連絡を有する。扁桃体へは視覚，聴覚，体性感覚，味覚および嗅覚のすべての新皮質感覚連合野，および前頭葉や多感覚性連合野から直接の線維投射がある[3,31,32]。海馬体と新皮質との間には内嗅皮質，嗅周囲皮質および海馬傍回を介して相互に線維投射がある[3]。内嗅皮質と海馬傍回が視覚，聴覚，体性感覚，嗅覚などの新皮質の各種感覚連合野や扁桃体からの入力を受ける[3,28]ことを考えると海馬体にもすべての感覚情報が送り込まれることになる。さらに，これら2つの系は，自律神経反応，内分泌反応，および行動の表出に関与する視床下部や大脳基底核などに出力を送っている。

2. 扁桃体の役割

　扁桃体は，感覚刺激の生物学的価値評価に重要

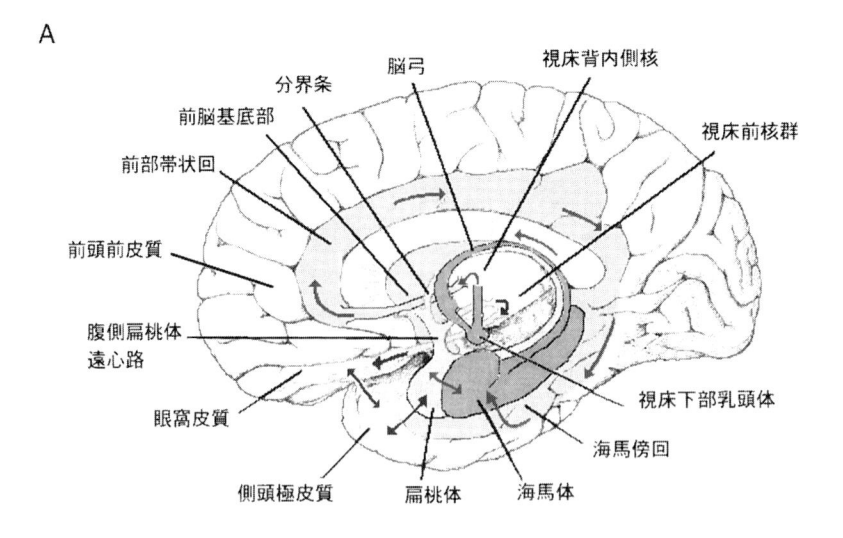

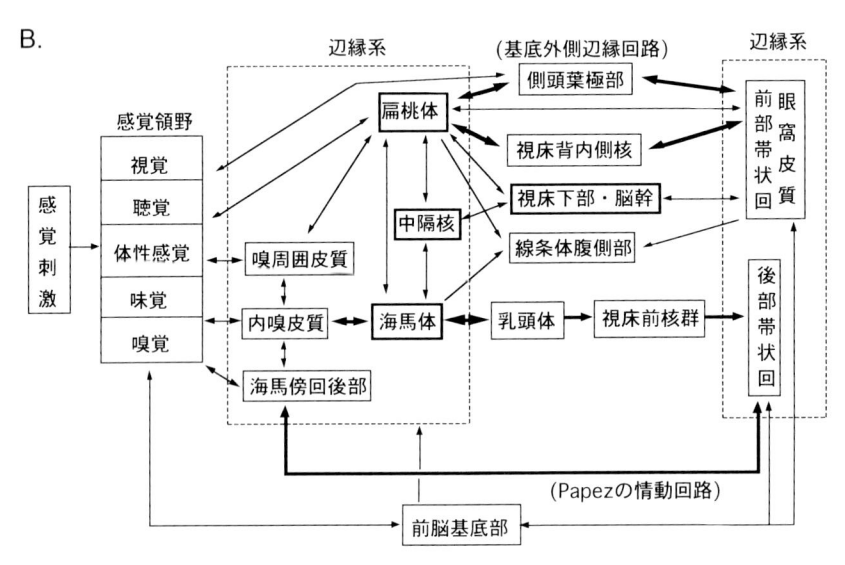

図1. 辺縁系の解剖
A：ヒトの辺縁系の解剖（文献[16]を一部改変）。
B：辺縁系の線維結合。

な役割を果している。Klüverら[14]は，扁桃体を含む両側の側頭葉を破壊したサルでは，a) 精神盲（食物と非食物の区別など周囲にある物体の生物学的価値評価と意味認知ができなくなる），b) 口唇傾向（周囲にあるものを手あたりしだいに口にもっていき，舐めたり，嚙んだりする），c) 性行動の亢進（手術後しばらくして出現する症状で，雄，雌ともに性行動の異常な亢進が起こり，雄は同性や異種の動物に対しても交尾行動を行う），d) 情動反応の低下（生物学的価値評価の障害により，手術前には強い恐れ反応を示したヘビなどを見せても，まったく恐れ反応を示さなくなり，敵に対しても何の反応もなく近づいていき，攻撃され傷つけられる）などのいわゆるKlüver-Bucy症候群が起こることを明らかにしている。とくに生物学的価値評価の障害による情動性の低下は，近年の選択的な扁桃体の破壊実験により再確認されている[8,15]。さらに，最近の非侵襲的な研究により，ヒトでも扁桃体が情動的評価を行っていることが明らかにされつつある。扁

桃体に障害のある患者では，顔の表情（表情の評価）[1,2]や声の情動的な抑揚[27]の認知に障害のあることが報告されている。一方，健常人の脳血流をfMRIやPETにより測定した結果，不快な写真（損傷した顔写真など）を見ているとき[13]や悲しい出来事を回想しているとき[11]に，扁桃体で脳血流が増加する。これら不快感や悲しみをもたらす刺激に対して，心的外傷後ストレス障害の患者では扁桃体の脳血流の増加が健常人より著しく[25]，逆に統合失調症の患者では健常人より血流増加が少ない[26]。これらのことから，扁桃体のもっとも重要な機能は感覚刺激の生物学的価値評価であることが示唆される。

筆者らは，以上の扁桃体の機能をニューロンレベルで調べるため，報酬獲得行動や嫌悪刺激回避行動を行っているサルやラットの脳から扁桃体ニューロンを記録し，食物やヘビなど，あるいは食物やジュースと連合した（意味する）種々の物体や音などの感覚刺激に対する応答性を解析している[17,18,22]。サル扁桃体では，記録したニューロンの約1/4が生物学的価値を有する様々な物体に識別的に応答する（視覚識別ニューロン）。図2Aは，代表的な扁桃体視覚識別ニューロンの例である。このニューロンは，報酬価の高い報酬性物体であるオレンジの視覚認知および摂取期に強く応答するが（Aa），報酬価の低い報酬性物体であるレーズンにはあまり応答せず（Ad），無意味な物体であるテープにはまったく応答しない（Ae）。また，このニューロンは嫌悪性物体であるクモのモデル（Ab）や電気ショックを意味する茶色円柱（Ac）にも応答する。これらのことから，この扁桃体ニューロンは，対象物体の生物学的価値評価に関与するニューロンであると考えられる。図2Bには，サルに飲水させることにより，水およびそれと連合した赤色円柱の生物学的価値を低下させ，そのときの扁桃体ニューロンの応答性を解析した結果を示してある（図2Aと同一ニューロン）。このニューロンは，飲水前は，水およびジュースを意味するそれぞれ赤色および白色円柱の視覚認知期に応答し，さらに水およびジュースの摂取期にも応答している（Ba）。しかし，サルが水に対してほぼ満腹状態になる80mlの飲水後は，白色円柱の視覚認知期およびジュースの摂取期における応答は変化しなかったが，赤色円柱の視覚認知期および水の摂取期における応答が顕著に減弱している（Bb）。これらのことから，扁桃体における対象物体の生物学的価値評価の基準は，自己にとって有益かどうかであると考えられる。

図3には，ヒトの顔に比較的選択的に応答した扁桃体ニューロンの例を示してある。この扁桃体ニューロンは，ヒトの顔の実物に顕著に応答し（Aa），掌（Ba）や顔写真（Bb）にはあまり応答しない。また，写真プリント用の白い紙にはまったく応答せず（Bc），図には示していないがその他の報酬性および嫌悪性物体にもまったく応答しない。このような扁桃体ニューロンに顔を繰り返し呈示すると，ニューロン応答が次第に減弱する（Ab：13-15回目）。これは扁桃体ニューロンに特徴的な慣れの現象である。次に，怒り，あるいは威嚇の表情となる，開口して歯のある顔を呈示すると再び活動がみられる（Ac）。このように扁桃体ニューロンの応答は，対象物の生物学的価値評価の変化に応じて柔軟に変化するのが特徴である。以上から，扁桃体は，脳に入力される感覚刺激をon lineで価値評価していると考えられる。

3. 海馬体の役割

記憶の形成過程において海馬体はどのような役割を果たしているのであろうか。現在，もっとも有力な仮説では，海馬体には，内嗅皮質を介してあらゆる大脳皮質の活動が入力されており，そのときの事象全体（エピソード）を再現するための大脳皮質各領域の活動の組み合わせに関する情報が海馬体内のシナプス神経回路に一時的に貯えられると考えられている。物体の視覚認知・記憶は後頭皮質（第一次視覚野）−下側頭連合皮質（TE野）系で行われる。一方，空間（および場所）認知は，後頭皮質−頭頂連合皮質系や前頭連合皮質で行われる。とくに，下頭頂連合皮質は自己中心的空間の認知・記憶に，前頭連合皮質は外界中心的空間の認知・記憶に関与していることが示唆されている[4,10,24,29]。海馬体は，この下頭頂連合皮

4　I.　情動の脳内機序

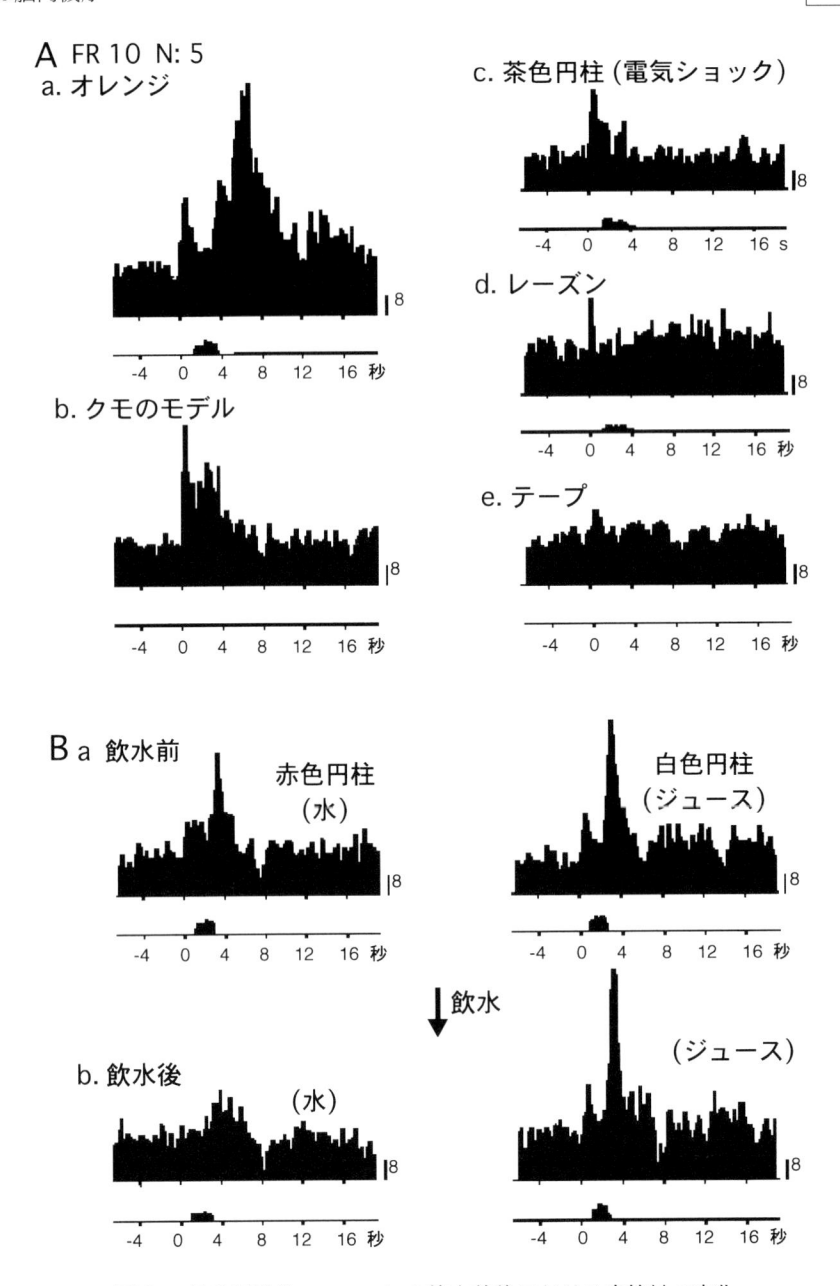

図2.　サル扁桃体ニューロンの飲水前後における応答性の変化

A：扁桃体ニューロンのオレンジ（a），嫌悪性のクモのモデル（b），電気ショックを意味する茶色円柱（c），レーズン（d），および無意味なテープ（e）に対する応答．オレンジ（a），クモのモデル（b），および電気ショックを意味する茶色円柱（c）を見たとき，ならびにオレンジを食べたときに（a），促進応答（インパルス放電数の増加）を示しているが，レーズン（d）およびテープ（e）を見たときにはほとんど応答がない．
B：飲水前後におけるニューロン応答の変化．飲水前は，水およびジュースを意味する赤および白色円柱を見たとき，ならびに水およびジュースを摂取したときに応答している（a）．しかし，飲水（80 ml）後は，水を意味する赤円柱を見たとき，および水を摂取したときの応答が顕著に減少している（b）．ヒストグラム上：ニューロンの応答の加算ヒストグラム（ビン幅，200 msec）；縦軸，インパルス放電数/ビン．ヒストグラム下：レバー押し信号の加算ヒストグラム（ビン幅，200 msec）；縦軸，レバー押し信号数/ビン．FR，レバー押し回数；N，加算回数．横軸，時間（秒）；0，刺激呈示時点；−，刺激呈示前；＋，刺激呈示後．

A N:3　顔（実物）

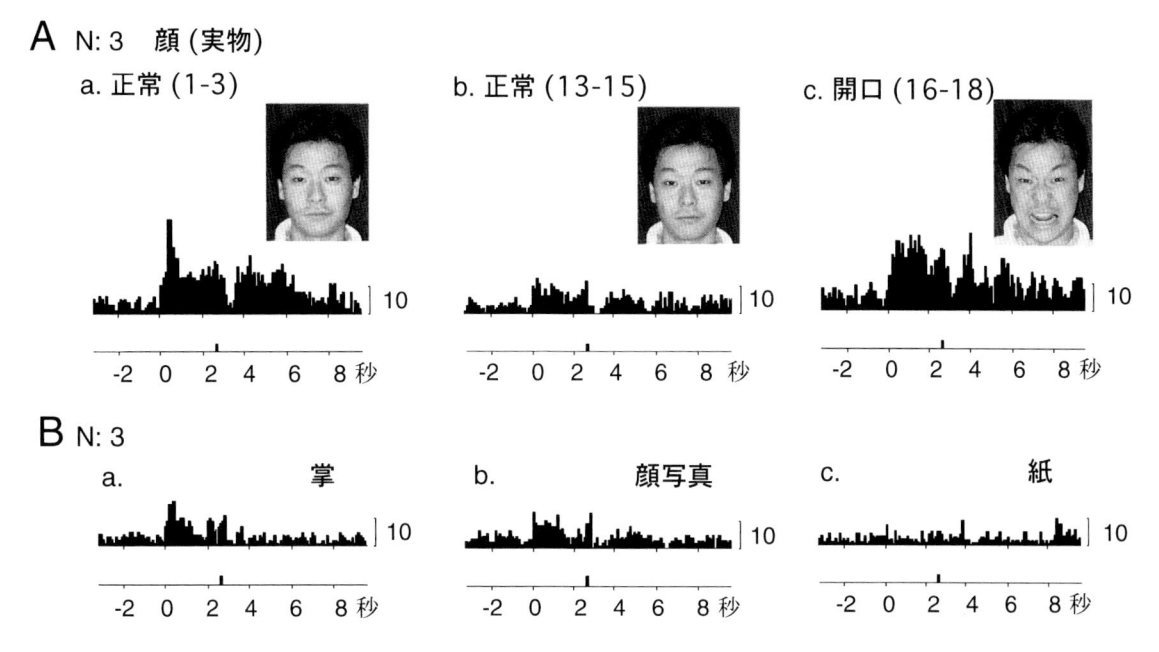

a. 正常（1-3）　　　　b. 正常（13-15）　　　　c. 開口（16-18）

B N:3

a.　　　掌　　　　　　b.　　顔写真　　　　　　c.　　　紙

図3．サル扁桃体ニューロンの顔に対する応答性の変化

A：扁桃体ニューロンの顔（実物）の連続呈示に対する応答性。正常（中性表情）の顔を連続呈示すると応答が次第に減弱するが（a，1-3回目の試行の加算；b，4-6回目の試行の加算），開口した表情を呈示すると再び応答が回復している（c）。括弧内の数字，試行回数。
B：顔（実物）以外の刺激に対する応答性。掌（a）および顔写真（b）にはわずかに応答しているが，白い紙には応答しない（c）。ヒストグラム上：ニューロンの応答の加算ヒストグラム（ビン幅，100 msec）；縦軸，インパルス放電数/ビン。ヒストグラム下：シャッター閉鎖信号の加算ヒストグラム（ビン幅，100 msec）；縦軸，信号数/ビン。横軸，時間（秒）；0，刺激呈示（シャッター開放）時点；−，刺激呈示前；＋，刺激呈示後。

質および前頭連合皮質からの入力と物体の視覚性認知・記憶に重要なTE野からの入力を内嗅皮質，または海馬傍回を介して受ける[3]。筆者らの研究によると，サルの海馬体には物体，方向選択性，あるいは自己の居場所のいくつかの組み合わせに応答する複合応答ニューロンが存在する。海馬体におけるこれらニューロンの存在は，物体の認知・記憶系および空間（および場所）の認知・記憶系からの情報が海馬体に収束し，そこでそれらの情報が相互に関係づけられ連合的に統合される可能性を示唆している。以上のことから，海馬体は，大脳皮質の各領域を結び付ける一時的な配線盤の役割を果たしていると考えられる。したがって，エピソードに関するある特定の手掛かり刺激があれば，海馬体を介して大脳皮質の他の領域で再現されている様々な事象と結び付きエピソードを再現することができる（記憶の再生）。最終的には，大脳皮質各領域の組み合わせに関する情報は，海馬体を介さずに大脳皮質間にも直接の神経回路が形成されることにより，半永久的に大脳皮質に固定される。

近年われわれは，サルの自己運転または検者のコンピュータ制御による特殊駆動実験システム（サル用の一種の自動車：キャブ）を開発し，サル海馬体の場所ニューロンの応答様式を詳細に解析している[19,20,21]。この課題では，サルは，開始音の後キャブの前面パネルに備えてあるレバーを押して前または左右へ自由に移動し，目的の場所に移動すると前面パネルのシャッターが開放し，シャッター後方にある食物（リンゴなど）を手に取って食べることができる。図4は，場所および課題関連応答の両方を示したニューロンの例である。このニューロンではサルが広い実験室内でP7-P11の場所を移動しているときに活動が上昇

している（A）．さらに，このニューロンは，サルがこのP7-P11にいるときだけに選択的にリンゴの視覚認知期（予告音，およびレバー表示灯の点灯に続くリンゴの呈示）に活動が上昇し，シャッター開放に伴うリンゴの摂取期にも応答している．これ以外の場所では，リンゴをみて食べても応答しない（Ba-d）．すなわち，このニューロンはP7-P11という特定の場所に応答しているだけでなく，この特定の場所におけるリンゴの視覚認知期と摂取期にも応答する．これらのことから，この海馬体ニューロンは，特定の場所（P7-P11）の認知・記憶とその場所における意味のある事象（リンゴを見て食べる）の認知・記憶に関与していることを示唆する．図5には，実験室内の照明灯を消して，同様にテストしたときの応答を示してある．照明灯を消した状態では，サルの乗っているキャブはハーフ・ミラー製であるので，サルはキャブ内から外（外の風景）をみることができなくなる．この状態で居場所移動課題を行わせると，P7-P11における場所応答（A）や，リンゴの視覚認知期と摂取期における応答が消失する（B）．これらのことから，この海馬体ニューロンは，実際の場所の移動だけでなく，キャブ外の環境からの情報をも連合的にコードしていると考えられる．すなわち，筆者らが海馬体で見い出した特定の場所およびその場所での特定の出来事に応答するニューロンは，海馬体が特定の事象と文脈的要素と連合して固定するプロセスに関与しているのであろう．

4. 扁桃体と海馬体の相互作用

これら扁桃体と海馬体はまったく独立して作動しているのではなく，機能的な相互作用がある．例えば，一般的に，強く印象を受けた出来事や情動的出来事に関する記憶は長く残りやすいことが知られている．このような情動による記憶増強では，扁桃体が重要な役割を果たしていることがMcGaughらの一連の研究により明らかにされている．図6Aには，健常人と両側扁桃体損傷を有する患者（B.P.）の情動的出来事に対する再認テストの成績が示されている[5]．Aaは患者B.P.の脳のMRI写真（前額断面）であり，Urbach-Wiethe病により扁桃体が選択的に損傷されている．Abには，患者B.P.の再認テストの結果が示されている．再認テストは，スライドとナレーションにより，情動的興奮を伴う物語（情動的ストーリー）と伴わない物語（中性的ストーリー）の2種類の物語を被験者に呈示し，1週間後に，各スライドに関する簡単な質問を行った．3部構成からなるストーリーは，その第1部と3部はどちらもほぼ同様の非情動的内容を含む中性的ストーリーであるが，第2部は，息子が交通事故に遭うシーンを含む情動的ストーリーになっている．その結果，健常人の場合は，第1および第3部と比較して第2部の情動的ストーリーに関する記憶の正答率が高いが，両側の扁桃体損傷を有する患者では，健常人と比較して情動的ストーリーの記憶が障害されていた．さらに，PETを用いて健常人の脳のグルコース代謝率を測定した研究によると[6]，情動的な状況を体験しているときの被験者の扁桃体の活動と，後に記憶から再生したその出来事の数との間に有意な相関があることが明らかにされている（図6B）．この研究では，各被験者に18F-2-deoxy glucose（18F-2DG）を静注してから，1本が2分程度の情動的または中性的な内容のビデオを12本観賞させ，その後PETで脳のグルコース代謝率を測定し，さらに3週間後にビデオの内容に関する記憶再生テストを行った．その結果，中性的ビデオでは記憶再生率とビデオを観賞していたときの扁桃体の相対的グルコース代謝率との間に有意な相関は認められなかったが，情動的ビデオではビデオを観賞していたときの右扁桃体の相対的グルコース代謝率と記憶再生数の間に有意な正の相関が認められた．すなわち，情動的ビデオを観賞していたときの右扁桃体の相対的グルコース代謝率が高いほど，ビデオの記憶再生率が高いことが明らかになった．これらの実験結果から，少なくとも扁桃体の活動が情動記憶，とくに情動的な陳述記憶の記銘に関与することが強く示唆される．

McGaughら[23]は，受動的回避課題（ラットを2つのうちの1つの箱に入れ，電気ショックを与えて条件付けを行うと，以後ラットは電気ショッ

図4. 場所・課題関連応答ニューロン

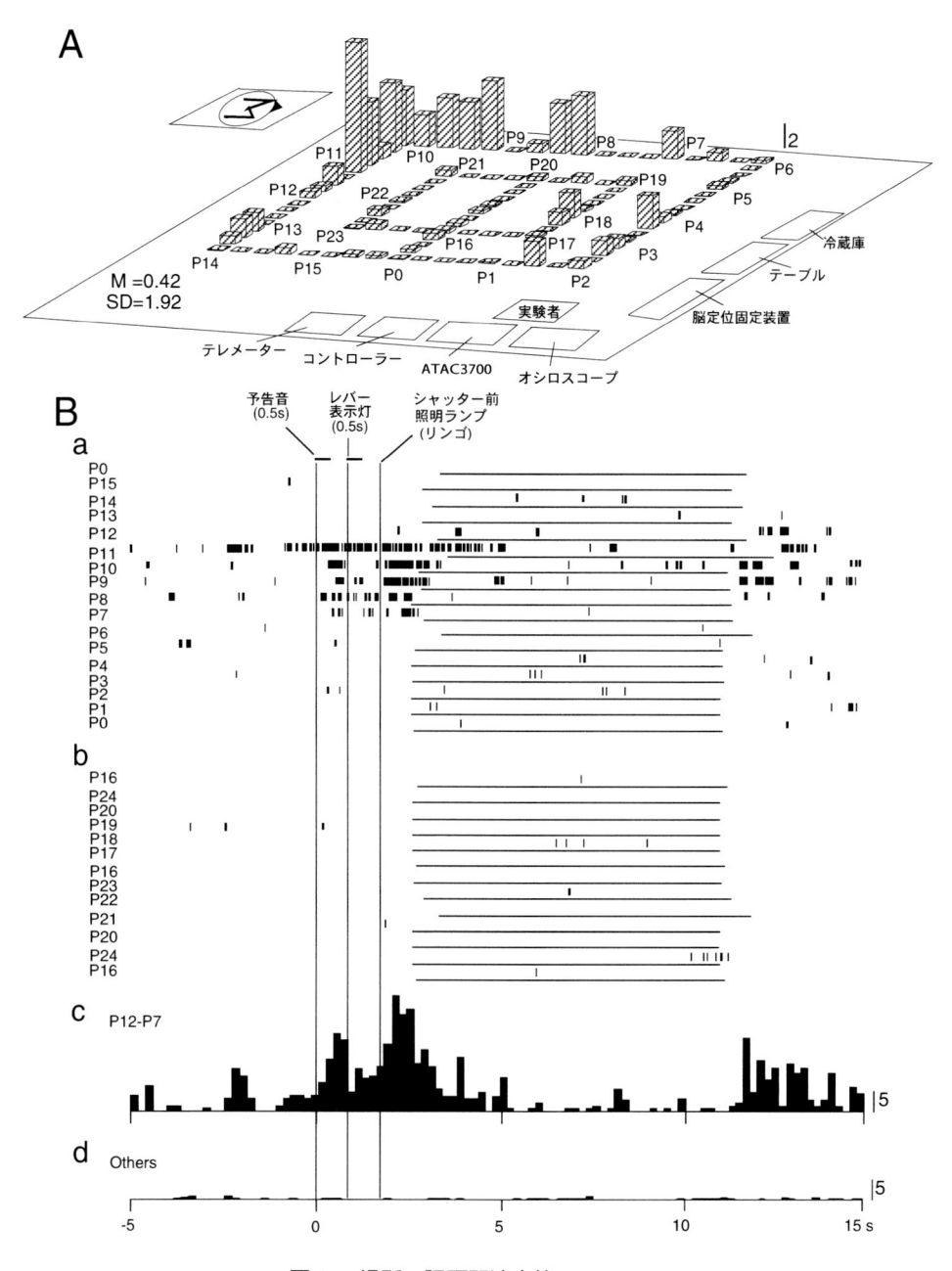

A：通常条件下（実験室内照明灯を点灯）で課題を試行したときの各場所におけるインパルス放電頻度。P7-P11で場所応答がみられる。各場所におけるニューロン活動は，P0-P24の各点の間をさらに4分割しておのおのの分割点上に四角柱で表示してある。四角柱の高さ，各点における総放電数を各点における滞在時間で割った値（平均放電頻度：インパルス数/秒）。

B：通常条件下における居場所移動課題に対するニューロンの応答性。a，b，それぞれ外周および内周を移動したときのニューロン応答のラスター表示；c，d，居場所移動課題を，それぞれ場所応答のあるP7-P11およびP7-P11以外で試行したときのラスター表示の加算ヒストグラム。サルがP7-P11の領域にいるときだけリンゴの視覚認知期（予告音，レバー表示灯の点灯に続くリンゴの呈示）およびシャッター開放後のリンゴの摂取期に促進応答。横軸，時間；縦軸，1試行あたりの各ビン幅（200ミリ秒）におけるインパルス放電数。時間軸上の0，予告音の開始時点。ラスター下の実線，レバー押し期間。

8 I. 情動の脳内機序

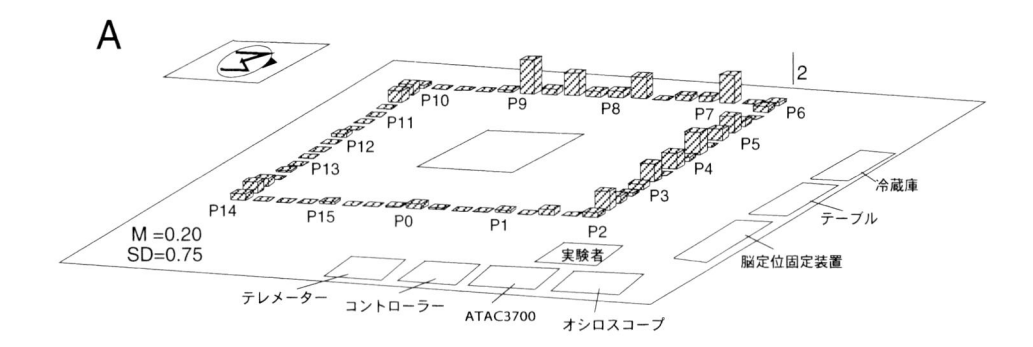

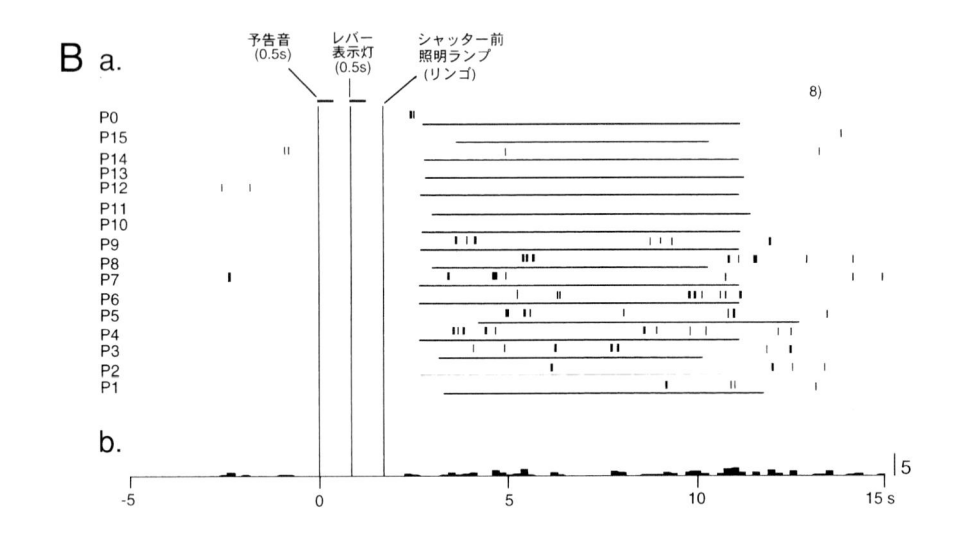

図5. 実験室内の照明灯を消した条件下における場所・課題関連応答ニューロンの応答性の変化（図4と同一ニューロン）
A：実験室内の照明灯を消した条件下（サルはキャブ外の実験室内のセットアップ，ボードなどを見ることができない）で居場所移動課題を試行したときの各場所におけるインパルス放電頻度。P7-P11における場所応答の消失。他の説明は図4と同じ。
B：Aと同様の条件下における居場所移動課題に対するニューロン応答。a. 外周を移動したときのニューロン応答のラスター表示。b. ラスター表示の加算ヒストグラム。実験室内の照明灯を消した（キャブ外の風景が見えない）条件下では，サルは実際にリンゴを見て食べているにもかかわらずリンゴの視覚認知期および獲得期に無応答。他の説明は図4と同じ。

クを受けた箱に入らなくなる）を用いて扁桃体破壊の長期記憶に及ぼす影響について検討している。その結果，課題訓練直後の扁桃体破壊では記憶が障害されるが，扁桃体破壊の前に十分な訓練をし，さらに課題訓練後1週間程度経てから扁桃体を破壊すると記憶障害が起こらないことを報告している[23]。これらのことから，彼らは扁桃体は記憶の獲得過程（課題の学習）に関与するが，長期記憶は扁桃体以外の他の領域に貯蔵されると考えている。すなわち，扁桃体は，獲得した記憶情報を長期記憶に変換する記憶の固定過程において，海馬体-大脳皮質系など他の脳領域における長期記憶の貯蔵を促進していると推察される。また，ラットを用いて音-電気ショック間の条件付けを2日間行い，その2日後に嗅周囲皮質を破壊し，さらにその5日後に条件刺激（音）および文脈刺激（条件刺激に用いたケージ）を呈示してすくみ反応を調べると，嗅周囲皮質を破壊したラットは対

A 患者B.P.
　a. T1強調MRI（前額断面）

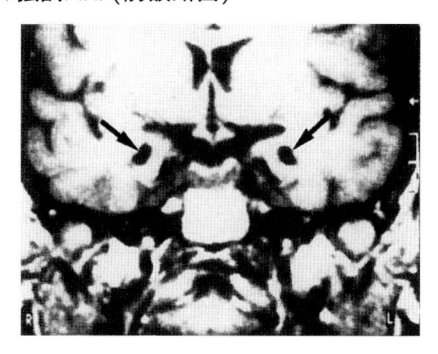

　b. 情動的ストーリーの記憶テスト

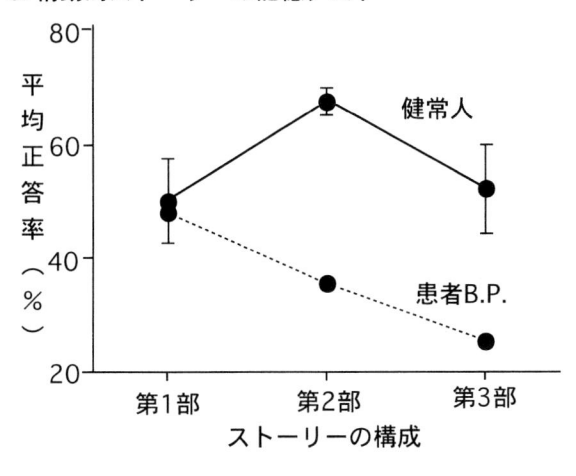

B 健常人における扁桃体の脳血流
　a. 情動的フィルム

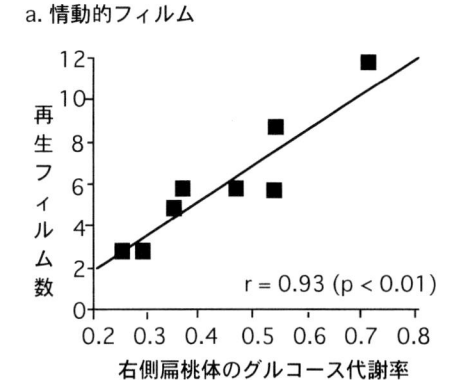

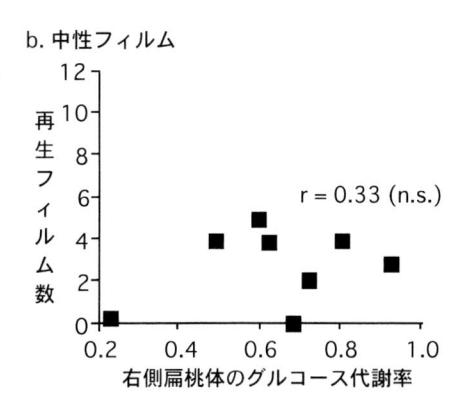

　b. 中性フィルム

図6．情動記憶におけるヒト扁桃体の役割

A：健常人および両側扁桃体損傷を有する患者B.P.の情動的出来事に対する再認テストの成績[5]。a：患者B.P.の脳のMRI写真（前額断面）。Urbach-Wiethe病により扁桃体が選択的に損傷されている（矢印）。b：再認テストにおける平均正答率。スライドとナレーションにより，3部構成からなる物語（第1，3部，非情動的内容の中性的ストーリー；第2部，情動的ストーリー）を被験者に呈示し，1週間後に，各スライドに関する簡単な質問を行う。情動的興奮を伴う第2部では，患者B.P.は，健常人と比較して記憶が障害されている。実線，健常人；点線，患者B.P.。
B：情動的（a）および中性的（b）ビデオフィルムを見ているときの右側扁桃体における相対的グルコース代謝率と記憶再生数との関係[6]。8人被験者にそれぞれ12本ずつの情動的および中性的ビデオフィルムを呈示した後，PETにより脳のグルコース代謝率を測定し，その3週間後に各ビデオに関する記憶再生をテストしている。情動的フィルムでは，右扁桃体の相対的グルコース代謝率と再生されたフィルムの数との間に有意な相関関係が認められる。縦軸，再生されたビデオフィルムの数；横軸，右扁桃体における相対的グルコース代謝率（右側扁桃体におけるグルコース代謝率を脳全体のグルコース代謝率で割った値）；r，相関係数；n.s.，有意な相関関係なし。

A. 矢状断面
B. 前額断面
C. 水平断面

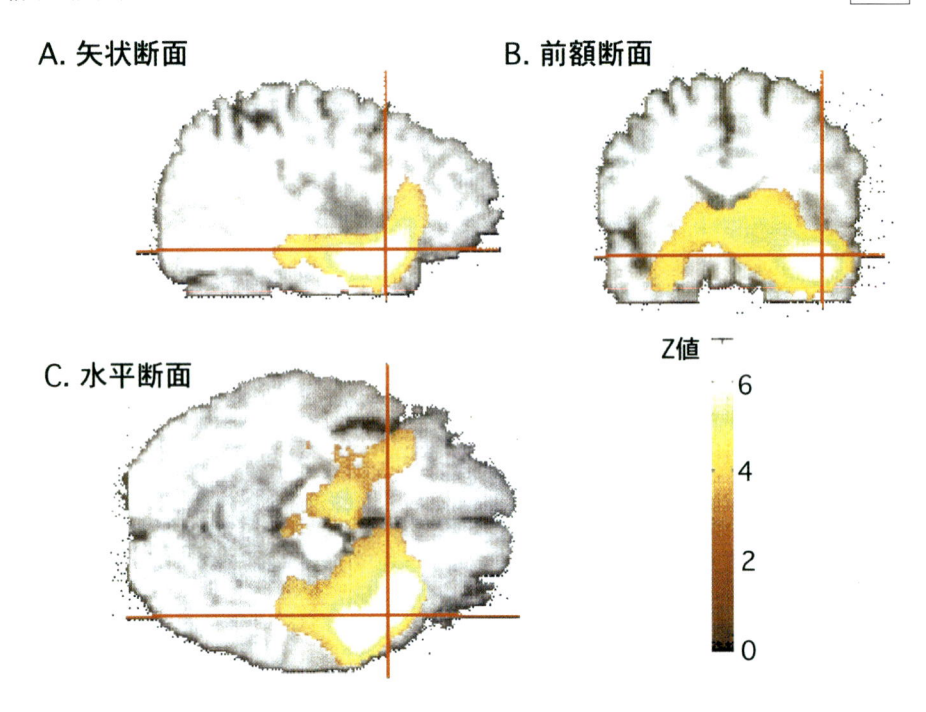

図7. 自己の個人的な想い出を聞いているときの脳血流の変化
A-C：矢状（A），前額（B），および水平（C）断面における脳血流の変化。自己の個人的な想い出と他人に関する想い出のナレーションを聞いているときの脳血流量を比較。自己の個人史的な想い出では，扁桃体，海馬体，および海馬傍回を含む右側頭葉内側部，後部帯状回，右側側頭葉外側部，および右側前頭葉外側部で脳血流が選択的に増加している。 （文献[9]より）

照ラットと比較してすくみ反応の時間が短いことが報告されている[7]。このことから，情動記憶の少なくとも一部は嗅周囲皮質に貯蔵される可能性があると考えられる。さらに，海馬体苔状線維のテタヌス刺激により海馬体歯状回で長期増強（long term potentiation, LTP）現象が観察されるが，苔状線維のテタヌス刺激時にさらに扁桃体内側部の電気刺激を同時に加えると，歯状回におけるLTPが増強されることが報告されている[12]。

一方，記憶を再認，あるいは再生する場合にも扁桃体と海馬体は協調して作動している。Finkら[9]は，健常人を用いて，自己の個人的な想い出に関する内容のナレーションを聞いているときと，他人の想い出に関するナレーションを聞いているときの脳血流をPETで比較している（図7）。このとき，他人の想い出は，PET測定1時間前にあらかじめ聞かせておき，陽電子断層撮影法（PET）スキャンするときに再び聞かせている。したがって，いずれの場合も記憶検索のための手掛り情報（ナレーション）と脳内に貯蔵されている記憶情報との相互作用による記憶再生過程（エクフォリー ecphory という）が働くが，自己の個人史的想い出では，より情動的な内容の記憶再生になる。その結果，自己の個人史的な想い出では，他人の想い出と比較して扁桃体，海馬体，および海馬傍回を含む右側頭葉内側部，後部帯状回，右側側頭葉外側部，および右側前頭葉外側部で脳血流が選択的に増加していることが明らかになった。このように，正常な脳の機能は，扁桃体と海馬体間だけでなく，辺縁系と他の領域との相互作用の基に営まれると考えられる。

5. 腹側線条体

線条体腹側部にある線条体辺縁系部は，扁桃体，

海馬台，側頭葉内側部にある辺縁皮質（嗅周囲皮質，内嗅皮質），前頭葉内側部の皮質（前部帯状回，前辺縁皮質）などの大脳辺縁系から強い線維投射を受ける。さらに，この領域は，中脳辺縁系ドパミン投射路の起始核である腹側被蓋野（VTA：A10）からの投射を受ける。これら大脳辺縁系からの投射線維，ならびにドパミン性線維投射の終末部は線条体腹側部に重複して存在している。

腹側線状体からの出力としては，1）腹側線条体→腹側淡蒼球→視床背内側核→前頭葉内側部皮質→運動連合野，2）腹側線条体→黒質緻密部（黒質線条体ドパミン投射路の起始核）→線条体，および，3）腹側線条体→腹側淡蒼球→脚橋被蓋核緻密部（中脳歩行誘発野）→体性運動系の3つの経路が知られている。これら3つの経路は最終的にはいずれも運動領域に出力することから，腹側線条体は，大脳辺縁系から情動や動機付けならびに記憶に関する情報を受け，それを運動情報に変換する過程で重要な役割を果たしていると考えられている。

機能的には腹側線条体は，統合失調症や薬剤乱用をはじめとする様々な精神疾患と関係がある。腹側線条体のうち，とくに側坐核は，電気刺激により脳内自己刺激（ICSS）が容易に起こる脳領域の1つであり，報酬獲得行動に重要な役割を果たしている。このように，近年，機能的役割が明らかにされつつある腹側線条体は，視床下部への出力路に匹敵する大脳辺縁系の新しい出力路として注目を集めている。

われわれは，情動系（報酬），記憶系（場所認知・記憶）およびその両機能に基づいた報酬予測に関わる側坐核ニューロンおよび側坐核ドパミン系の役割を明らかにするため，ドパミンD2受容体ノックアウトマウスの側坐核ニューロン活動を記録し，野生型マウスと比較した[30]。この実験では，マウスを，1）オープンフィールド内をランダムに動き回ると報酬性の脳内刺激（ICSS）を獲得できる任意の報酬場所探索課題（RRPST），2）オープンフィールド内の特定の領域（2ヵ所，報酬領域）間を往復移動するとそれぞれの報酬領域で報酬が与えられる場所学習課題（PLT）を訓練した。その結果，ノックアウトマウスは野生型マウスと比較して，オープンフィールド内での運動活動性が低く，また，場所学習の獲得が遅延していた。図8は，これらの行動課題を遂行中のマウスから記録した側坐核ニューロンの応答例である。側坐核ニューロンは，ICSS報酬に対する応答性に基づき，それぞれ興奮（興奮型）および抑制（抑制型）応答を示すニューロンに大別された。野生型マウスでは，抑制型（Aa）および興奮型（Ab）のいずれの側坐核ニューロンも報酬（ICSS）期およびその直前の報酬予期期の両期間に応答した。しかし，ノックアウトマウスから記録した興奮型ニューロンは野生型と同様の報酬予期応答を示したが（Bb），抑制型ニューロンは報酬予期期に抑制性応答を示さなかった（Ba）。以上の結果から，腹側被蓋野から側坐核へのD2受容体を介するドパミン作動性入力が，抑制性の報酬予期応答に関与することが示唆された。

おわりに

最後に筆者らの神経生理学的実験結果を中心に，これまでに判明している解剖学的知見およびヒトや動物の神経心理学的研究に基づき，情動発現の神経機構について筆者らの考え方を述べてみたい（図9）。これまでの多くの非侵襲的研究により，扁桃体，前部帯状回，前頭葉眼窩皮質，側頭葉極部，島皮質，および視床背内側核などが，動物だけでなくヒトでも情動発現に重要な領域であることが報告されている。情動発現では，扁桃体を中心とするこれら辺縁系各領域（扁桃体，前部帯状回/眼窩皮質，側頭葉極部，および視床背内側核）が神経ネットワーク（情動回路：従来のヤコブレフの記憶回路）を形成し，脳の他のシステムと協調して中心的な役割を果たしていると考えられる。すなわち，扁桃体は新皮質の前頭連合野（前頭前皮質，眼窩皮質）をはじめとするすべての感覚連合野，辺縁系の他の部位，視床下部との相互連絡により，知覚，認知された身体内部情報や環境内の事物，事象に関する情報の価値評価と意味認知を行い，各種の本能や情動行動の制御に重要な役割を果している。一方，海馬体は，海馬傍回を介して前頭前野（前頭皮質）および下頭頂小葉（頭

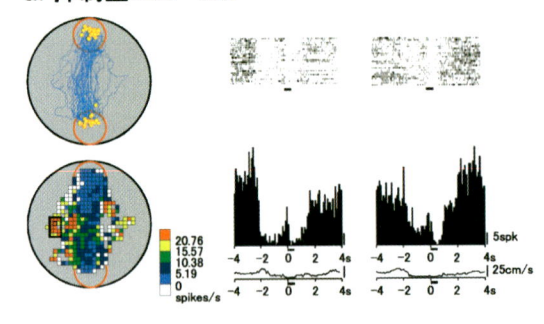

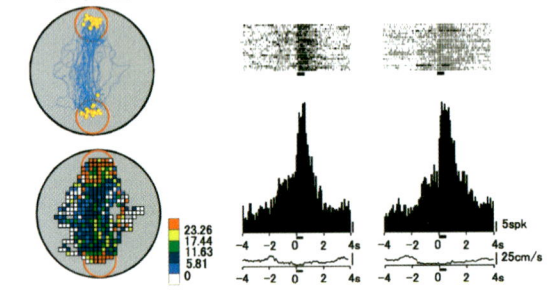

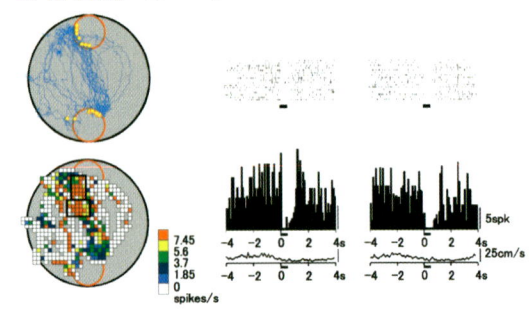

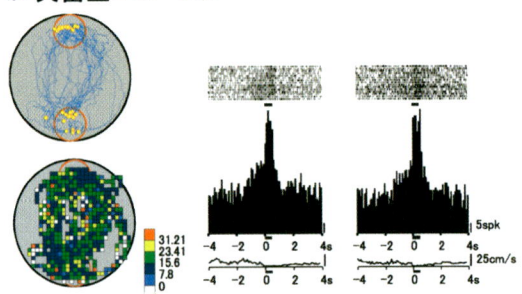

図8. 報酬場所学習課題遂行中の野生型（A）およびドパミンD2受容体ノックアウトマウス（B）の側坐核ニューロンの応答例

A, B：a, ICSSに対して抑制応答を示すニューロン；b, ICSSに対し興奮性応答を示すニューロン。各パネルの左上，動物の移動軌跡；左下，ニューロン活動のピクセルマップ；外側の黒円，オープンフィールド；内側の2箇所の赤円（12時と6時），報酬場所；黄丸，報酬を獲得した位置；青線，マウスの移動軌跡。右，12時（左）および6時（右）の2箇所の報酬獲得前後のニューロン活動のラスターグラムおよび加算ヒストグラム；時間軸の0，報酬刺激開始時点；ヒストグラム下の横線：刺激の持続時間（＝0.5秒）。野生型から記録した抑制型ニューロンでは報酬獲得前の−2〜0秒に予期性の抑制応答（Aa）がみられるが，ノックアウトマウスでは予期性応答が欠落（Ba）している。

（文献30）より）

頂皮質の一部）など高度な機能を有する連合野から直接入力を受け，神経ネットワーク（記憶回路：従来のペーペッツの情動回路）として記憶や空間認知に重要な役割を果たしている。一方，大脳基底核の線条体や側坐核は，扁桃体，海馬体，前頭前皮質および他の大脳皮質から入力を受け，楽器の演奏や自転車の運転，運動競技における手足の動作などの非陳述記憶（技術や習慣）に重要な役割を果している。おそらく，これらの系の相互作用と同時並列的な情報処理が，情動と記憶のメカニズムでは中核をなしているのであろう。

文献

1) Adolphs R, Tranel D, Damasio H, et al：Fear and the human amygdala. J Neurosci 15：5879-5891, 1995
2) Adolphs R, Tranel D, Damasio H, et al：Impaired recognition of emotion in facial expressions following bilateral damage to the human amygdala. Nature 372：669-672, 1994
3) Amaral DG：Memory：anatomical organization of candidate brain regions. "Handbook of Physiology, Section 1：The Nervous System, Vol. 5, Pt.1 (Section ed. V.B. Mountcastle)", American Physiological Society, Washington,

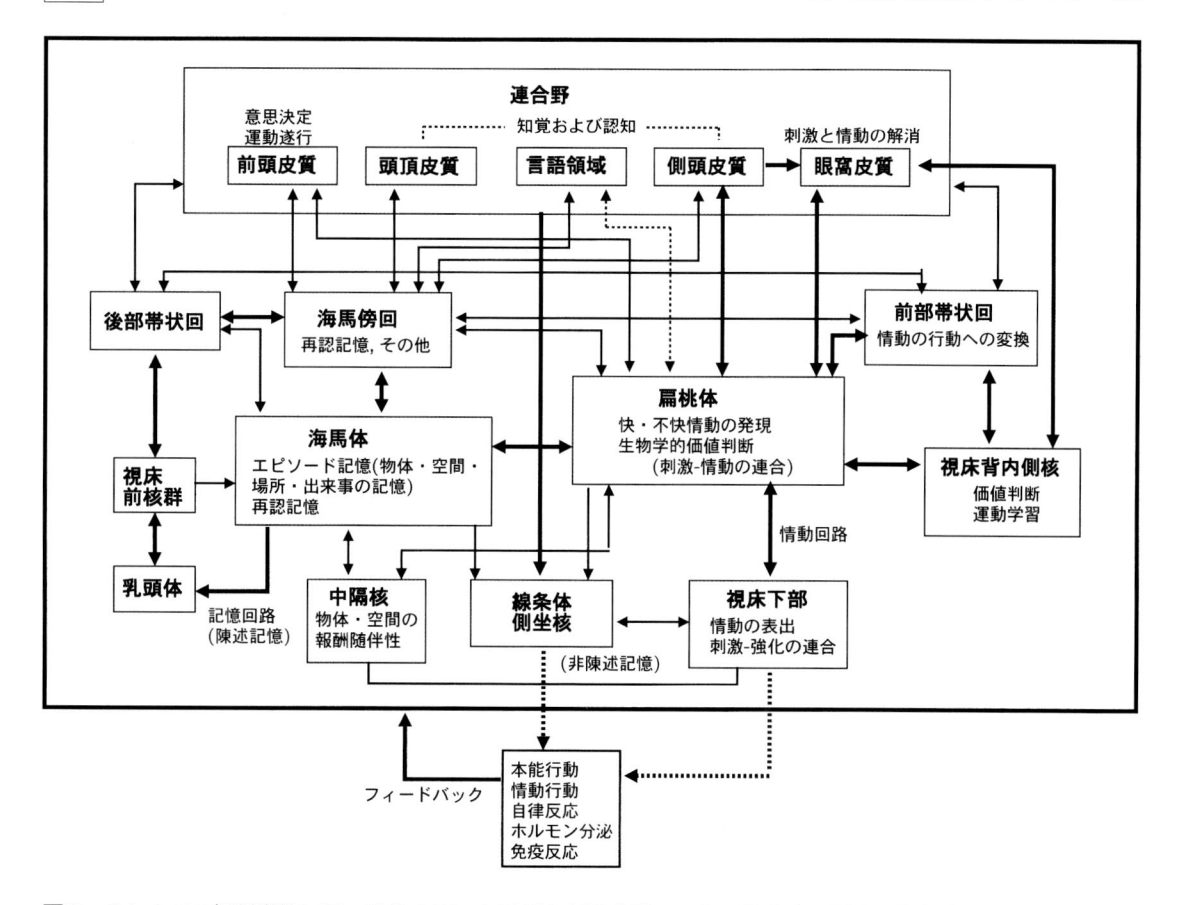

図9. これまでの解剖学的知見, 動物を用いた破壊や刺激実験, ヒトの臨床病理所見や刺激実験, およびニューロンレベルの研究に基づいて作成した認知・記憶, および情動の仮説的な脳内神経回路

前頭前皮質では行動の意志決定がなされる。頭頂葉(頭頂皮質)および側頭葉(側頭皮質)には各感覚種の連合野があり, 感覚刺激の知覚および認知がなされる。右大脳半球の下頭頂小葉(頭頂皮質の一部)は環境内の空間的位置関係の認知に関与している。左大脳半球下頭頂小葉は言語領野(左大脳半球のブローカ, ウェルニッケの領域, および下頭頂小葉)に含まれる。これら新皮質連合野からの出力は扁桃体を中心とする情動回路, 海馬体を中心とする陳述記憶回路, および大脳基底核(線状体・側坐核)を中心とする非陳述記憶回路に入力される。また, 海馬体で処理された高次の情報は海馬体と扁桃体間の直接経路を介して扁桃体に入力される。視床下部は扁桃体からの主要な出力機構となっている。実線および点線はそれぞれ直接および間接的な線維結合。

pp. 211-294, 1987
4) Andersen RA: Inferior parietal lobule function in spatial perception and visuomotor integration. In: Handbook of Physiology, Vol. 5, The Nervous System, edited by V.B. Mountcastle. Bethesda: Am Physiol Soc, p. 483-518, 1987
5) Cahill L, Babinsky R, Markowitsch HJ, et al: The amygdala and emotional memory. Nature 377: 295-296, 1995
6) Cahill L, Haier RJ, Fallon J, et al: Amygdala activity at encoding correlated with long-term, free recall of emotional information. Proc Natl Acad Sci USA 93: 8016-8021, 1996
7) Corodimas KP, and LeDoux JE: Disruptive effects of posttraining perirhinal cortex lesions on conditioned fear: contributions of contextual cues. Behav. Neurosci 109: 613-619, 1995
8) Davis M: The role of the amygdala in emotional learning. Int Rev Neurobiol 36: 225-266, 1994

9) Fink GR, Markowitsch HJ, Reinkemeier M, et al : Cerebral representation of one's own past : neural networks involved in autobiographical memory. J Neurosci 16 : 4275-4282, 1996
10) Funahashi S, Bruce CJ and Goldman-Rakic PS : Mnemonic coding of visual space in the monkey's dorsolateral frontal cortex. J Neurophysiol 61 : 331-349, 1989
11) George MS, Ketter TA, Parekh PI, et al : Brain activity during transient sadness and happiness in healthy women. Am J Psychiatr 152 : 341-351, 1995
12) Ikegaya Y, Abe K, Saito H, et al : Medial amygdala enhances synaptic transmission and synaptic plasticity in the dentate gyrus of rats in vivo. J. Neurophysiol 74 : 2201-2203, 1995
13) Irwin W, Davidson RJ, Lowe MJ, et al : Human amygdala activation detected with echo-planar functional magnetic resonance imaging. Neuroreport 7 : 1765-1769, 1996
14) Klüver H, Bucy PC : Preliminary analysis of functions of the temporal lobes in monkeys. Arch. Neurol. Psychiatr 42 : 979-1000, 1939
15) LeDoux JE : Emotion. In : Handbook of Physiology, Section 1 : The Nervous System, Vol. 5, Part 1, Mountcastle, V.B. (Sect. ed.), American Physiological Society, Washington, pp. 419-459, 1987
16) Mishkin M and Appenzeller T : Anatomy of memory. Sci Amer 256 : 80-89, 1987
17) Nishijo H, Ono T and Nishino H : Topographic distribution of modality-specific amygdalar neurons in alert monkey. J Neurosci 8 : 3556-3569, 1988a
18) Nishijo H, Ono T and Nishino H : Single neuron responses in amygdala of alert monkey during complex sensory stimulation with affective significance. J Neurosci 8 : 3570-3583, 1988b
19) Nishijo H, Ono T, Eifuku S, et al : The relationship between monkey hippocampus place-related neural activity and action in space. Neurosci Lett 226 : 57-60, 1997
20) Ono T, Eifuku S, Nakamura K, et al : Monkey hippocampal neuron responses related to spatial and non-spatial influence. Neurosci Lett, 159 : 75-78, 1993a
21) Ono T, Nakamura K, Nishijo H, et al : Monkey hippocampal neurons related to spatial and nonspatial functions. J Neurophysiol 70 : 1516-1529, 1993b
22) Ono T and Nishijo H : Neurophysiological basis of emotion in primates : neuronal responses in the monkey amygdala and anterior cingulate cortex. In : The Cognitive Neurosciences, 2nd ed., by M.S. Gazzaniga (Ed.), MIT Press, 1099-1114, 1999
23) Parent MB, Tomaz C and McGaugh JL : Increased training in an aversively motivated task attenuates the memory impairing effects of posttraining N-methyl-D-aspartic acid-induced amygdala lesions. Behav Neurosci 106 : 439-446, 1992
24) Pohl W : Dissociation of spatial discrimination deficits following frontal and parietal lesions in monkeys. J Comp Physiol Psychol 82 : 227-239, 1973
25) Rauch SL, Whalen PJ, Shin LM, et al : Exaggerated amygdala response to masked facial stimuli in posttraumatic stress disorder : a functional MRI study. Biol Psychiatr 47 : 769-776, 2000
26) Schneider F, Weiss U, Kessler C, et al : Differential amygdala activation in schizophrenia during sadness. Schizophrenia Research 34 : 133-142, 1998
27) Scott SK, Young AW, Calder AJ, et al : Impaired auditory recognition of fear and anger following bilateral amygdala lesions. Nature 385 : 254-257, 1997
28) Suzuki WA and Amaral DG : Perirhinal and parahippocampal cortices of the macaque monkey : cortical afferents. J Comp Neurol 350 : 497-533, 1994
29) Teuber HL : The riddle of frontal lobe function in man. In : The Frontal Granular Cortex and Behavior (edited by J.M. Warren and K. Akert). New York : McGraw-Hill, p. 410-444,

1964
30) Tran AH, Tamura R, Uwano T, et al : Altered accumbens neural response to prediction of reward associated with place in dopamine D2 receptor knockout mice. Proc Natl Acad Sci USA 99 : 8986-8991, 2002
31) Turner BH, Mishkin M, Knapp M : Organization of the amygdalopetal projections from modality-specific cortical association areas in the monkey. J Comp Neurol 191 : 515-543, 1980
32) Van Hoesen GW : The differential distribution, diversity and sprouting of cortical projections to the amygdala in the rhesus monkey. In : The amygdaloid Complex (Y. Ben Ari, ed.) Elsevier/North Holland : Amsterdam, pp. 77-90, 1981
33) 小野武年：生物学的意味の価値評価と認知．岩波講座　認知科学　6　情動（伊藤正男，安西祐一郎，川人光男，他編）．岩波書店，東京，71-108, 1994
34) 小野武年：情動行動の表出．岩波講座　認知科学　6　情動（伊藤正男，安西祐一郎，川人光男，他編）．岩波書店，東京，109-142, 1994

（小野武年，西条寿夫）

I. 情動の脳内機序

2. 情動と呼吸と脳内電源
―― 双極子追跡法による探索 ――

呼吸のシステムは生体のエネルギー代謝に必要な O_2 を取り入れ，生命を維持するために必要な機構である。また，呼吸のシステムは体内の CO_2 量を調節して，pH を一定に保っている。すなわちホメオスターシスを維持するためにも欠くことのできない機構である。この機構の中枢は延髄を中心とした脳幹に存在する呼吸神経ネットワークに存在しており，無意識のうちに吸息，呼息運動を繰り返す，リズミカルな運動指令が造られている。この生命に基本となる呼吸神経機構のほかに，われわれは呼吸をしばし止めておくことも，また大きく呼吸することもできる。このような随意呼吸は四肢の筋肉を動かす脳機構と同じ脳領域で造られている。第3の呼吸は情動に伴い変化する呼吸である。心理に関わる呼吸は人においては特に重要で，臨床面においてはパニック障害や，過換気症候群が情動呼吸の異常としてあらわれてくるが，多くの疾患で心理的に呼吸は変化している。呼吸と情動が脳のどこで統合されているかを本稿では示していく。

1. 脳波双極子追跡法によるヒト脳内電源の位置推定

最近ヒトの脳内活動部位を調べる方法が幾つか開発され，脳の機能局在が示されるようになってきた。脳波は古くから脳神経機能異常を捉える方法として開発され使用されてきたが，脳波は頭蓋表面に伝導してきた電位を測定しているもので，脳内活動部位を直接示しているものではない。そこで，脳表面の電位から逆問題を解き，活動部位を推定するのが双極子追跡法である。一番大きな問題は電位伝導する組織の導電率が違うため，表面に出てくる電位がゆがんでしまうことである。この点から，脳波からは脳内電源の位置は推定できないといわれ，組織の組成の影響を受けない磁場の変化を測定する脳磁図の有用性がいわれてきた。しかし，脳波でも組織の導電率を逆問題解に取り入れた，SSB/DT 法（Scalp Skull Brain 3層頭蓋モデル）あるいは SSLB/DT 法（Scalp Skull Liquor Brain 4層頭蓋モデル）を使うことにより双極子の位置を推定することが可能になってきた。

EEG では頭表皮上の電位を測定するが，表皮近傍で計測する磁場から脳内起電力を推定するのが MEG である。MEG では非磁性体である頭蓋骨は一次磁場に関する限り EEG と異なり問題とならず，MEG のほうが空間分解能が高いといわれている。しかし，最近では両者に違いはない，という報告が多く[1]，それぞれの特徴を生かし，両法を組み合わせる方法が薦められている[2]。

逆問題の解には微弱な雑音や，電位や磁場を発生しない起電力が存在するため，その不適正をのぞかなくてはならない。そのため脳内起電力を適当なモデルで近似する必要がある。微小な電流双極子がある部位に集中している場合，その部位に重心があり，1箇所ならば単一の電流双極子で近似でき，複数存在する場合にはその個数分だけの電流双極子で近似できる。この近似に関していくつかの起電力モデルが提案され，そのモデルに応じた解法がでている。等価双極子法，空間時間法，ノルム最小化法等があるが，われわれは等価双極子法を用いている。等価双極子法は脳内起電力を1個あるいは2個の電流双極子で近似し，その位置とベクトル成分を実測の電位分布から最小二乗法によって決定するものである[3,4]。BESA や MUSIC のようにある時間内で双極子は移動しないという制限を加える空間時間法と異なり，双極子には特別な制限は加えられていない。

われわれは脳波等価双極子法を windows PC で解析する脳電位解析システム（Brain Space

Navigator：BS-navi, BRAD, TOKYO)（図1）を開発した。移動する小数の電流双極子を追跡する起電力モデルがもっとも単純で一般的であり，特別な制限を加えていないため，起電力が局在している場合には問題なく適用できる。BS-naviではMRIやCT画像から実形状多層モデルを構築し，双極子計算に当てているが，修正標準頭蓋形状モデルでも計算できるようになってきている。頭蓋モデルとしては上述したように3層（SSBモデル），あるいは4層（SSLBモデル）を用いている。計算時間は単一双極子近似で1点あたりPentium 4（3 GHz）で100 msecである。

推定の妥当性に関しては，内側側頭葉てんかん患者で，術前に発作波の起源を調べる硬膜外電極あるいは深部電極での測定と頭皮上の電位から推定した電源の位置を比較検討している。Flinkら[5]は硬膜外電極を，Hommaら[6]は深部電極を留置したてんかん患者において，発作間欠波の起源を推定，比較し，両者による活動部位が一致していることを確かめている。BS-naviを用いたdataも最近出始めており，不安時の脳内電源，臭いにおける嗅覚経路と情動の関連脳内部位，さらに臨床ではパーキンソン病患者での画像認知機能の異常を脳内電源の違いから示している[7,8,9,10]。

2. 情動と呼吸

さまざまな情動は，発汗，心拍，呼吸などの身体反応を引き起こす。その中枢は扁桃体であるといわれている[11]。扁桃体は外的な刺激を評価し，その外的刺激に応じた反応を出力することになる。これまでに，多くの動物実験により扁桃体を刺激

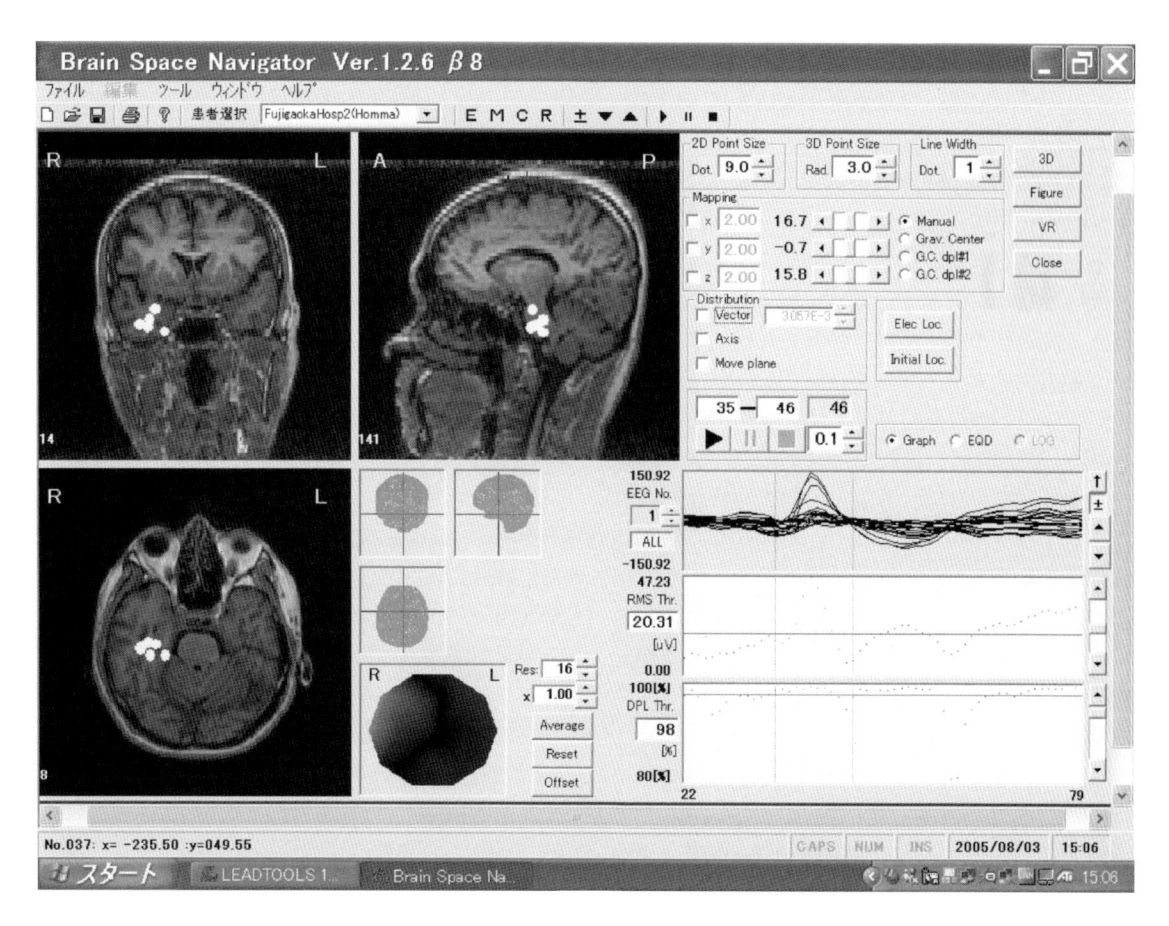

図1. **Brain-Space Navigator**による脳内電源位置推
内側側頭葉てんかん患者の発作間欠波の電源。

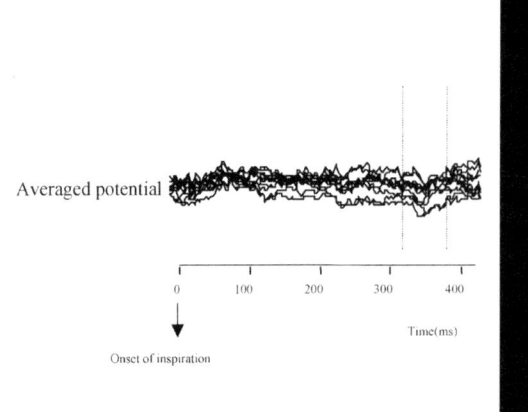

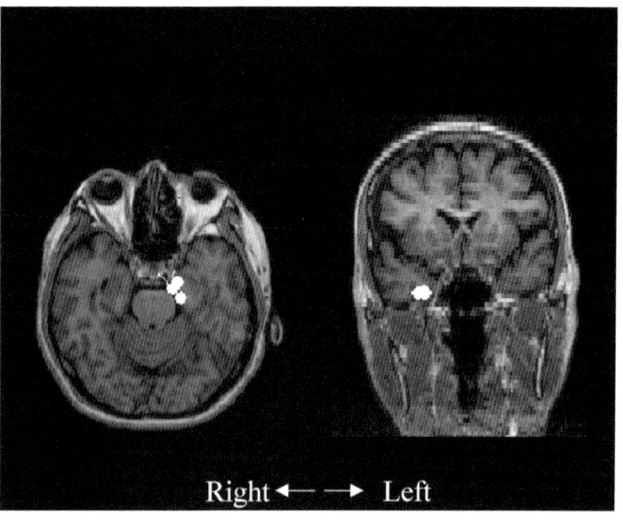

図2. 呼吸の吸息に一致させて加算した21チャンネルの脳波（左）
吸息開始後，350から400 msに陽性波 respiratory-related anxiety potential（RAP）が観察され，SSB/DTの推定では右側頭極に，もっとも不安の高い人で扁桃体にも活動が認められた。
(Data modified from Masaoka, Y. and Homma, I.: 2000)[7]

した時の情動反応，生理反応が報告されている。またヒトにおいては脳機能マッピングの進歩により，情動に関連した部位が明らかとなり，特に不安や恐怖に対する扁桃体の役割は多く報告されている。呼吸もまた，不安や恐怖により変化する生理反応のひとつである。動物実験においては，扁桃体，側頭極の電気刺激は呼吸数を増加させるという報告がある[12]。

その部位の機能を検証する際，動物においては(1)観察，(2)部位の刺激，(3)部位の破壊による現象をみることができる。ヒトにおいて非侵襲的に行うことはむろん困難である。しかしながらわれわれは呼吸と不安，そして扁桃体の役割をテーマに(1)に関しては健常被験者において，(2)(3)に関してはてんかん発作波の起源を推定すべく深部電極を挿入したてんかん患者において，検査の一部で観察することができた。

1) 特性不安と呼吸数

健常者において不快な音刺激，および軽い運動をした時の呼吸数の上昇が特性不安に相関することを報告した[13]。さらに不安情動を意図的に起こさせたところ呼吸数と特性不安が相関することが

わかった。これらの上昇は酸素消費量に変化がみられないことから，代謝に伴った上昇でないことが確認されている。情動は脳内で起こる変化だけではなく，生理反応を伴うものであり，それら生理反応がまた情動を感じ，認知することに大きく関与しているものである。不安により上昇する呼吸に関連した脳内の部位はどこであるのかを双極子追跡法により脳内電源の推定を試みた。

呼吸と脳波を同時記録し，不安時に上昇する呼吸の吸息に一致させて脳波を加算し，不安と呼吸に関連した電位を検討した。脳波19チャンネルを10-20法により測定し，同時に呼吸を測定した。呼吸の流量を脳波と同時記録をした。不安感は警告ライトを提示後，2分以内に四肢に装着した電気刺激を与えるというタスクにより意図的に起こさせた。その間の脳波，呼吸を測定し不安心理を測定した。予期不安時呼吸数は上昇し，その呼吸の吸息に一致させた脳波加算では，吸息開始後350から400 ms間に陽性波が観察された（図2）。それらの陽性波は特性不安の高い3名に観察され，SSB/DTの推定では右側頭極に推定され，またもっとも不安の高い被験者では左扁桃体にも活動がみられた。PETによる予期不安実験にお

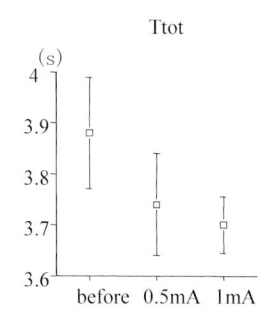

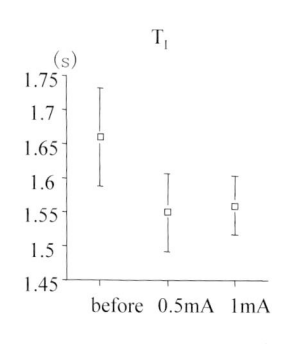

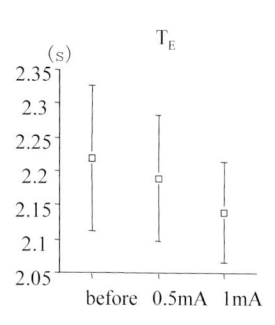

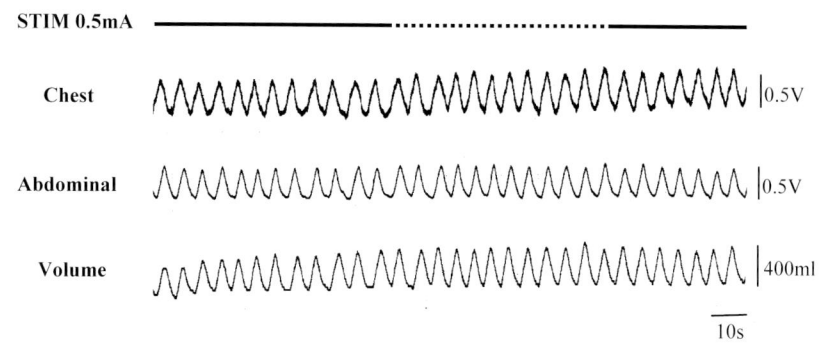

図3. てんかん患者における左扁桃体電気刺激時の呼吸変化
（上）刺激前，0.5mA，1mAの刺激投与時のTtot（一呼吸時間），TI（吸息時間），TE（吸息時間）の変化。刺激時にそれぞれの減少が認められた。
（下）0.5 mAの刺激時の呼吸変化。Chest（胸の動き），Abdominal（腹の動き），Volume（胸と腹の和）（Data from Masaoka and Homma, 2003）[8]

いても側頭極に活動が見られることから[14]，不安および，それによる呼吸数上昇にこの部位が関与していることが示唆された。側頭極は"paralimbic area"とも呼ばれ，外的環境との相互関係を促す部位であるといわれている。解剖学的には扁桃体は側頭極の内側で，海馬体の吻側に位置し，サルにおいて扁桃体からの求心性入力も観察されている。

2) てんかん患者における左扁桃体摘出手術前後での予期不安，生理反応，および脳内活動部位

てんかん患者において深部電極を利用し，発作焦点を同定する術前刺激検査が行われる。刺激することにより，発作前の感覚と同感覚を誘発するか否かを検査する際に同時に呼吸を測定した。刺激は0.5 mA，1 mAで約30 s行った。刺激時，呼吸数に上昇が見られた[8]（図3）。検査後，どのように感じたかを尋ねたところ，外部と自分の内部との境が消失していく感覚，また外部へ巻き込まれていく感覚があるという報告を受けた。

扁桃体は両側に存在する。Dolanら[15]によれば扁桃体賦活の左右差は，刺激がより外的なものであるか，もしくは内的に起こるものかにより異なり，前者は左であり，後者は右であると示唆している。扁桃体は恐怖，不安に関与しているといわれているが，両側性に存在する扁桃体のうち片側を摘出した場合，不安感，それに伴う生理反応（呼吸，心拍，発汗）はいかに変化するのだろうか。左扁桃体摘出適応となったてんかん患者2例において摘出術前，術後に予期不安検査を行った[8]。術前，安静時の特性不安感は高く，また予期不安に対する状態不安も高い，また吸息に同期

した不安電位の電源は右扁桃体に推定された。しかし術後，予期不安時に術後に認められた生理反応，特性不安，状態不安は低減した。また術前，予期不安時には，吸息開始前，右扁桃体に活動が認められたが左扁桃体摘出により右扁桃体の活動も消滅するということは大変興味深い。また術後に状態不安感のみではなく，特性不安感の変化がみられる。状態不安，特性不安を形成するものが両側の総出力であり，また不安感を形成するものとして生理反応が関与していることが示唆された。

3）不安と脳内活動部位

不安は恐怖と区別されている。恐怖は外的な対象を特定できるのに対し，不安はその対象物がはっきりしない。つまり，外的な刺激に対して意味づけや，理由がわからないときに不安として湧きあがることとなる。「いつくるのかわからない」「どこであるのかわからない」といった対処不能であり，漠然とした感情である。

不安時には扁桃体の賦活により生理反応として出力されるが，認知以前の感情であり，その対象が明確になるともはや不安という感情ではない。扁桃体の直接の電気刺激は呼吸を変化させた。おそらく呼吸反応は情動によって引き起こされる生理反応の中でもっとも早く応答するものであると考えられる。ゆえに外的な評価がなされ，すぐに呼吸変化が起こり，その上昇は不安という感情そのものであるといえる。

それでは，外的評価，それに伴う生理反応を含めた認知する機構はどこにあるのだろうか。

呼吸に伴う感覚として嗅覚がある。香りを認知し，感じることは呼吸の吸息に大きく依存している。われわれは呼吸を考慮し，香りとその認知機構を解明するため以下の実験を試みた。

4）Inspiration phase-locked alpha band oscillation during olfaction（I-α）

香りの濃度を低い順から嗅がせると，ある閾値になると「匂いがわかる」というレベルになる。またさらに濃度をあげていくと「この匂いは桃の香りである」など，その香りの種類を同定することができる。前者を香りの閾値レベル，後者を認知レベルとする。実際，不快な香り（methyl cyclopentenolone：古靴下，納豆の香り）と心地よい香り（β-phenyl ethyl alcohol：バラの香り）を閾値，認知レベルで嗅がせると，認知レベルにおいて心地よい香りで呼吸数が減少し，不快な香りで呼吸数が上昇する。また興味深いことに不快な香りの閾値レベルにおいても呼吸数が上昇する。

香りの情報は上鼻甲介，鼻中隔，鼻腔に存在する嗅上皮の一次嗅覚ニューロンに運ばれる。一次嗅覚ニューロンは双極性ニューロンであり，末梢性突起は化学感受性であり，中枢性突起は嗅神経となり嗅球へ投射する。そこから嗅索を経て大脳の5つの領域，すなわち嗅球前核，嗅結節，扁桃体，梨状葉皮質，嗅内野皮質である。嗅内野皮質は側頭葉の内側面にあり，この領域への入力は海馬に投射する。嗅内野皮質の外側部は前頭眼窩皮質へ投射し，この部位は嗅覚の認知に関与しているといわれている。視床を介する経路もあるが，他の感覚と異なり，唯一視床を介さず直接辺縁系に投射をする。

よって認知の座が眼窩前頭葉であるなら，それ以前に呼吸が変化することはあり得る。息を吸い始めてから，脳内でどのように活動が伝わるのかを検証するため，香りを嗅いだ時の呼吸と脳波を同時記録し，吸息に一致させて脳波を加算すれば，嗅覚に関連した電位がみられるのではないかと仮定し，実験を試みた。

吸息に一致させて加算した波形は吸息開始後から3-4の陰性，陽性波を含む波形が観察される[9]（図4）。この波形を周波数解析すると8-12Hzのアルファ帯域の波形であることがわかる。これをInspiration phase-locked alpha band oscillation（I-α）と呼んだ。

I-αはどの不快・快の検知，認知レベルの吸息に一致させた加算脳波でも観察できた。双極子追跡法により，I-αの電源は吸息開始後，100 ms以内に嗅内野皮質，さらに眼窩前頭葉，また嗅内野皮質，300 msから350 ms付近で眼窩前頭葉に双極子がもっとも収束する（図5）。さらに検知，認知での違いは認知レベルでは快・不快刺激で海馬に多く推定される。また不快レベルで扁桃体に多く収束が認められた。

Onset of inspiration

↓

← Expiration phase → | ← Inspiration phase →

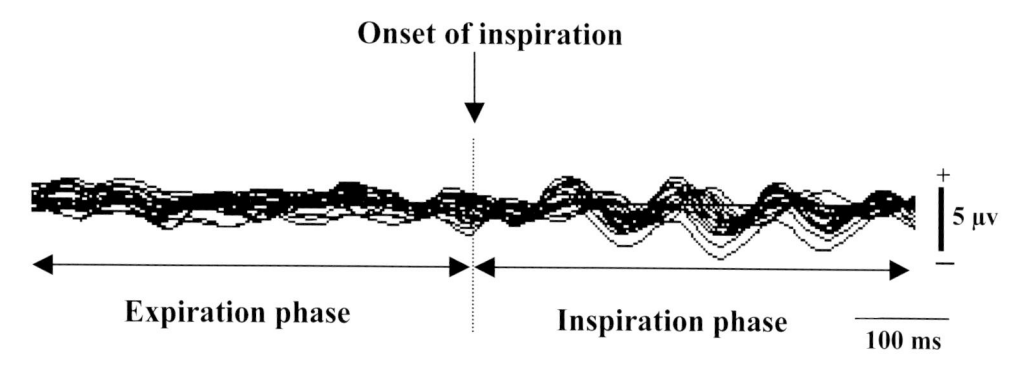

5 μV

100 ms

図4．香り刺激時の吸息開始時に一致させて加算した脳波
19チャンネルを重ね合わせたもの。吸息開始後400 ms内に3—4の陰性，陽性波（Inspiratin phase-locked alpha band oscillation：I-α）が観察される。(Masaoka et al., 2005)

　同検査を香りの認知に損傷を受けるといわれるパーキンソン病患者（PD）に適応したところ，香りの閾値レベルにおいては健常者と変わらないが，認知レベルに減少がみられる。I-αは認められず，100 ms付近に陽性波とそれに続く陰性波が観察され，その電源は嗅内野皮質，海馬に収束する。

　よって嗅内野皮質，海馬は認知に関与せず，これら部位の強い賦活によって眼窩前頭葉への投射がなければ，香りの認知はできないということを意味する。嗅内野皮質と鈎は梨状葉と呼ばれ，海馬傍回の前部に位置する。嗅内野皮質の入力は歯状回へ向かい，海馬へ投射する。香りは内部情動を非常に簡単に引き起こすことができ，また記憶との結びつきも強い。吸息にともなってこれらの部位が賦活し，外的評価や記憶との連関して，認知にいたることは非常に興味深い。まさに一呼吸，一呼吸が情動を引き起こすことを意味する。

3．能と呼吸

　舞台芸能において，役者はその動きや言葉を介して，喜び，悲しみ，怒りなどのさまざまな情動の変化を聴衆に訴える。態度で表現する方法は多くの舞台芸能で共通するコミュニケーション法であり，外的表象と呼ばれている。一方，態度に示さず内面だけで情動の変化を訴えるものを内的表象とよんでいる。その代表的舞台芸能は「能」である。「能」は日本の伝統芸能の1つであるが，600年間その形式が変わっていないという点で世界の舞台芸能の中でも特異である。「能」の役者は心の変化を態度ばかりか顔の表情でも表さない。どのようにその変化が観ている者に伝わってくるかは興味深いところであり，まず「能」のシテ方でBS-naviを用いて脳内活動部位を探った。3人のシテ方を対象とした。シテ方A（38歳）は20年間，シテ方B（43歳）は30年間，シテ方C（52歳）は20年間「能」を演じている。10-20法により21個の脳波電極を装着し，テレメーター脳波計（WEE 6112, Nihon Koden）で脳波（band pass：0.016-200 Hz）を測定した。21個の電極の位置と5ヵ所のレファレンスポイントは3－デジタイザー（Science 3 DL）にて測定した。脳波測定後に脳波測定の5箇所のレファレンスポイントをマーキングし，各自のMRIあるいはCT画像を測定し，BS-naviにより3層頭蓋実形状モデルを構築した。胸壁にインダクションプレチスモグラフィー（レスピトレース Ambulatory Monitoring, Ardsley, NY）を装着し，呼吸運動を同時に測定した。シテ方には立位姿勢で，「能」の曲である「隅田川」の子どもを失った母親の悲しみを演じてもらった。

　呼吸数は曲を演じている間，シテ方Aにおいては16.0 ± 1.7から25.0 ± 1.7（mean±SD）に増大した。シテ方Bにおいては15.0 ± 0.0から22.0 ± 3.5に増大したが，シテ方Cでは呼吸数の

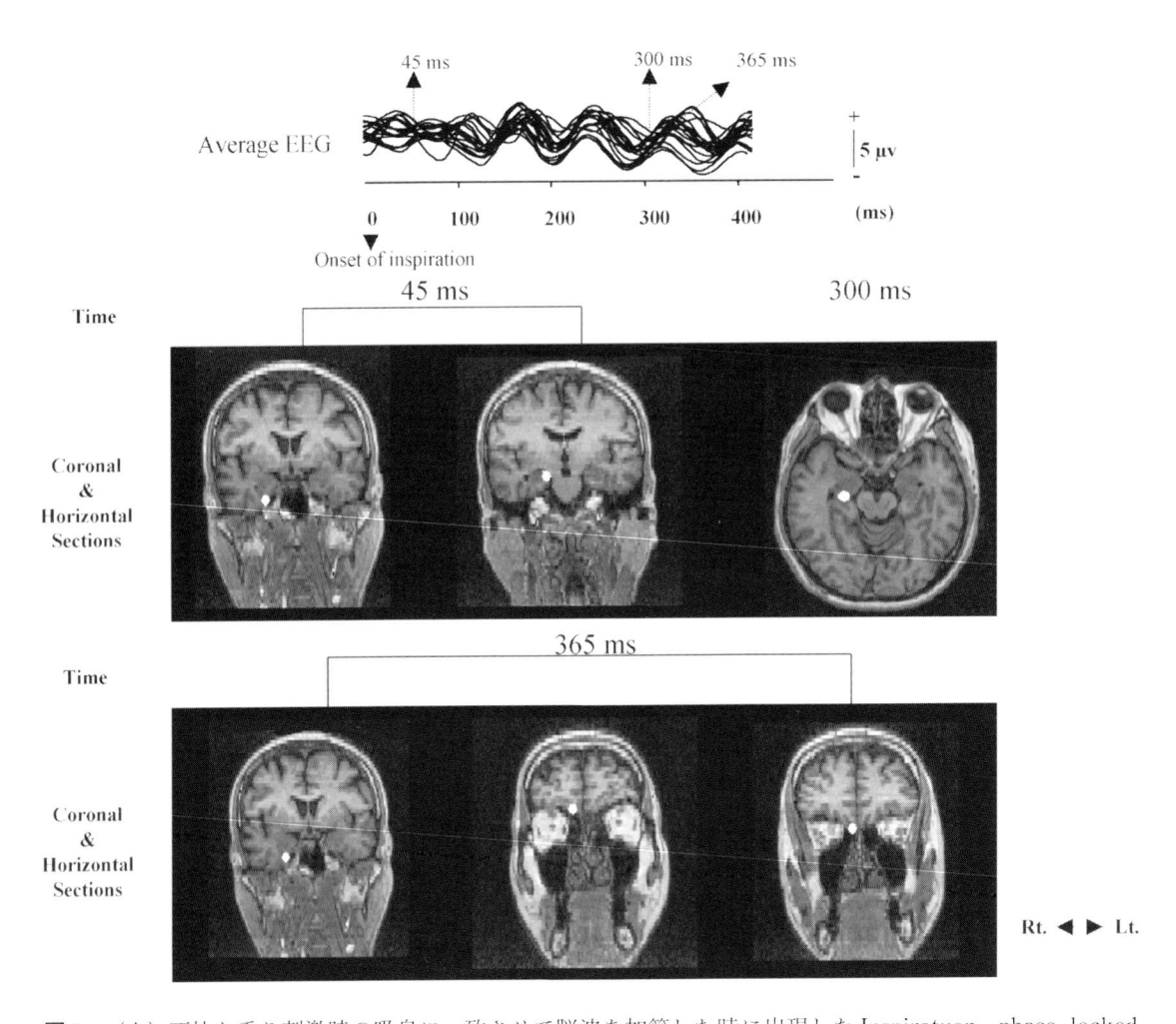

図5. （上）不快な香り刺激時の吸息に一致させて脳波を加算した時に出現したInspiratuon phase-locked alpha band oscillation（I-α）の一例
（下）I-αの発生源をSSB/DT法により推定した結果。吸息開始後，45 msで嗅内野皮質，扁桃体，300 msで海馬，365 msで嗅内野皮質，前頭眼窩皮質に観察された。(Data from Masaoka et al., 2005)

増大は認められなかった。呼吸の吸息の立ち上がりをトリガーとして5呼吸の脳波を曲の前後で加算平均し，比較した。シテ方Aでは吸息前160 msecから吸息開始後200 msecに，シテ方Bにおいては吸息前160 msecから吸息開始後80 msecに陽性波が観測された。シテ方Cでは電位変化は認められなかった。BS-naviにて双極子の位置を推定したところ，シテ方Aにおいては右内側側頭葉，右外側側頭葉，右島に推定され，シテ方Bにおいては右内側側頭葉，右前帯状回に推定された。両者とも推定された半数以上の双極子が右側頭葉に存在していた。シテ方Aにおいて，吸息前130 msecから110 msecにおいては右扁桃体に多くの双極子が存在していた（図6)[16]。

「能」は内的表象の舞台芸能であるが，情動の表出は呼吸に伴う脳活動に反映されることが明らかとなった。内的表象とはいえ，「隅田川」で，悲しみを演じているとき，シテ方の呼吸数は上がり，胸の動きに明らかな変化が生じていた。「能」

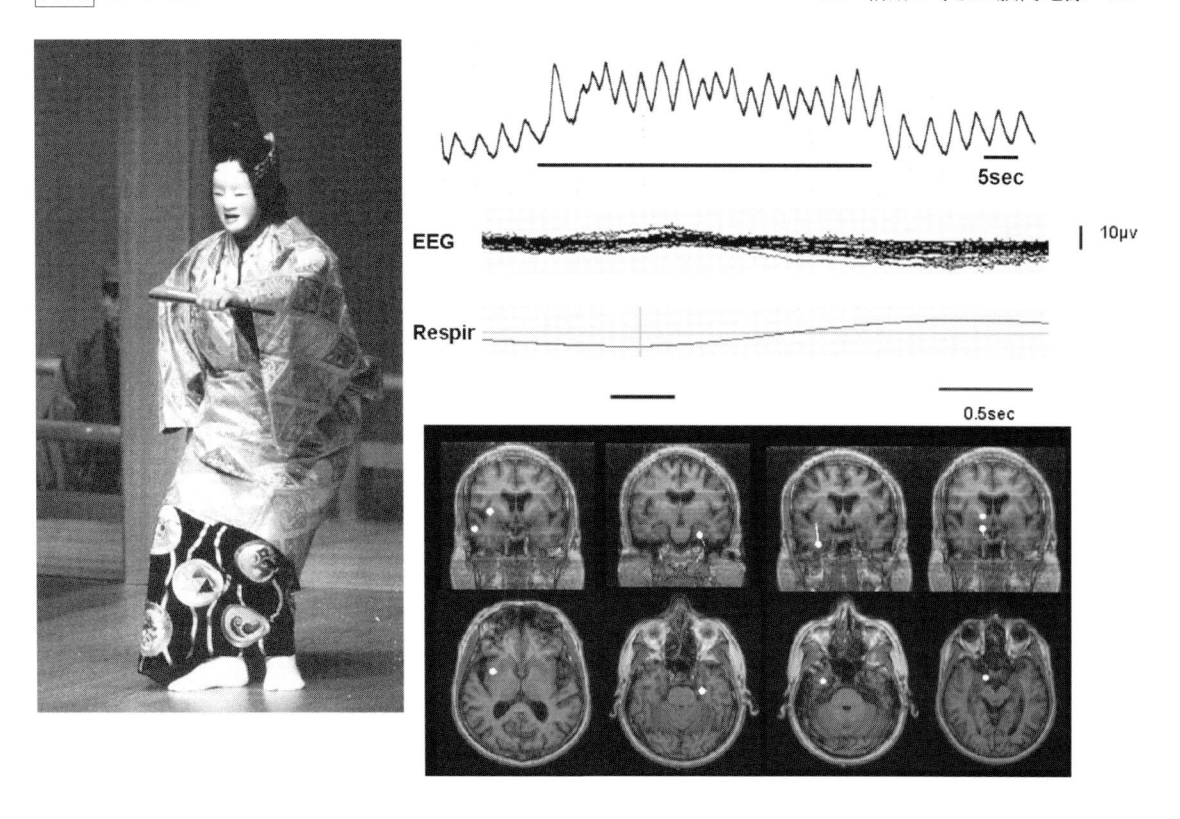

図6. 「隅田川」演じているときの呼吸（右上段）と呼吸に同期した脳内活動部位（右下段）
(Modified data from Homma, Masaoka and Umewaka 2005 in press)

における体の微妙な動きはすべて自発性の動きであり，随意的な動きは少ないと思われる。この自発性動作は情動に伴って生じている。呼吸は普段自発性運動であり，延髄を中心とした脳幹の呼吸中枢において，代謝性に出力が調整されている。しかし，その呼吸は覚醒時には上位からの影響を強く受け，情動の変化に伴い呼吸数が変化している。不安度と呼吸数が相関していることなど呼吸が情動の内的表象を担っていると思われる（不安度と心拍数の相関は認められていない）[13]。不安度が強いと呼吸に同期して扁桃体に活動が現れる。香りを嗅いでいるときも快，不快な情動変化が生じているときに呼吸に同期した扁桃体の活動が現れている[7,8]。「能」のシテ方において，悲しみのときに出現した呼吸に同期した扁桃体の活動は，情動変化が呼吸に同期した扁桃体の活動により作られ，あるいは修飾されていることを示している。シテ方Cにおいては呼吸の変化は起こらず，また，大脳辺縁系にも活動が生じていないため，強い情動変化が生じていなかったものと思われる。シテ方A，Bが名シテ方かどうかは興味の持たれるところであるが，少なくともシテ方Bは「能」の世界での名門家系の出であり，著名な「能」シテ方である。

「能」は武将に好まれた舞台芸能であることもよく知られている。武士には2つの武器があり，1つは刀であり，もう1つは呼吸であるといわれている[17]。呼吸から相手の心を読み取るのである。武士道は日本人が，おそらくもっとも大切にしている文化であり，それは内的表象を美とする文化である。

呼吸は内的表象のもっとも重要な機構であり，心を映していると考える。「息」は「自」の「心」である。

文　献
1) Malmivuo J, Suihko V, Eskola H : Sensitivity distributions of EEG and MEG measurements.

1) IEEE Trans BME 44 : 196–208, 1997
2) Baillet S, Garnero L, Marin G, et al : Combined MET and EEG source imaging by minimization of mutual information. IEEE Trans BME 46 : 522–534, 1999
3) Musha T, Okamoto Y : Forward and inverse problems of EEG dipole localization. Critical Reviews in Biomedical Eng, 27, 189–239, 1999
4) 本間三郎著：脳内電位発生源の特定（脳波双極子追跡法）．日本評論社，東京，1997
5) Flink R, Homma S, Kanamaru A, et al : Source localization of interictal epileptiform spike potentials estimated with a dipole tracing method using surface and subdural EEG recordings. Clin Neurophysiol (suppl) 53 : 1–11, 2000
6) Homma I, Masaoka Y, Hirasawa K, et al : Comparison of source localization of interictal epileptic spike potentials in patients estimated by the dipole tracing method with the focus directly recorded by the depth elect rodes. Neurosci Lett 304 : 1–4, 2001
7) Masaoka Y, Homma I : The source generator of respiratory-related anxiety potential in the human brain. Neurosci Lett 283 : 21–24, 2000
8) Masaoka Y, Hirasawa K, Yamane F, et al : Effects of left amygdale lesion on respiration, skin conductance, heart rate, anxiety and activity of the right amygdale during anticipation of negative stimulus. Behavior Modification 27 (5) : 607–619, 2003
9) Masaoka Y, Koiwa N, Homma I : Inspiratory phase-locked alpha oscillation in human olfaction : source generators estimated by a dipole tracing method. J Physiol 566 (3) : 979–997, 2005
10) Yoshimura N, Kawamura M, Masaoka Y, et al : The amygdale of patients with Parkinson's disease is silent in response to fearful facial expres sions. Neuroscience 131 523–534, 2005
11) Davis M : The role of the amygdala in fear and anxiety. Annu Rev Neurosci 15 : 353–375, 1992
12) Harper RM, Frysinger RC, Trelease RB, et al : State-dependent alteration of respiratory cycle timing by stimulation of the central nucleus of the amygdala. Brain Res 306 : 1–8, 1984
13) Masaoka Y, Homma I : Expiratory time determined by individual anxiety levels in humans. J Appl Physiol 86 : 1329–1336, 1997
14) Reiman EM, Raichle ME, Robins E, et al : Neuroanatomical correlates of anticipatory anxiety. Science 243, 1071–1074, 1989
15) Dolan RJ, Morris JS : The functional anatomy of innate and acquired fear : perspectives from neuroimaging. In Cognitive Neuroscience of Emotion, ed. Lane RD and Nadel L, Oxford Univ. Press, New York, 225–242, 2000
16) Homma I, Masaoka Y, Umewaka N : Breathing mind in Noh. In Breathing, Neuroprotection and Higher Brain Functions, ed. Homma I and Shioda S, Springer-Verlag,Tokyo, 2005 (in press)
17) Umewaka N : Noh Theatre, The aesthetics of breathing. In Respiration and Emotion, (ed. Haruki Y, Homma I, Umezawa A, and Masaoka Y). Springer-Verlag, Tokyo, 173–175, 2001

（本間生夫，政岡ゆり）

I. 情動の脳内機序

3. EMOTION and THE KINDLING MODEL OF EPILEPSY

1. Epilepsy and Mental Illness

From the earliest descriptions of epilepsy there has been a recurrent indication of an association with mental illness (see Trimble, 1991, Robertson, 1998, Torta and Keller, 1999, Barry et al, 2001). The idea that there is a direct relationship between epilepsy and mental illness (melancholia) was proposed by Hippocrates and the notion that the incidence of mental illness and other behavioral disorders is markedly increased in patients with epilepsy has been reinforced by numerous others. With the advent of EEG Gibbs and Gibbs (1952) described a dramatically increased incidence of psychiatric symptoms in patients with psychomotor epilepsy (what has come to be called temporal lobe epilepsy, which is manifest by complex partial seizures). Bear and Fedio (1977) also described a high incidence of interictal behavioral abnormalities in patients with temporal lobe epilepsy, but the abnormalities did not conform to standardized psychiatric classifications.

However, the existence of an association between epilepsy and mental illness was challenged by Lennox and others, who attributed the reports of higher incidence of depression and other behavioral abnormalities in patients with epilepsy to sample bias or inadequate controls (Hermann and Whitman, 1984, 1991, Whitman et al, 1984, Stevens, 1991, Barry et al, 2001). Furthermore, emotional disturbances appear to be as prominent in other types of epilepsy as they are in temporal lobe epilepsy (Barry et al, 2001). In some patients there are also indications of an inverse relationship between epileptic seizures and psychotic symptoms (Krishnamoorthy and Trimble, 1999) and these observations eventually led to the use of electroconvulsive therapy (ECT) as a treatment for major psychosis (Ottosson, 1960). Considerable resistance developed to the concept of epilepsy induced behavioral disturbances (Engel et al, 1991). This was attributed in part to the well-meaning desire to avoid assertions that would promote a negative image of persons with epilepsy. Throughout history people with epilepsy have often been stigmatized and treated as outcasts. Observations that suggest a causal relationship between epilepsy and psychopathology might reinforce the negative stigma. However, as Engel et al indicate, failure to explore the relationship between epilepsy and behavioral disturbances could deprive patients of appropriate preventative or therapeutic treatment for emotional disturbances that may be a major source of disability. They suggest that research examining any shared neurobiological substrates of epilepsy and enduring emotional disturbances might provide valuable insights into each condition, but should be interpreted with caution and reported in a responsible manner to avoid conclusions that could be misconstrued to the detriment of patients with epilepsy.

The actual incidence and prevalence of particular psychiatric disorders in patients with epilepsy remains uncertain, but review of incidence studies found that depression is a risk factor for epilepsy and that schizophrenia is protective in adults. On the other hand childhood epilepsy was found to be a risk factor for schizophrenia (Hauser and Hessdorffer, 2001). It is widely recognized that behavioral disturbances are more frequent in patients with severe, intractable epilepsy (Stephens. 1991), and these patients are more likely to have structural lesions (Engel, et al, 1991). It is recognized that structural lesions or other underlying factors may cause both epilepsy and behavioral disturbance. In addition there is the possibility that behavioral disturbances might be attributable in part to effects of anticonvulsant medication (Engel et al, 1991). Further confounding the simplistic assumption that destructive processes or the hyperexcitability of epilepsy leads to psychopathology is the suggestion that depression may precede the onset of epilepsy (Barry et al, 2001).

Conflicting views of the precise relationship between epilepsy and mental disorders have continued, but conceptual and technical developments, better disease classification and the development of several animal models of nervous system diseases have advanced our understanding of the relationships between these disorders and have led to improved treatments, particularly in the development of antiepileptic drugs and devices as psychotropic agents (Weiss et al, 2000, Barry et al, 2004, Devinsky, 2004). The standard classification of mental disorders (DSM-IV) is based on signs and symptoms, severity and time course of behavioral disturbance (APA, 1994), but there is no explicit neuroanatomic feature to the classification. The international classification of epileptic seizures and syndromes (ILAE, 1981, 1989) is based on video-EEG data (supplemented by data from patients with defined neuroanatomic epileptic loci studied with depth electrodes). This classification has distinguished several types of partial (focal) seizures and generalized seizures based on ictal behavior and the characteristics and anatomical distribution of electrographic activity. Among the partial seizures, those originating in the amygdala or hippocampus (mediobasal limbic system) within the temporal lobe may be manifest by prominent emotional indices: ictal fear, panic, nausea and marked autonomic signs including pallor, flushing of the face, and pupillary dilatation (ILAE, 1981, see also Yamada et al, 2005). While scalp EEG and the placement of depth electrodes in patients limits the spatial sampling of the full extent of circuits involved in seizures with emotional content, the involvement of the limbic structures and associated neuroanatomic circuits in ictal emotional expression is clearly indicated by these data. These findings are consistent with the extensive lesion data indicating a role for limbic structures particularly the amygdala in emotional expression and recognition in many species (Papez, 1937, Kluver and Bucy, 1939, Baxter and Murray, 2000). Bilateral amygdala damage in humans compromises the recognition of fear in facial expressions of others (Adolphs et al, 1995). Monkeys with bilateral amygdala lesions display reduced fear related behavior when exposed to a snake and less freezing behavior when confronted by a human intruder compared to control animals (Kalin et al, 2004). Cued fear conditioning is markedly attenuated in rats with bilateral amygdala lesions (Phillips and LeDoux, 1992).

Experimental animal models of epilepsy and of psychopathology provide the opportunity to systematically examine the neurobiological substrates (anatomical, electrical, chemical) of these disorders and assess novel treatments for them (Hoeppner and Smith,

2001).

2. Kindling

The kindling model of epilepsy provides a particularly good model of complex partial seizures with secondary generalization (Goddard et al, 1969, Engel et al, 1991). It also provides an ideal model to assess the relation between epilepsy and emotional disturbance (Adamec and Stark-Adamec, 1983, Adamec, 1990, Helfer et al, 1996, Post, 2004). Here we will examine the insights to emotion provided by the kindling model of epilepsy. Kindling is the progressively increased electrical and behavioral seizure activity in response to brief, intermittent, low level focal electrical stimulation of the brain. An initially subconvulsive focal electrical stimulation of the brain repeated once per day for several days results in a generalized seizure (Goddard et al, 1969). In a typical kindling study, bipolar electrodes in the amygdala of the rat are stimulated once per day for one second at an intensity level that produces a brief (less than 10 seconds) electrical afterdischarge in the immediately surrounding tissue, but no behavioral alteration. With stimulation repeated once per day at the same intensity the electrographic afterdischarge gradually grows in duration to 1-2 minutes and the discharge is distributed more widely along neural pathways (Racine, 1978). There is progressive change in the motor seizure over this period. Although the initial electrical afterdischarge may result in no behavioral change, later afterdischarges become associated with an increasingly strong behavioral seizure with a rather consistent progression: stage 1, brief arrest of behavior; stage 2, head nodding; stage 3, unilateral forepaw clonus; stage 4, bilateral forepaw clonus; stage 5, bilateral clonus with rearing and falling (Racine, 1972).

After kindling has reached stage 5 an animal may be left unstimulated for many months and when stimulation is reintroduced the animal will have a stage 5 seizure (Wada et al, 1974). Interictal spikes are common during the kindling process and spontaneous seizures may be seen after several stimulated seizures have been produced. Thus the kindling process results in a permanent change in the excitability of the brain. Kindling is most readily produced in the amygdala and other limbic structures, but can be demonstrated in many cerebral regions (Goddard et al, 1969). The ictal manifestations differ according to the region in which stimulating electrodes are placed. During the early stages of kindling partial seizures are produced, but gradually secondary generalized seizures evolve. Kindling has been demonstrated in a wide range of animal species. The kindling model of epilepsy provides precise control of timing and location of seizure onset and permits a careful analysis of the ictal, postictal and interictal behavioral alterations associated with seizures. Thus the kindling model provides a controlled condition along the stages of epileptogenesis. Partial amygdala kindling is a model of complex partial seizures. The fully kindled animal is a model of complex partial seizures with secondary generalization. Drugs differ in their anticonvulsant and antiepileptogenic effects (Loscher et al, 1998, Post, 2004). Valproate, levetiracetam and diazepam are effective at blocking both the kindling process itself (antiepileptogenesis) and kindled stage 5 seizures (anticonvulsant). Carbamazepine and lamotrigine block only the fully kindled seizures. MK801 and clonidine block only the kindling process. Phenytoin is most effective in blocking spontaneous seizures (Pinel, 1983).

3. Kindling and Emotional Disturbances

Shortly after kindling was discovered it was shown that kindling of the amygdala on one side in a rat in which the other amygdala had been previously ablated resulted in long-term impairment in the conditioned emotional response (CER) (McIntyre and Molinaro, 1972), similar to the effect of bilateral amygdala ablation. In the conditioned emotional response an aversive stimulus such as foot shock is paired with a neutral stimulus such as sound for several trials, the sound becomes a conditioned stimulus for the emotion of fear. Then the animal is trained to press a bar to obtain food. The conditioned emotional response is measured by the effect of the previous neutral stimulus, sound, on bar pressing. If bar pressing is reduced during presentation of the sound it indicates that emotional conditioning has occurred and fear has been associated with the sound. This study indicates that kindling produces an enduring functional lesion, comparable to the effect of an anatomical lesion. However, kindling produces little or no cell loss, beyond the limited damage due to electrode placement (Goddard et al, 1969, Racine et al, 1998) unless very large numbers of stimulations are used (Cavazos et al, 1994). Electrode placement by itself does not produce a behavioral deficit. Note that this experiment does not demonstrate an inability to express fear, but an inability to attach it to a novel stimulus. Since many fears are learned this could result in a significant behavioral impairment. Subsequent studies have shown that unilateral amygdala kindling in rats produces a deficit in fear conditioning, even without prior damage to the contralateral amygdala (Hoeppner et al, 2001). This suggests that amygdala kindling produces not just an enduring functional lesion of the stimulated amygdala, but also of the contralateral amygdala. It is clear that as amygdala kindling proceeds it rapidly engages the contralateral amygdala. It appears that this engagement is strong enough to leave both amygdalae dysfunctional for a period of time extending at least one week after kindling has stopped. Furthermore, treatment of animals with valproate before each kindling stimulus blocks kindling and allows subsequent fear conditioning to proceed more normally (Hoeppner et al, 1996). Thus antiepileptogenic agents may be able to protect against the development of epilepsy and against the development of epilepsy induced emotional impairment. While animal models of emotional behavior may differ in some regards from the emotional behavior of human, the changes in autonomic and hormonal measures, attention, and motor behaviors during conditions that evoke fear and anxiety are remarkably similar (Adamec, 1990, Davis, 2001, Willner and Mitchell, 2002).

In addition to the effects of amygdala kindling described above on conditioned fear, there is evidence that kindling has an enduring impact on measures of unconditioned fear and anxiety as well. Caldecott-Hazard (1988) found long lasting interictal increases in locomotion (reduced fear/anxiety) in a novel environment. However, Nieminen et al (1992) observed increased emotionality (fear/anxiety) in the open field test and elevated plus maze two weeks after amygdala kindling. Helfer et al (1996) found increased emotionality in amygdala kindled rats as measured by a reduction of exploration in the elevated plus-maze test and an increase of immobility. However, no modifications were observed in kindled animals when tested in the open field. Similar effects were produced in partial kindled rats. In cats, partial amygdala kindling increased species specific defensive responses to threat (Adamec,

1990) and Adamec concluded at the time that the amygdala kindled cat generally shows lasting interictal behavioral changes of seizure induced limbic hyperfunction and increased interictal anxiety. The discrepancy between observations of increased emotionality and decreased emotionality in kindled animals appears to be due to several factors including strain of rat, hemisphere kindled, amygdala nucleus kindled and location of the kindling electrodes within different regions of the amygdala (Adamec and Morgan, 1994, Adamec et al, 2004). In a given strain kindling in different parts of the amygdala may have opposite effects on emotional behavior due to specific circuits underlying the particular behavior under study (Adamec, 1990, Adamec et al, 2004). Adamec et al (2004) found that kindling of selected regions within the right basolateral amygdala had anxiolytic effects, but kindling at other sites may have no effect on behavior or have anxiogenic effects. This diversity of reactions to amygdala kindling may help to explain the diversity of emotional disturbances in patients with epilepsy, in whom epileptogenic lesions may include closely apposed regions of electrical hyperexcitability and regions of hypoexcitability distributed unevenly over brain structures that are part of anxiolytic or anxiogenic circuits.

Beyond the species specific and strain specific effects of kindling on emotional behaviors described above, there is evidence of individual differences in baseline emotional reactivity before kindling occurs (defensive disposition) that are stable over time (Adamec, 1980). There are also species specific and strain specific rates of kindling (fast kindling and slow kindling strains). When rats are separated into fast and slow kindling groups based on the number of trials required to reach stage 5 seizures these animals produce offspring that sustain the characteristic of slow and fast kindling, suggesting an underlying difference in excitability of the amygdala kindling circuit (Racine et al, 1999). The fast kindling and slow kindling strains also show significantly different baseline emotionality on various emotional challenges (Anisman et al 2000, Merali et al, 2001, Mohapel and McIntyre, 1998, Kelly et al, 2003).

The slow kindling rats generally appeared more anxious in several behavioral tests, but under certain test conditions the fast kindling rats displayed greater anxiety or stressor reactivity. In a test of anxiety comprising suppression of consumption of a palatable snack in an unfamiliar environment, the slow kindling rats exhibited greater anxiety and the acoustic startle response was also greater in slow kindling rats. However, the fear-potentiated startle response was more pronounced in fast kindling rats, particularly among females. Most of these differences were attenuated by diazepam (Kelly et al, 2003) suggesting that they respond as typical stressors. These findings suggest that there are multiple subtypes of anxiety in animal models linked to rapidity of amygdala kindling and that simple generalizations regarding anxiety or depression are likely to be elusive. This provides both caution and guidance in interspecies comparison. It may also relate to the observations that patients with epilepsy often show atypical features of the standardized psychiatric disorders (Bear and Fedio, 1977). It is likely that the pathological processes (trauma, tumors, infection, ischemia, etc) involved in the development of epilepsy tend to act unevenly on the anatomical circuits involved in emotional behaviors. Therefore the effectiveness of particular environmental triggers that elicit anxiety may vary widely from person to person with epilepsy and may be influenced by genetically determined trait characteristics. The finding of baseline emotional differences between slow and fast kindling strains of rats suggests common underlying, genetically determined hyperexcitability in particular amygdala circuits that lead to both the emotional differences and kindling propensity. This may provide a substrate for the suggestion that the presence of depression may predict subsequent onset of epilepsy in man (Barry et al, 2001, Hauser et al, 2001) and that there may be a common susceptibility to environmental stressors for behavioral disorders and epilepsy.

4. Kindling and the cyclicity of psychopathology

Kindling has also been used as an experimental model to examine the neurobiologic mechanisms involved in disease cyclicity and the response to drugs (Post and Weiss, 1996, Post, 2004). Noting several similarities between bipolar disorder and amygdala kindling in the rat, Post and Weiss developed a speculative hypothesis regarding illness progression, cyclicity and drug tolerance in bipolar disorder. They showed that both valproate and carbamazepine may reduce kindled epileptic seizures in rats, but that in many animals there is a tendency to lose efficacy of the anticonvulsant with time. For some of the animals a form of tolerance to the anticonvulsant develops in which seizures are stopped for a number of days, but then repetitively break through in a cyclic fashion. They suggest that associated with each disease process such as epilepsy or depression there are endogenous compensatory mechanisms that tend to reduce the aberrant neuronal activity. They speculate that when an anticonvulsant is first given there is a synergistic effect of the exogenous and endogenous anticonvulsant actions and that as treatment continues one of the consequences of the anticonvulsant treatment is to diminish the endogenous anticonvulsant activity. If the exogenous anticonvulsant treatment has been carefully titrated to stop seizures and minimize side effects then its benefit may be transient due to the progressive loss of the endogenous compensatory anticonvulsant effect and that these actions will tend toward an oscillating pattern. Once the seizures return, the compensatory endogenous anticonvulsant process is enhanced and this together with the endogenous treatment may again stop the seizures. Post and Weiss show that stronger dosing from the start in kindled animals tends to avoid the cycling of anticonvulsant action because it goes well beyond the threshold level of control of seizures. They suggest that similar mechanisms may be involved in bipolar disorder and that early treatment with higher dosages may provide more long term benefit. As they note, similar considerations have also been applied effectively in dealing with chronic pain. An alternative approach is to enhance the endogenous compensatory mechanism by spacing treatments so that the underlying pathologic process may be expressed in a controlled setting. This approach is often used in pharmacologic treatment of Parkinson's Disease, where the long term efficacy of anti-parkinsonian drug treatment may be prolonged by repeated drug holidays. Note that any disease induced compensatory adaptation may be intermixed with tolerance associated with receptor modifications. The net impact of such treatments would be dependent on a combination of compensatory adaptation, direct receptor action, receptor adaptation, the relative half lives of each of these processes and the strength of the underlying pathologic process. In the case of the affective disorders, the diverse environmental stimuli and conditions (stressors), which foster the underlying disease process, would also influence the overall impact of treatment.

Weiss et al (2000) suggest that even in the absence of seizures a kindling-like progression occurs in several types of human psychopathology ranging from cocaine induced panic attacks, to unipolar and bipolar disorders and post-traumatic stress disorder. In each of these there may be repeated exposure to minor traumas and psychosocial stressors that cause a progression of behavioral and pathological emotional symptoms to the point where provocative stimuli are no longer necessary and the syndrome reaches a level of spontaneity. Whether these syndromes are specifically dependent on the amygdala is uncertain, but its key role in learned aversive behaviors and anxiety states is suggestive.

5. Therapy in epilepsy and psychiatry

The exploration of use of anticonvulsants in psychiatry has resulted in the introduction of valproate and carbamazepine in lithium refractory bipolar disorders. Despite extensive research it remains to be determined whether common mechanisms underlie the anticonvulsant and psychotropic effects and whether "limbic" actions are important to their properties in affective illness (Post, 1989, 1990). Through the study of kindling seizures, Post (2004) has identified a large number of proconvulsant and anticonvulsant endogenous neurochemicals that have different time courses in response to seizures. These include a wide variety of immediate early genes, neurotransmitters and hormones. He also identified some of the biochemical, structural and functional abnormalities in primary bipolar illness. It is not clear which of these changes, if any, are critically concordant for both epilepsy and psychopathology. Animal models of disease are increasingly defined by their response to pharmacotherapy that is effective in the clinical condition (Willner and Mitchell, 2002). Therefore, if a particular pharmaceutical has a beneficial impact on models of epilepsy or psychopathology they might be considered candidates for the other condition. The efficacy of carbamazepine and valproate in treating manic depressive disorder as well as epilepsy and the cross-tolerance they demonstrate suggests a common mechanism of action for these drugs and supports a common neurobiologic substrate for some aspects of the disease (Post et al, 1990, Post 2004). Husum et al (2004) have recently shown that the same dose of levetiracetam, a new anticonvulsant, is effective at blocking amygdala kindling and in reducing immobility in the rat forced swim test, a test of depression. This is the first experimental evidence indicative of an antidepressant and/or mood stabilizer-like profile of levetiracetam.

REFERENCES

1) Adamec RE: Does kindling model anything clinically relevant? Biol Psychiatry 27: 249-279, 1990
2) Adamec RE, Blundell J, Burton P: Anxiolytic effects of kindling role of anatomical location of the kindling electrode in response to kindling of the right basolateral amygdala. Brain Res 1024: 44-58, 2004
3) Adamec RE, Morgan HD: The effect of kindling of different nuclei in the left and right amygdala on anxiety in the rat. Physiol Behav 55: 1-12, 1994
4) Adamec RE, Stark-Adamec C: Limbic kindling and animal behavior-implication for human psychopathology associate with partial complex seizures. Biol Psychiatry 18: 269-293, 1983
5) American Psychiatric Association: Diagnostic and statistical manual of mental disorders, 4th

6) Anisman H, Kelly O, Hayley S, Borowski T, Merali Z, McIntyre DC : Acoustic startle and fear-potentiated startle in rats selectively bred for fast and slow kindling rates : relation to monoamine activity. Eur J Neurosci 12 : 4405-4416, 2000
7) Barry JJ, Lembke A, Huynh N : Affective disorders in epilepsy. In Psychiatric Issues in Epilepsy, edited by AB Ettinger and AM Kanner, Lippincott, Philadelphia, pp 45-71, 2001
8) Barry JJ, Lembke A, Bullock KD : Current status of the utilization of antiepileptogenic treatments in mood, anxiety and aggression : drugs and devices. Clin EEG Neurosci 35 : 4-13, 2004
9) Baxter MG, Murray EA : Reinterpreting the behavioral effects of lesions in non-human primates. In The Amygdala 2nd ed, edited by JP Aggleton, Oxford University Press, Oxford, pp 545-568, 2000
10) Bear DM, Fedio P : Quantitative analysis of interictal behavior in temporal lobe epilepsy. Arch Neurol 34 : 454-467, 1977
11) Caldecott-Hazard S : Interictal changes in behavior and cerebral metabolism in the rat : opioid involvement. Exp Neurol 99 : 73-83, 1988
12) Caldecott-Hazard S, Engel J : Limbic postictal events. Anatomical substrates and opioid receptor involvement. Prog Neuropsychopharmacol Biol Psychiatry 11 : 389-418, 1987
13) Cavazos JE, Das I, Sutula TP : Neuronal loss induced in limbic pathways by kindling : evidence for induction of hippocampal sclerosis by repeated brief seizures. Journal of Neuroscience 14 : 3106-3121, 1994
14) Commission on Classification and Terminology of the International League Against Epilepsy. Proposal for revised clinical and electroencephalographic classification of epileptic seizures. Epilepsia 22 : 489-501, 1981
15) Commission on Classification and Terminology of the International League Against Epilepsy. Proposal for revised classification of epilepsies and epileptic syndromes. Epilepsia 30 : 389-399, 1989
16) Davis M : The role of the amygdala in conditioned and unconditioned fear and anxiety. In The Amygdala, 2nd ed, edited by JP Aggleton, Oxford University Press, Oxford, pp 213-287, 2000
17) Devinsky O : Therapy for neurobehavioral disorders. Epilepsia 45 (Suppl 2) : 34-40, 2004
18) Engel J, Bandler R, Griffith NC and Caldecott-Hazard S : Neurobiological evidence for epilepsy-induced interictal disturbances. In Advances in Neurology, Vol. 55 edited by D. Smith, D. Treiman and M. Trimble. Raven Press, New York, 1991, pp 97-111.
19) Gibbs FA, Gibbs EL : Atlas of electroencephalography, vol II. Addison-Wesley, Cambridge MA, 1952
20) Goddard GV, McIntyre DC, Leech CK : A permanent change in brain function resulting from daily electrical stimulation. Exp Neurol 25 : 295-330, 1969
21) Hauser WA, Hesdorffer DC : Psychosis, depression and epilepsy. In Psychiatric Issues in Epilepsy, edited by AB Ettinger and AM Kanner, Lippincott, Philadelphia, pp 7-17, 2001
22) Helfer V, Deransart C, Marescaux C, Depaulis A : Amygdala kindling in the rat : anxiogenic-like consequences. Neuroscience 73 : 971-978, 1996
23) Hermann BP, Dikman S, Schwartz MS Karnes WE : Interictal psychopathology in patients with ictal fear : a quantitative investigation Neurology 32 : 7-11, 1982
24) Hermann BP, Whitman S : Behavioral and personality correlates of epilepsy : A review, methodological critique and conceptual model. Psych Bull 95 : 451-497, 1984
25) Hermann BP, Whitman S : Neurobiological, psychosocial, and pharmacological factors underlying interictal psychopathology in epilepsy. In : Smith DB, Reiman DM, Trimble MR, eds.

Advances in neurology, Volume 55, Neurobehavioral problems in epilepsy. New York: Raven Press, 439-452, 1991

26) Hoeppner TJ, Smith MC: Models of psychopathology in epilepsy: Lessons learned form animal models. In Psychiatric Issues in Epilepsy, edited by AB Ettinger and AM Kanner, Lippincott, Philadelphia, pp 273-287, 2001

27) Hoeppner TJ, Smith MC, Reimschisel TE, et al.: The effects of amygdala kindling on fear conditioning in Valproate in treated rats. Epilepsia 37 (suppl 5): 46, 1996

28) Husum H, Bolwig TG, Sanchez C, Mathe AA, Hansen SL: Levetiracetam prevents changes in levels of brain-derived neurotrophic factor and neuropeptide Y mRNA and of Y1- and Y5 -like receptors in the hippocampus of rats undergoing amygdala kindling: implications for antiepileptogenic and mood-stabilizing properties. Epilepsy Behav 5: 204-215, 2004

29) Kalin NH, Shelton SE, Davidson RJ: The role of the central nucleus of the amygdala in mediating fear and anxiety in the primate. Journal of Neuroscience 24: 5506-5515, 2004

30) Kelly OP, McIntosh J, McIntyre DC, Merali Z, Anisman H: Anxiety in rats selectively bred for Fast and Slow kindling rates: situation-specific outcomes. Stress 6: 289-295, 2003

31) Kluver H, Bucy PC: Preliminary analysis of functions of the temporal lobe. Archives of Neurology and Psychiatry 42: 979-1000, 1939

32) Krishnamoorthy ES and Trimble MR: Mechanisms of forced normalization. In Forced Normalization and Alternative Psychoses of Epilepsy edited by MR Trimble and B Schmitz, Wrightson Biomedical Publishing, Petersfield, UK, pp 193-207, 1998

33) LeDoux J: The amygdala and emotion: a view through fear. In The Amygdala: A functional Analysis. Edited by JH Aggleton, Oxford University Press, Oxford, pp 289-310, 2000

34) Lenze EJ, Mulsant BH, Mohlman J, Shear, MK, Dew, MA, Schulz, R, Miller, MD, Tracey, B, and Reynolds, CF: Generalized anxiety disorder in late life: Lifetime course and comorbidity with major depressive disorder. Am J Geriatr Psychiatry 13: 77-80, 2005

35) Loscher W, Honack D, Rundfeldt C: Antiepileptogenic effects of the novel anticonvulsant levetiracetam (ucb L059) in the kindling model of temporal lobe epilepsy. Journal of Pharmacology Experimental Therapeutics 284: 474-479, 1998

36) Merali Z, Kent P, Michaud D, McIntyre D, Anisman H: Differential impact of predator or immobilization stressors on central corticotropin-releasing hormone and bombesin-like peptides in Fast and Slow seizing rat. Brain Res 906: 60-73, 2001

37) McIntyre DC, Molinaro A: Amygdala lesions and CER learning: long term effect of kindling. Physiol Behav 8: 1055-1058, 1972

38) Mohapel P, McIntyre DC: Amygdala kindling -resistant (SLOW) or-prone (FAST) rat strains show differential fear responses. Behav Neurosci 112: 1402-1413, 1998

39) Nieminen SA, Sirvio J, Teittinen K, Pitkanen A, Airaksinen MM, Riekkinen P: Amygdala kindling increased fear-response, but did not impair spatial memory in rats. Physiol Behav 51: 845-849, 1992

40) Ottosson JO: Experimental studies in the mode of action of ECT. Acta Psychiatr Scand 35 (suppl.) 135: 1-141, 1960

41) Papez JW: A proposed mechanism of emotion. Archives of Neurology and Psychiatry 66: 282-293, 1937

42) Phillips RG and LeDoux JE: Differential contributions of amygdala and hippocampus to cued and contextual fear conditioning. Behav Neurosci 106: 274-285, 1992

43) Pinel JP: Effects of diazepam and diphenylhydantoin on elicited and spontaneous seizures in kindled rats: a double dissociation. Pharmacol Biochem Behav 18: 61-63, 1983

44) Post RM: Emerging perspectives on valproate in affective disorders. Journal of Clinical Psychiatry 50 (Suppl): 3-9, 1989

45) Post RM : Sensitization and kindling perspectives for the course of affective illness : toward a new treatment with the anticonvulsant carbamazepine. Pharmacopsychiatry 3 : 3-17, 1990
46) Post RM, Leverich GS, Rosoff AS, Altshuler LL : Carbamazepine prophylaxis in refractory affective disorders : a focus on long-term follow-up. Journal of Clinical Psychopharmacology 10 : 318-327, 1990
47) Post RM : Neurobiology of seizures and behavioral abnormalities. Epilepsia 45 (Suppl 2) : 5-14, 2004
48) Post RM and Uhde TW : Are the psychotropic effect of carbamazepine in manic-depressive disorder mediated through the limbic system? Psychiatry J Univ Ottawa 10 : 204-219, 1985
49) Post RM and Weiss SRB : A speculative model of affective illness cyclicity based on patterns of drug tolerance observed in amygdala-kindled seizures. Molecular Neurobiology 13 : 33-60, 1996
50) Racine RJ : Modification of seizure activity by electrical stimulation : II. Motor seizure. Electroenceph Clin Neurophysiol 32 : 281-294, 1972
51) Racine RJ : Kindling : The first decade. Neurosurgery 3 : 234-252, 1978
52) Racine RJ, Adams B, Osehobo P, Milgram NW, Fahnestock M : Neuronal growth and neuronal loss in kindling epileptogenesis. In Kindling 5 edited by ME Corcoran and SL Moshe, Plenum Press, New York, pp 193-209, 1998
53) Racine RJ, Steingart M, McIntyre DC : Development of kindling-prone and kindling-resistant rats : selective breeding and electrophysiological studies. Epilepsy Res 35 : 183-195, 1999
54) Robertson M : Mood disorders associated with epilepsy. In : McConnell HW, Snyder PJ, eds. Psychiatric Comorbidity in Epilepsy. Washington DC and London : American Psychiatric Press, 133-167, 1998
55) Stevens JR : Psychosis and the temporal lobe. . In Advances in Neurology, Vol. 55 edited by D. Smith, D. Treiman and M. Trimble. Raven Press, New York, pp 79-96, 1991
56) Torta R and Keller R : Behavioral, psychotic and anxiety disorders in epilepsy : etiology, clinical features and therapeutic implications. Epilepsia 40 (suppl 10) : 2-20, 1999
57) Trimble MR : Personality disturbance in epilepsy. Neurology 1332-1334, 1983
58) Trimble MR : The Psychoses of Epilepsy. New York : Raven Press, 1991
59) Wada JA, Sato M, Corcoran ME : Persistent seizure susceptibility and recurrent spontaneous seizures in kindled cats. Epilepsia 15 : 465-478, 1974
60) Weiss SRB, Li H, Sitoske-O'Shea M, Post RM : Amygdala plasticity : the neurobiological implications of kindling. In The Amygdala : A Functional Analysis, 2nd ed, edited by JH Aggleton, Oxford University Press, Oxford, pp 155-194, 2000
61) Willner P, Mitchell PJ : The validity of animal models of predisposition to depression. Behavioural Pharmacology 13 : 169-188, 2002
62) Yamada M, Murai T, Sato W, Namiki C, Miyamoto T, Ohigashi Y : Emotion recognition from facial expressions in a temporal lobe epileptic patient with ictal fear. Neuropsychologia 43 : 434-441, 2005

(Thomas Hoeppner)

II. 高次脳機能

1. 日本人側頭葉底部言語野機能
―慢性硬膜下電極による検索―

はじめに

側頭葉底部言語野 basal temporal language area という用語は多くの人にとって聞き慣れないかもしれない。神経学の初歩の知識として，Broca野はおもに言語表出に，Wernicke野は主に言語理解に重要な脳領域であると教えられるが，側頭葉底部に関してはあまり触れられない。第三の言語野ともいわれることもある言語野が，側頭葉底部言語野である。解剖学的には，紡錘状回および海馬傍回に相当する領域である。この脳領域は中頭蓋窩に接する部位であり，Broca野やWernicke野のように大脳円蓋部に位置する領域と比較すると，解剖学的に到達しにくい領域である。研究面であまり注目されなかったのは，このような解剖学的理由も関係するのであろう。

側頭葉底部の研究が可能になった背景には，てんかん外科治療の進歩がある。抗てんかん薬治療でも発作が消失しない難治性てんかんは，てんかん患者の約30％であるとされている。この難治性てんかんのうちで，てんかん原性部位（てんかん発作焦点）が切除できる部位に存在する，つまり切除しても後遺症を残さない部位にある場合は，手術でてんかんを治すことができるのである。このてんかん原性部位を同定するためには，もちろん頭皮上脳波，MRI，PET，SPECT，MEGといった非侵襲的検査で検査するわけであるが，これらの検査でてんかん焦点の確定が困難あるいは機能的に重要な領域の周辺を手術するときに，威力を発揮するのが慢性硬膜下電極である。この慢性硬膜下電極が臨床で用いられるようになり，側頭葉底部の検査が可能になったのである。米国クリーブランドクリニック財団病院のHans Lüders教授らは，硬膜下電極による側頭葉底部言語野研究の先駆者である[1-4]。

言語機能の局在の研究方法には，1) 病変研究と呼ばれる研究法で，脳梗塞をはじめとする脳病変によって生じた機能脱落症状から機能局在を推定する方法，2) 脳波，PET，機能的MRI (fMRI) などをもちいて課題を与えたときに活性化される脳領域を測定する方法がある。慢性硬膜下電極による方法は，覚醒している患者の脳局所に直接電気刺激を行って得られる反応であり，一時的に電気刺激で機能障害を引き起こすという点では，方法論的には病変研究に属する研究方法である。

1. 大脳皮質電気刺激の歴史的背景

ヒトにおいて大脳皮質を直接電気刺激する研究法は，てんかんの外科治療とともに進歩してきた。第一次運動野，感覚野のホモンクルスで有名なPenfieldがこの研究をすでに1950年代に発表している。難治てんかんの治療手術では発作焦点となっている脳の一部を切除するのであるが，手術を局所麻酔下で行い（患者は覚醒している），刺激電極をもちいて脳の局所を電気刺激してどのような反応が起こるかを観察したのである。中心前回の電気刺激により下肢，上肢，顔面と順に運動症状が誘発されることを明らかにして運動野の地図を作成したのである。同様に感覚野の地図も作成された。さらに，Broca野やWernicke野の刺激により言語干渉が生じることを示した。つまり，言語野を電気刺激すると一時的に言語野の機能が障害される（干渉）ので，発語できなくなったり言語理解ができなくなったりするのである。

2. 慢性硬膜下電極による大脳皮質電気刺激研究

脳神経外科手術中の大脳皮質電気刺激は多くの大脳局在機能についての知見をもたらした。しか

しながら術中の電気刺激検査は時間が短く，詳細な大脳高次機能に関する検査は施行が限られている。この欠点を克服したのが慢性硬膜下電極を用いたてんかん外科手術術前検査である。抗てんかん薬治療で発作を抑制することのできない難治性てんかん患者において，硬膜下電極検査はてんかん原性焦点を診断するため，および切除領域およびその周辺の脳機能地図を作成するために用いられる。硬膜下電極は，シートに直径 2-3 mm の薄いプラチナ電極を 10 mm 間隔で格子状に配列した多極グリッド電極，帯状に一列に電極を配列したストリップ電極がある。これらの電極を，他の検査から予測されたてんかん焦点と考えられる部位およびその周辺に開頭手術で，脳表面に直接接するように硬膜下に埋め込むのである。この電極は通常数日から 2 週間程度留置される。1 ヵ月ほどまで留置されることもある。これらの電極から発作間欠期および発作時の脳波（大脳皮質電位）を記録してんかん発作焦点を診断する。電気刺激による大脳皮質機能地図作成は発作記録に引き続いて行われる。言語野や運動野といった脳領域は手術で切除すると恒久的な後遺症を残すので，切除はできない。機能地図作成の第一の目的は安全な手術である。正確に言語野を同定するという検査の過程で，皮質電気刺激による大脳言語野の特性が明らかにされたのである。

3. Broca 野および Wernicke 野の硬膜下電極刺激

硬膜下電極をもちいて Broca 野および Wernicke 野といった言語野に電流を通電して皮質電気刺激を行うとどのような現象が観察されるのであろうか。Broca 野に設置した電極の電気刺激を行うと勝手にいろいろしゃべりだすのではないかといったことを考える人もいるかもしれない。実際にはそのような反応が惹起されることはなく，言語停止 speech arrest という反応が得られる。言語野の電気刺激中にもっともよくもちいられるタスクは，文章の音読である。患者が文章を音読しているときに数秒から 10 秒間の電気刺激を行うと，刺激中は音読ができなくなり発語が停止してしまう（言語停止）のである。また，言語の聴覚理解や読みも電気刺激により障害される。したがって，これらの電気刺激による反応は，言語干渉（language interference）と呼ばれている。

第一次運動野を電気刺激すると，手足が患者の意思に無関係に間代運動（けいれん）をきたす。つまり刺激により大脳運動野の神経細胞が過剰に電気発射し，その興奮が錐体路を経て筋の運動となるのである。このような電気刺激による症状は，陽性徴候とよばれる。大脳皮質感覚野を電気刺激しても同様に陽性徴候として，皮質に対応する体の部位のびりびりするといった感覚症状が引き起こされる。視覚野への刺激では，光がみえるといった陽性症状をきたす。つまり，一般には一次運動感覚野への電気刺激では，このような陽性徴候をきたす。一方，言語野といった連合野への電気刺激を行うと，言語停止という陰性（麻痺）徴候をきたす。より高次の機能を担っている連合野では，電気刺激が行われると高次機能の過程が障害（干渉）されて，機能が遂行できなくなるのである。これは，部分てんかんの発作でも同じことがいえる。一次運動野のてんかん発作では，対応する部位のけいれん（間代）発作をきたす陽性徴候をきたすのに対して，言語野のみがてんかん発作を起こすと失語発作という陰性徴候をきたすのである。頭蓋内電極の電気刺激による症状の誘発は，大脳皮質の局所に焦点性てんかん発作を生じさせて発現するという症状ともいえるのである。

Broca 野の電気刺激で言語停止が生じるというのは Broca 野の損傷で運動失語が起こることから容易に理解できるが，言語野の硬膜下電極刺激で興味深い点は，Wernicke 野の刺激でも言語停止が生じるという現象である。脳損傷の症候学では，Wernicke 野の障害では感覚失語を呈し，言語の表出は比較的保たれるというのが常識である。しかし，電気刺激では Wernicke 野で言語停止をきたしてしゃべることができなくなる。脳血管障害などの損傷病変と皮質電気刺激の違いを考えると，損傷病変は固定（静的）しているのに対して，電気刺激は突然しかも非常に短時間の効果しかおよぼさない点が特徴である。固定した病変があるのと一過性の機能障害が生じるのでは，脳の同じ皮質領域においても症状が異なるのである。

これは代償機構の働きから説明することができる。損傷病変の場合は代償機構あるいは他の皮質領域が機能を代行することができる場合がしばしばあるのであるが，電気刺激のように突然干渉が加わると，他の皮質で代行する間がないと考えられる。

4. 側頭葉底部言語野の機能
－硬膜下電極刺激による解析－

1) 目的と方法

日本人の側頭葉底部言語野機能を明らかにすることを目的とした。方法は，難治性側頭葉てんかんの外科治療のために設置した慢性硬膜下電極を電気刺激し惹起される言語症状を解析した。対象はWadaテストで言語機能局在が左半球優位であった2例である。2例ともに側頭葉てんかんである。知的機能は大学卒で，日本語の会話読み書きにはまったく問題ない。24時間連続ビデオ脳波モニタ検査で記録した発作症状および発作時脳波，発作間欠期脳波，MRI，SPECT，神経心理学的検査に基づいて，てんかん外科治療のために必要な部位に慢性硬膜下電極は側頭葉を中心に設置された。電極は直径3mm円形で中心間距離が1cmのストリップ電極およびグリッド電極をもちいた。電気刺激は刺激によるてんかん発作誘発の危険を避けるために抗てんかん薬を十分量投与した状態で行った。刺激条件は50 Hz，1-15 mA，1-10 secとした。研究は所属施設の倫理委員会の承認を得，患者からは文書で同意を得た。

2) 結果（表1）

側頭葉底部言語野の位置

側頭葉底部の電気刺激で言語症状（言語干渉）をきたす電極は左側頭葉紡錘状回に認められた。側頭葉先端からの距離は3cm（患者1），4cm（患者2）であった。

言語停止

本読み課題では，音読が障害された。この課題は漢字かな混じり文からなる簡単な本の音読をしている最中に10秒間電極を刺激するものである。15 mAでの刺激では刺激とほぼ同時に音読が停止した。12-14 mAでの刺激では1-5秒後に次第に音読が遅くなった後に停止した。刺激終了直後

表1．側頭葉底部言語野の硬膜下電極電気刺激による効果

タスク	患者1	患者2
文章音読	＋	＋
文章の復唱	＋	＋
物品呼称	＋	＋
書字		
漢字書き取り	＋	＋
かな書き取り	＋	＋
自発書字	＋	＋
自分の名前	－	－
読み		
単語	＋	＋
文章	＋	＋
聴覚理解		
単純命令	－	－
複雑命令	＋	＋
模写		
漢字	－	－
かな	－	－
アルファベット	－	－
上肢，口，舌の動き	－	－

＋；電気刺激による干渉あり（タスク実行が障害される），－；干渉なし．

から音読は可能になった．刺激終了後にたずねると患者は「読もうとしているけれど，言葉がでてこない」，「見えているけれど読めない」と述べた．刺激終了直後から音読は可能になった．このような現象は，言語停止 speech arrest とよばれている．

単語，文章の復唱

1単語のみの復唱は障害されなかった．2単語以上になると，最初の1または2単語のみは復唱できたが，それ以上は復唱できなかった．文章の復唱はできなかった．文章の一部分は刺激終了後に再生することが可能であった．

物品呼称

提示した物品の呼称障害が認められた．詳細なテストは患者1で行った．同時に4個の物品を提示し，電気刺激を行った．平均0.7個の呼称が可能であった．刺激終了後に平均3個の物品を思い出すことができた．電気刺激を行わない条件ではまったく障害はなかった．

書字

電気刺激により漢字，仮名，英語アルファベットの書字が障害された．聞き取りによる書字は著明に障害され，最初一部分のみ書字が可能であるか，まったく書字不能であった．書字には漢字と仮名両者に錯語が認められた．自分の名前の書字はまったく障害されなかった．手本をみてのかきとり（copy）はまったく障害されなかった．

漢字と仮名の理解

漢字と平仮名の両者において理解の障害が認められた．

舌，手の運動

電気刺激により舌，手のけいれんは認めなかった．舌の左右反復運動，手の迅速変換運動にも障害（陰性運動効果）はなかった．

切除手術による障害

側頭葉底部言語野の外科的切除では言語障害はきたさなかった．

5. 考　察

本稿では日本人において電気刺激による側頭葉底部言語野について述べた．左側頭葉底部紡錘状回に設置した慢性硬膜下電極の電気刺激により刺激中に一過性の言語障害（言語干渉）を生じた．この一過性の言語障害は言語の表出および受容の両側面においてみられた．さらに仮名と漢字の両者において読みと書字の障害がみられた．本研究で認められた言語の症状は，言語過程（language process）自体に対する電気的干渉によるものである．側頭葉底部の電気刺激により舌，顔面および手の運動が障害されたり，けいれんを生じることはなかった．つまり，単に運動が障害されるために言語表出が障害された訳ではないことが明らかである．さらに舌および手の rapid alternating movement も障害されなかったことより陰性運動徴候でもない．電気刺激中に複雑な単語の模写がまったく障害されなかったことから，意識障害が生じた結果でもないことがわかる．電気刺激検査は，刺激電極および周辺の電極の脳波モニタ下で行い，後発射（after-discharge）がないことを確かめながら行った．したがって電気刺激が周辺の電極まで波及していた可能性は除外される．側頭葉底部言語野の電気刺激により惹起された言語症状は，言語の表出および受容の両側面においてみられた．電気刺激により，言語停止（speech arrest），読みおよび聴覚理解の障害，書字障害，復唱障害，呼称障害がみられ全失語に分類されうるような症状を呈した．この結果は Luders らが報告している欧米人における報告と似かよっている．これまで日本人における側頭葉底部言語野の電気刺激による系統的な研究はなく，本研究が最初の報告である．

Wernicke 野の電気刺激では，言語受容のみならず表出も障害されることが知られている．この点では側頭葉底部言語野の電気刺激は Wernicke 野の刺激の結果と類似していた．このことから側頭葉底部言語野は Wernicke 野と機能的に連関して言語処理過程に関与している可能性がある．解剖学的にもサルで側頭葉内側部と上側頭回との直接的な線維連絡が知られている．さらに最近の研究では側頭葉低部の刺激で Wernicke 野に電気的活動を惹起したと報告されている．

本研究の側頭葉底部言語野の電気刺激でみられた書字障害において，「とけい」といった簡単な

書字が障害されるのにもかかわらず，漢字で自分の名前を書くことはまったく障害されなかったのは興味深い。ひとつの説明としては，言語エングラムの貯蔵場所として側頭葉底部が機能している可能性である。電気刺激によりこれらのエングラムに到達不能な状態が惹起され書字障害が生じ，自分の名前といったエングラムは他の場所にも存在すると仮定すればこの現象は説明できる。別の説明としては，機能の代償も仮説として考えられる。つまり，側頭葉底部言語野は言語野としては二次的（補助的）な領域であり，ほかの大脳皮質領域がその機能を代行することができるという仮説である。自分の名前といった普段よく使っている言葉は簡単に代償機構が働くので書字障害をきたさないが，ほかの書字では代償機構が働くまでの時間がなかったと考えれば説明可能である。側頭葉底部言語野の切除で永続的な言語障害をきたさないことも説明できる。

6. 結 語

側頭葉底部言語野は日本人においても存在することが電気刺激により明らかになり，側頭葉底部言語野はWernicke野と機能的に連関して言語処理過程に関与することが推測された。

文 献

1) Schaffler L, Luders HO, Beck GJ: Quantitative comparison of language deficits produced by extraoperative electrical stimulation of Broca's, Wernicke's, and basal temporal language areas. Epilepsia 37 (5): 463-475, 1996

2) Luders H, Lesser RP, Hahn J, et al: Basal temporal language area. Brain 114 (Pt 2): 743-754, 1991

3) Luders H, Lesser RP, Hahn J, et al: Basal temporal language area demonstrated by electrical stimulation. Neurology 36 (4): 505-510, 1986

4) Burnstine TH, Lesser RP, Hart J Jr, et al: Characterization of the basal temporal language area in patients with left temporal lobe epilepsy. Neurology 40 (6): 966-970, 1990

（赤松直樹，辻　貞俊，浦崎永一郎）

II. 高次脳機能

2. 順列記憶におけるヒト海馬体の役割

はじめに

　順序（順列）に関する記憶（順列記憶）は，エピソード記憶（思い出の記憶）[1]をはじめ，言語[2]，音楽[3,4]，および運動[5-8]など様々な認知・記憶学習機能に重要であり，とくにエピソード記憶においては，動物の破壊実験などから，海馬体が重要な役割を果していることが示唆されている。しかし，健常成人における順列記憶に関する脳領域はこれまで明らかにされていない。一方，神経心理学的研究により，加齢により海馬体の機能を含めて様々な認知・記憶能力が低下することが知られているが，正常な加齢によるヒトの海馬体における神経生理学的変化について調べた研究はほとんどない。

　われわれは，加齢と順列記憶能力との関係を神経生理学的に明らかにするため，音刺激を用いた順列記憶課題を考案して，課題中の事象関連電位（ERPs）を記録し，若年および中高年被験者のERP反応と課題遂行能を比較・解析している。本稿では，4層実形状モデル（Scalp, Skull, Fluid, Brain：SSFBモデル）による双極子追跡法（DT法）を用いて，同ERPの電流発生源を推定した研究に基づき[9]，順列学習・記憶に関与するヒトの脳領域について考察してみたい。

1. 順列記憶における海馬体の役割

　これまでの行動学的研究により，海馬体破壊ラットでは，1) 八方迷路課題において，通路の順番の再認が障害される[10], 2) 匂い刺激の順序を記憶する嗅覚順列記憶課題が障害される[11], 3) 刺激自体は新奇性がなくても，新奇な呈示順序で呈示された刺激に対する定位反応が障害される[12]ことなどが報告されている。一方，神経生理学的研究においては，1) ラット海馬体ニューロンは，特定の刺激を特定の順序で呈示したときに識別的に応答する[13], 2) 海馬体シータ波の周期に合わせて，場所ニューロンの時間的順列が圧縮されて表現されている[14]ことなどが報告されている。これらの結果は，少なくとも動物実験レベルでは，海馬体が順列記憶に重要な役割を果していることが示唆される。一方，エピソード記憶は，時間・空間的に定位された個人史的記憶であり，海馬体がその責任領野であることが知られている。これらのことからエピソード記憶は，場所も含めて様々な事象の組み合せを符号化している海馬体ニューロンの順列により表現され，その本質は順列記憶であることが示唆されている[1]。

　それでは，ヒトでは海馬体の順列記憶機能をどう解析したらよいだろうか。これまでの研究により，加齢早期（初老期）では，高次脳機能の中で記憶機能が比較的選択的に障害されることが報告されている。しかし，加齢早期では，記憶障害と海馬体体積との間に明瞭な相関関係が認められないことも報告されている[15,16]。これらのことから加齢早期の海馬体では，萎縮など解剖学的要因以外の変化（例えば，神経生理学的機能の変化）が先行して起こることが示唆される。以上から，加齢早期では，海馬体におけるエピソード記憶の基盤となる順列情報処理が選択的に障害され，その障害は神経生理学的に検出されると推察される。

2. 順列記憶課題に対する若年者および中高年者の応答性

　われわれは順列記憶におけるヒト海馬体の機能を明らかにするため，刺激自体ではなく，刺激の順列を記憶・識別する課題（順列記憶課題）を考案し，若年者と中高年者の行動学的および神経生理学的反応（事象関連電位）を比較・解析している。順列記憶課題では，12種類の様々な環境音

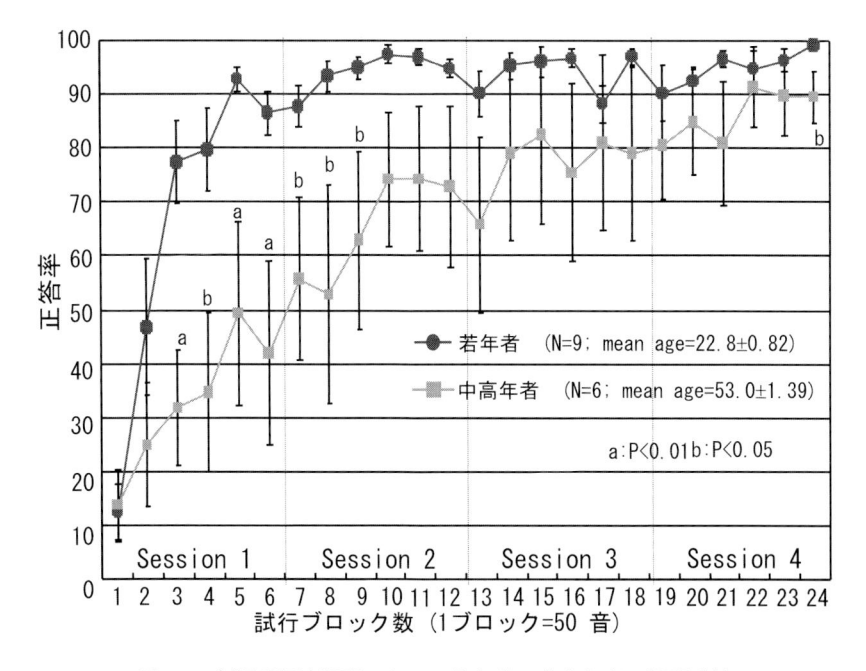

図1. 音順列記憶課題における若年者と中高年者の課題成績
若年者は中高年者と比較して有意に早く学習する。縦軸，1ブロック当たりの正答率；横軸，ブロック数（1ブロック＝50音）。

をあらかじめ設定した順序で呈示したが（刺激持続時間，2秒；刺激間隔，2秒），そのうち2～3割の音は異なる順列で呈示した。これらをあらかじめ設定した順列で呈示された音および異なる順列で呈示された音をそれぞれをNon-targetおよびTargetと呼び，被験者には「音の呈示パターンから設定された順列を探索・学習し，さらにTargetと判断した音の終了後にボタンを押す」ように指示した。対照課題（Control）では，この12音を任意の順列で呈示し，すべての音の終了後にボタンを押すように指示した。被験者には，20歳代（若年群：平均24.2歳）および50歳代中高年群：平均53.0歳）の健常成人者を用いた。同時に脳波用電極を被験者の頭部に配置し，Control，Non-targetおよびTargetに対する事象関連電位（ERPs）を測定した。

図1には，若年群と中高年群で，刺激呈示50音ごとにTarget刺激の弁別正解率を解析した結果を示してある。その結果，若年群において正解率が有意に早く上昇し，中高年群と比較して順列学習能力が高いことが判明した。図2には，Target，Non-target，およびControlの各刺激条件ごとに加算波形を作成した若年群のERPの一例を示してある。音刺激呈示後300から700 msecの潜時（灰色部）において，TargetおよびNon-target条件で後頭－頭頂部付近を中心に陽性波形が出現し，とくにTargetで顕著である。一方，Control条件では，同潜時で陽性波形は認められていない。図3には，TargetおよびControl条件における若年群全被験者の平均ERPsを示してあり，図2と同様の脳波所見が認められる。陽性電位が顕著に認められる後頭－頭頂部において，潜時300-700 msec間のERP波形の平均電位を各条件で比較すると，Control条件よりもTargetおよびNon-target条件において平均電位が有意に大きく，さらにTarget条件の方がNon-targetよりも大きい傾向が認められた。TargetおよびControl条件では，刺激自体は物理的に同じものを用いているが，Target条件では順列記憶課題を負荷している点が異なる。したがって，Target条件における陽性電位は，刺激自体ではなく，刺激の順列記憶情報処理に関連し

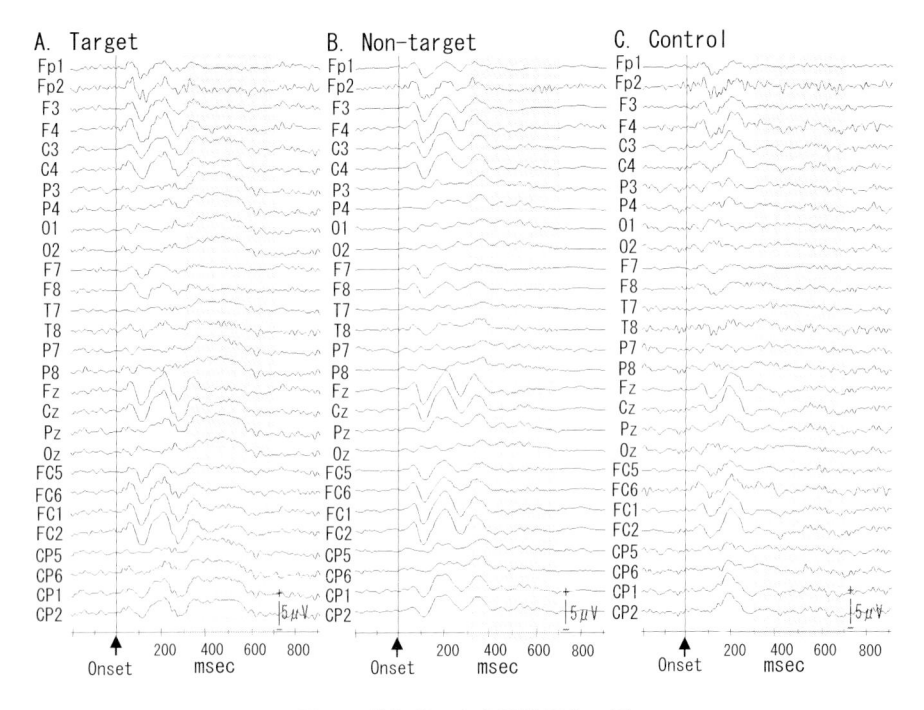

図2. 若年者の事象関連電位の例

A-C：Target (A), Non-target (B), および Post-control (C) の各条件における事象誘発電位。横軸, 時間；時間軸上の0, 音の開始時点。

た電位であると考えられる。図4には, TargetおよびControl条件における全被験者の平均ERPsを若年群と中高年群で比較して示してある。Target条件における潜時300-700 msec間の平均電位を, 若年群と中高年群で比較すると, 中高年群で有意に電位が減少していることが判明した。一方, Control条件では, 若年群および中高年群のいずれにおいても同潜時で陽性波形は認められなかった。また, 中高年群内における各条件間に有意な差は認められなかった。

以上から, TargetおよびNon-target条件における後頭-頭頂部陽性電位は, 脳内の順列情報処理に関係しており, 中高年群では有意に低下していることが判明した。これらの結果に基づき, とくにTarget条件における陽性電位と順列記憶との関連性を明らかにするため, 各被験者の順列学習速度と潜時300-700 msecにおけるERPの平均電位との直線回帰分析を行った（図5）。50刺激音を1ブロックとしてまとめ, 順列記憶が成立した時点を連続3ブロックの平均の正解率が75％を超えた最終ブロックと定義し, 順列学習速度を反映する指標として用いた。その結果, ERPの平均電位と記憶獲得に要したブロック数との間に有意な負の相関が認められ, 同電位が大きい被験者ほど順列学習が早い（学習に要したブロック数が少ない）ことが明らかになった。

3. ERPsの電流発生源の同定

脳内の局所に同期して発生する興奮性シナプス後電位（EPSP）は, 電流双極子に近似することができる。この電流双極子により生ずる電流は脳, 頭蓋骨, 脳脊髄液, および頭皮の4つの異なる導電率にしたがって頭部の組織を流れる。DT法は, このとき頭皮上から記録される電位分布から繰り返し順計算を行うことにより逆問題を解いて, その電流発生源を推定する方法である。この順計算を行う方法として, Heら[17]は境界要素法による双極子追跡法を開発し, 頭部の実形状モデルを用いることをはじめて可能にしている。そこで筆者

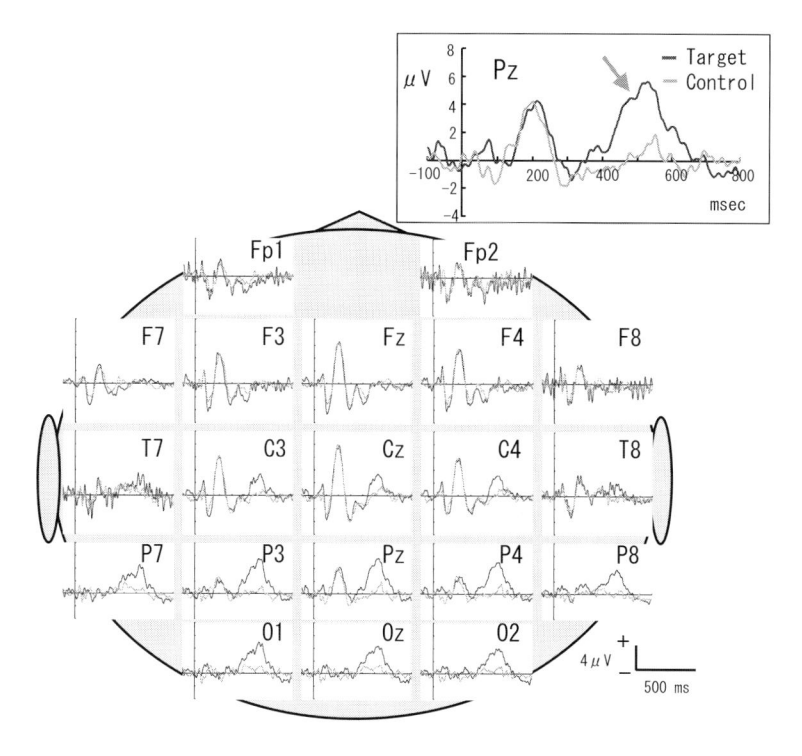

図3. 若年群被験者全員の平均事象関連電位

平均事象関連電位を，各電極の頭皮上の位置に合わせてプロットしてある。四角内の事象関連電位，Pzにおける電位の拡大図。他の図の説明は図2を参照。

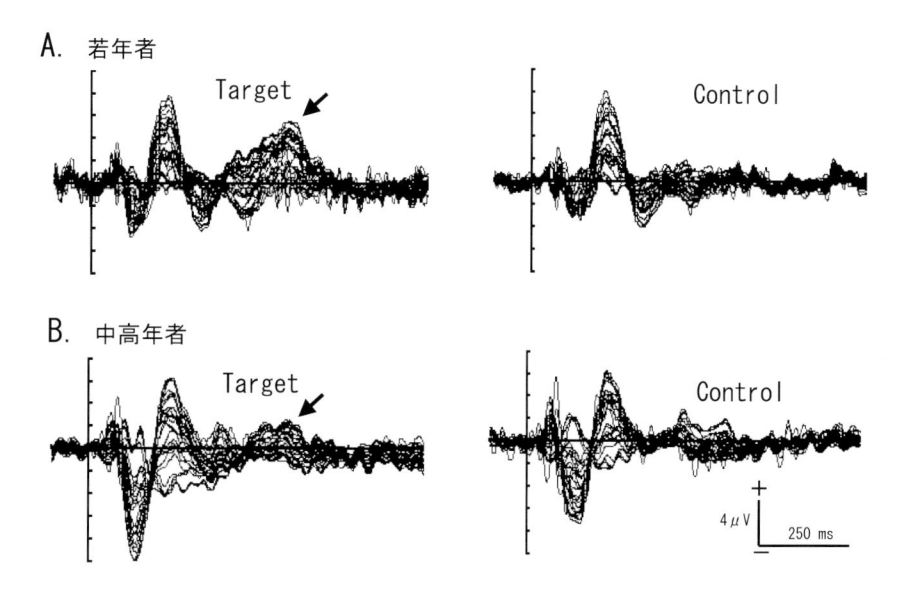

A. 若年者

B. 中高年者

図4. 若年者（A）および中高年者（B）における平均事象関連電位の波形

それぞれTargetおよびControl条件における全チャンネルの波形の重ね書き。中高年者では，Target条件における陽性電位が減弱している。他の図の説明は図2を参照。

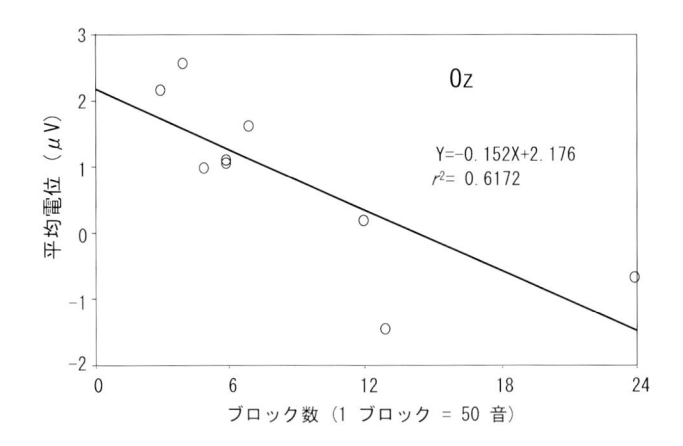

図5. 事象関連電位と課題成績の関係
横軸，課題正答率が75％を超えるまでに要したブロック数（1ブロック50試行）；縦軸，300–700 ms間の陽性電位の平均電位。個々の丸は各被験者のデータを示している。ブロック数と平均電位の間に有意な負の相関が認められる。

らは，DT法の精度を確認するため，サルの頭部内に挿入した刺激電極に通電して人工双極子を発生させ，そのときの硬膜上の電位分布から計算して得られた双極子の位置と実際の刺激電極の位置を比較している[18]。その結果，刺激電極と推定双極子の位置間の推定誤差は2–3 mm以内であった。

その後，本間ら[19]は，てんかん患者の脳に慢性的に埋め込まれた硬膜外電極を刺激して人工双極子を発生させ，頭皮上の電位から推定した双極子の位置を解析した結果，推定誤差は9 mm以下であることを報告している。さらに，最近，筆者らは頭皮（scalp）-頭蓋骨（skull）-脳脊髄液（fluid）-脳（brain）の4層実形状モデルを用いた双極子追跡法（SSFB/DT法）を開発している[20,21]。図6には頭皮，頭蓋骨，脳脊髄液，および脳のそれぞれの外側面から成る4層実形状モデルを示してある。頭皮外側面および頭皮電極の3次元座標は，音波センサーによる実形状測定装置により，また，頭蓋骨，脳脊髄液および脳の外側面は，被験者の頭部CT像を撮影し，それぞれ頭蓋骨外側面，頭蓋骨内側面，および頭蓋骨内側面のさらに内側1 mmの領域をトレースすることにより作製している。この新しく開発したSSFB/DT法では，頭皮-頭蓋骨-脳脊髄液-脳の

導電率の比率を1：1/80：3：1に設定し[22]，頭蓋骨と脳の間にある脳脊髄液による電流短絡効果も考慮に入れて頭皮上の電位分布を計算することが可能である。このように脳脊髄液の効果を考慮しているため，本方法では脳腫瘍やてんかんなどの手術後，脳実質の欠損により髄液腔の拡大した患者でも正確に双極子を推定することができる。

上記SSFB/DT法を用いて，若年群のTarget条件におけるERPsの電流発生源を推定した結果，刺激後300〜700 msの潜時では，海馬体や海馬傍回を中心とする内側側頭部に両側性に発生源が推定された。図7には，若年被験者の一例を示してある。Aは，推定計算に用いたこの被験者のERPで，全チャンネルを重ね書きしてある。Bには，推定された等価双極子を脳モデル内に脳定位的に再現してあり，両側側頭葉底部に位置している。さらに，等価双極子を実際のMRI画像上に脳定位的に再現したところ，両側海馬体に位置していた（C）。これらの結果は，5名の若年群全員で同様に認められた。

4. 順列記憶課題におけるヒト海馬体の役割

上述の順列記憶課題を用いた研究により，誘発されたERPの電流発生源が海馬体を含む内側側

4層頭部実形状モデル
(Scalp-Skull-Fluid-Brain: SSFB model)

A．

CT スキャン（骨密度）		相対電気伝導率	
頭皮外側面	→	頭皮：	1
頭蓋骨外側面	→	頭蓋骨：	1/80
頭蓋骨内側面	→	脳脊髄液：	3
頭蓋骨-1mm内側	→	脳：	1
マーク	→	電極	

B．

頭皮　頭蓋骨　脳脊髄液　脳　電極

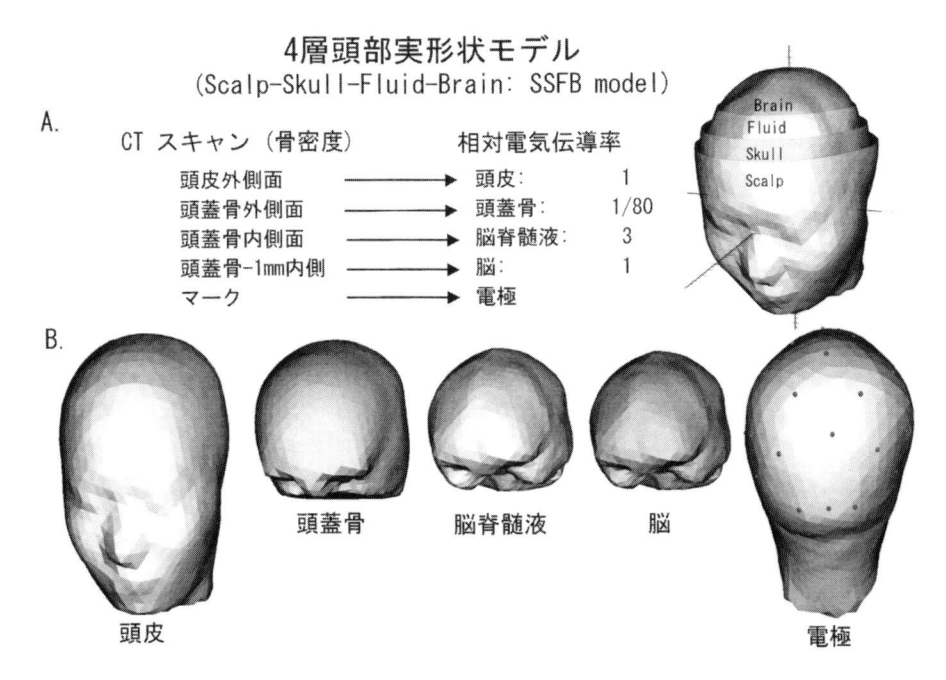

図6．頭皮（scalp）-頭蓋骨（skull）-脳脊髄液（fluid）-脳（brain）の4層実形状モデル（SSFBモデル）の作成法を示す模式図
　A：作成方法。被験者の頭部CTスキャンを用いて，頭皮，頭蓋骨の外側および内側面をトレースすることにより，それぞれ，頭皮，頭蓋骨および脳脊髄液の実形状モデルを，また，頭蓋骨の内側面のさらに内側1mmの領域をトレースすることにより脳のモデルを作成した。
　B：コンピュータ上に再現した頭皮，頭蓋骨，脳脊髄液，および脳の実形状モデル。

頭部に存在することが明らかになった。これらの結果は，ヒト海馬体が順列情報処理に関与することを示唆する。さらに，中高年群では，順列記憶課題において音の順列を新しく学習・記憶する能力が若年群よりも有意に低く，同課題に対するERPも小さいことが明らかになった。以上の結果は，加齢により長期記憶形成が障害されるというヒトの神経心理学的研究と一致する。一方，正常なラットでは，特定の音および視覚刺激の連続呈示を学習させ，音刺激の後に異なる組み合わせの視覚刺激を呈示するとその視覚刺激に対して定位反応（刺激に頭部を向ける反応）が起こる。しかし，海馬体損傷ラットではこの定位反応が障害されることから，海馬体損傷により異なる順列で呈示された刺激に対する反応が障害されることが報告されている[12]。これら海馬体損傷動物の行動学的知見は，本研究における中高年群の順列弁別課題における障害と非常によく類似しており，中高年群の障害は海馬体系の機能低下に基づくものであることが強く示唆される。

しかし，本研究では健常中高年者を被験者として用いており，MRI所見でも海馬体に異常が認められていない。ヒトのMRIを用いた形態学的研究によると，正常加齢では認知・記憶機能の低下と海馬体の大きさとの間に有意な相関関係はなく，加齢による障害の原因は海馬体の萎縮ではなく機能的な変化であることが示唆されている[15,16]。一方，神経生理学的には，加齢により海馬体で長期増強現象（LTP）や興奮性シナプス後電位（EPSP）が低下することが明らかにされている[23]。本研究では，1）若年群で海馬体に電流発生源が推定されたERPが中高年群で有意に低下していた，2）同ERPの振幅と，順列学習能力との間に有意な相関があることが判明しており，加齢によりヒト海馬体におけるシナプス活動性が低下することを示唆している。今後は，深部電極

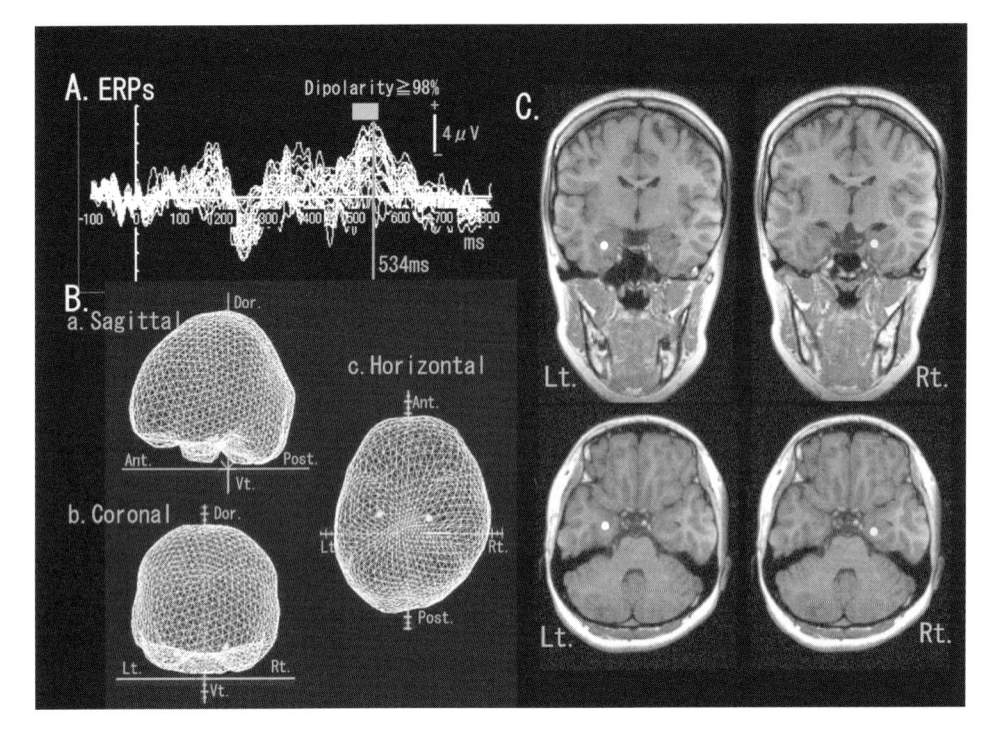

図7. 若年群，Target 条件における事象関連電位の双極子推定

A：双極子推定に用いた事象関連電位の波形（全チャンネルの波形を重ね書きしてある）。太線の部分，双極子度（Dipolarity）が 98 % 以上の時間帯。

B：等価双極子の脳内推定部位。等価双極子を脳の実形状モデルに脳定位的にプロットしてある。Dor，背側；Vt，腹側；Ant，吻側；Post，尾側；Rt，右側；Lt，左側。

C：MRI 上における等価双極子の脳定位的に再現。

などを用い，海馬体からの直接的な記録により検証されることが望まれる。

文献

1) Eichenbaum H : A cortical-hippocampal systems for declarative memory. Nat Rev Neurosci 1 : 41-50, 2000
2) Bischoff-Grethe A, Proper SM, Mao H, et al : Conscious and unconscious processing of nonverbal predictability in Wernicke's area. J Neurosci 20 : 1975-1981, 2000
3) Patel AD, Balaban E : Temporal patterns of human cortical activity reflect tone sequence structure. Nature 404 : 80-84, 2000
4) Janata P, Grafton ST : Swinging in the brain : shared neural substrates for behaviors related to sequencing and music. Nature Neurosci 6 : 682-687, 2003
5) Jenkins IH, Brooks DJ, Nixon PD, et al : Motor sequencing learning : A study with positron emmision tomography. J Neurosci 14 : 3775-3790, 1994
6) Grafton ST, Hazeltine E, Ivry R : Functional mapping of sequence learning in normal humans. J Cogn Neurosci 7 : 497-510, 1995
7) Isoda M, Tanji J : Participation of the primate presupplementary motor area in sequencing multiple saccades. J Neurophysiol 92 : 653-659, 2004
8) Ohbayashi M, Ohki K, Miyashita Y : Conversion of working memory to motor sequence in the monkey premotor cortex. Science 301 : 233-236, 2003
9) Takakura H, Umeno K, Tabuchi E, et al :

Differential activation in the medial temporal lobe during a sound-sequence discrimination task across age in human subjects. Neurosci 119 : 517-532, 2003

10) Chiba AA, Kesner RP, Reynolds AM : Memory for spatial location as a function of temporal lag in rats : Role of hippocampus and medial prefrontal cortex. Behav. Neural Biol 61 : 123-131, 1994

11) Agster KL, Fortin NJ, Eichenbaum H : The hippocampus and disambiguation of overlapping sequences. J Neurosci 22 : 5760-5768, 2002

12) Honey RC, Watt A, Good M : Hippocampal lesions disrupt an associative mismatch process. J Neurosci 18 : 2226-2230, 1998

13) Foster TC, Christian EP, Hampson RE, et al : Sequential dependencies regulate sensory evoked responses of single units in the rat hippocampus. Brain Res 408 : 86-96, 1987

14) Skaggs WE, McNaughton BL, Wilson MA, et al : Theta phase precession in hippocampal neuronal populations and the compression of temporal sequences. Hippocampus 6 : 149-172, 1996

15) Ylikoski R, Salonen O, Mantyla R, et al : Hippocampal and temporal lobe atrophy and age-related decline in memory. Acta Neurol Scand 101 : 273-278, 2000

16) Petersen RC, Jack CR Jr, Xu YC, et al : Memory and MRI-based hippcampal volumes in aging and AD. Neurology 54 : 581-587, 2000

17) He B, Musha T, Okamoto Y, et al : Electric dipole tracing in the human brain by means of the boundary element method and its accuracy. IEEE Trans Biomed Eng 34 : 406-414, 1987

18) Nishijo H, Hayashi N, Fukuda M, et al : Localization of dipole by boundary element method in three dimensional reconstructed monkey brain. Brain Res Bull 33 : 225-230, 1994

19) Homma S, Musha T, Nakajima Y, et al : Localization of electric current sources in the human brain estimated by the dipole tracing method of the scalp-skull-brain (SSB) head model. Electroenceph. Clin. Neurophysiol 91 : 374-382, 1994

20) 西条寿夫，池田宏明，宮本啓一，他：SSLB/DT法による視覚誘発電位の解析．脳内電位発生源の特定（本間三郎，編）．日本評論社，東京，pp. 117-125，1997

21) Ikeda H, Nishijo H, Miyamoto K, et al : Generators of visual evoked potentials investigated by dipole tracing in the human occipital cortex. Neurosci 84 : 723-739, 1998

22) Peters M, Munck Jan de : On the forward and the inverse problem for EEG and MEG. Adv Audiol 6 : 70-102, 1990

23) Barnes CA : Plasticity in the aging central nervous system. Int Rev Neurobiol 45 : 339-354, 2001

（西条寿夫，高倉大匡，堀　悦郎，小野武年）

III. 中枢性摂食調節の機構とその病態

1. 中枢性摂食調節機構

はじめに

視床下部の微小破壊実験から腹内側核（VMH；ventromedial nucleus of the hypothalamus）が満腹中枢であり，外側野（LHA；lateral hypothalamic area）が摂食中枢であることがアメリカで発見されたのはそれぞれ1942年と1952年である．VMHとLHAのニューロンレベルでの研究は全然なかったので，両者からニューロン活動を記録すれば複雑な摂食行動の神経機構を解きほぐすステップになるのではなかろうかと筆者は考えた．これが摂食行動の神経機構を研究する発端となった．

そこで，VMHとLHAから単一ニューロン活動を麻酔下のネコを用いて同時に記録してみた．すると両者間には，一方の活動が上昇しているときは他方の活動は低下するという相反的な活動のパターンがある．そして，時系列的理論考察をしても両者間に高い相互相関関係があることが判明した．また，頸動脈から注入したブドウ糖液に対する両中枢の反応，および胃を風船で膨満させた場合の反応も相反的である．これらの結果をScience（Oomuraら；143：484-485, 1964）に発表した．両中枢のニューロンはゴルジ染色やパーオキシダーゼ染色で見る限り相互に接触していない．したがって，両者の相反作用は間接的なもので，背内側核ならびに視床室傍核を介するものと考えられる．

桜井武（筑波大），中里雅光（宮崎医大）らは，LHAのニューロンが産生している空腹物質オレキシンの免疫染色で見ると，オレキシン含有終末がVMH内に見出されることを報告した（1999）．したがってこれで考える限り，摂食中枢から満腹中枢に接触していることになる．しかし，背内側核のニューロンがオレキシンを産生していることが判明したので，VMH内の終末は背内側核からのものである．これらのことから摂食の中枢性の神経機構はVMHとLHAの相反的な活動によることがまず明らかになったのである．

1. 満腹および空腹感の感知機構

さて，これら2中枢で摂食行動を停止させたり駆動させたりするとすれば，その引き金は何によっているのかということで提出された，注目すべき仮説がある．1つはアメリカ・ハーバード大のJ.マイエーの糖定常説（1953）である．もう1つはイギリス・ケンブリッジ大のG. Cケネディの脂肪定常説（1953）である．マイエーは自説を発表したとき，ブドウ糖で調節される摂食行動は短期的なもので，日々の変動を制御しているのであろうと言っている．そしてエネルギー出納を長期にわたって管理する系として，脂肪をその候補にあげた．体重の増減は体脂肪の蓄積量によって決まるからである．この考えを発展させ1つの調節系にまとめたものがケネディの脂肪定常説である．糖定常説では，VMHに血中および脳内のグルコースの変化に反応してニューロン活動が変化するグルコース受容ニューロンを想定している．脂肪定常説では，脂肪の合成と分解のバランスを考慮してVMHに遊離脂肪酸（FFA）に反応するニューロンを想定している．

これらに相当するニューロンを実際に見出すことができた（Oomuraら；Nature 222：282-284, 1969）．きっかけは，研究に来ていたシラキウス大のM. Jウェイナー教授との話し合いからである．VMHにグルコースに反応するニューロンがあるかないか調べられるのだろうかということになった．ガラスピペット微小電極を用いて電解質，例えばNa^+やノルアドレナリンをすぐ近くのニューロンに投与することは行っていたが，非電解

質のグルコースは不可能と考えられていた。しかし，そのときとっさに頭に浮かんだのが，カナダモントリオールのK.クルンゼビックの実験である。ガラス電極に微小のガラス粉末を含む食塩水をつめて電流を流すと，ガラスを外に出すことができたという。いわゆる電気浸透圧現象である。ガラスの代わりにグルコースでもよいはずで，果してグルコースをニューロンに投与することができた。VMHにはグルコースに反応して活動の上昇するニューロンが，LHAには抑制されるニューロンがそれぞれ3分の1ずつ存在する。前者をグルコース受容ニューロン（GRN），後者をグルコース感受性ニューロン（GSN）と名付けた。グルコース濃度の変化に対してGRNの反応の起こる閾値は約2mMである。この値は摂食によって脳脊髄液中の濃度の上昇値（すなわち2mMから4mMへと2mM上昇）に相当する。

その後，FFAによってGRNは活動が抑制され，GSNは促進することを明らかにした（1976）。マイエーとケネディの想定した糖定常説と脂肪定常説に合致するニューロンがこれら2種類のニューロンであり，グルコースは満腹物質として，FFAは空腹物質としての位置が確立したのである。動物は空腹時FFAが血中に増加する。摂食によって血糖値とインスリン値が上昇すると，FFAは脂肪細胞内に取り込まれ脂肪に合成されるので血中濃度は低下する。血糖値は，絶食が長時間にわたり持続しない限りほとんど変化しない。

GRNのグルコースによる活動亢進は，ニューロン膜にあるK^+チャネルが閉じることによる脱分極である（J Physiol, 1986）。K^+チャネルが閉じるのは，グルコースによってアデニル酸シクラーゼが活性化—cAMP—タンパクキナーゼA—K^+チャネルリン酸化と進むことである（Brain Res, 1990）。このK^+チャネルはATP-感受性K^+チャネルとも呼ばれている。GSNのグルコースによる活動抑制は，グルコース運搬体IIIによってニューロン内にグルコースが取り込まれてATPとなりNa-Kポンプを活性化するため，プラスイオンのNa^+が放出され細胞内がよりマイナス，つまり過分極になるためである（Nature, 1974）。

重要なことは両ニューロン群が，摂食により血中や脳脊髄液中に増加する種々の満腹物質〔インスリン，グルカゴン，カルシトニン，CRH，IL-1β，酸性線維芽細胞増殖因子（aFGF），レプチン，α-MSH，CARTなど〕，また空腹時に増加する種々の空腹物質（オレキシン，グレリンなど）に反応することである。GRNのK^+チャネルの分子構造は千葉大の稲垣暢也（現，秋田大），三木隆司（現，神戸大），清野進（現，神戸大）らによってKir 6.2であることが解明されている[1]。

GRNはVMHのほか視床下部室傍核のCRHニューロン群と弓状核の外側部（POMCニューロン）に，GSNは弓状核内側部（ニューロペプチドY産生ニューロン）や扁桃体中心内側核などで見出されている。したがって，満腹系としてはVMHを中心として室傍核と弓状核外側部が，摂食系としてはLHAを中心に弓状核内側部や扁桃体中心内側核が，それぞれ相互に関連しながら機能している。

図1右に示すようにVMHと協調して満腹系としてはたらく弓状核外側部（lateral arcuate nucleus, lARN）ニューロン群は，メラノコルチン系ペプチドのプロホルモンであるpro-opiomelanocortin（POMC）発現ニューロンであるが，これがGRNの性質をもっている。POMCペプチドのひとつα-MSHは強い満腹物質である。この外側部ニューロンはまた，CART（コカインおよびアンフェタミン調節転写）を産生し，これも満腹物質である。また，室傍核の小細胞群（parvocellular paraventricular nucleus, pPVN）も満腹系で，副腎皮質刺激ホルモン放出ホルモン（CRH）や甲状腺刺激ホルモン放出ホルモン（TRH）を産生している。これらは満腹物質である。これらニューロンは例外的にGRNではなくGSNである。

図1左は摂食系を示している。LHAのGSNはオレキシンAとBを産生し，また別のLHAニューロンはメラニン凝集ホルモン（MCH）を産生している。両者とも空腹物質である。LHAと協調的に摂食系としてはたらく弓状核内側部（medial ARN, mARN）はGSNをもち，これ

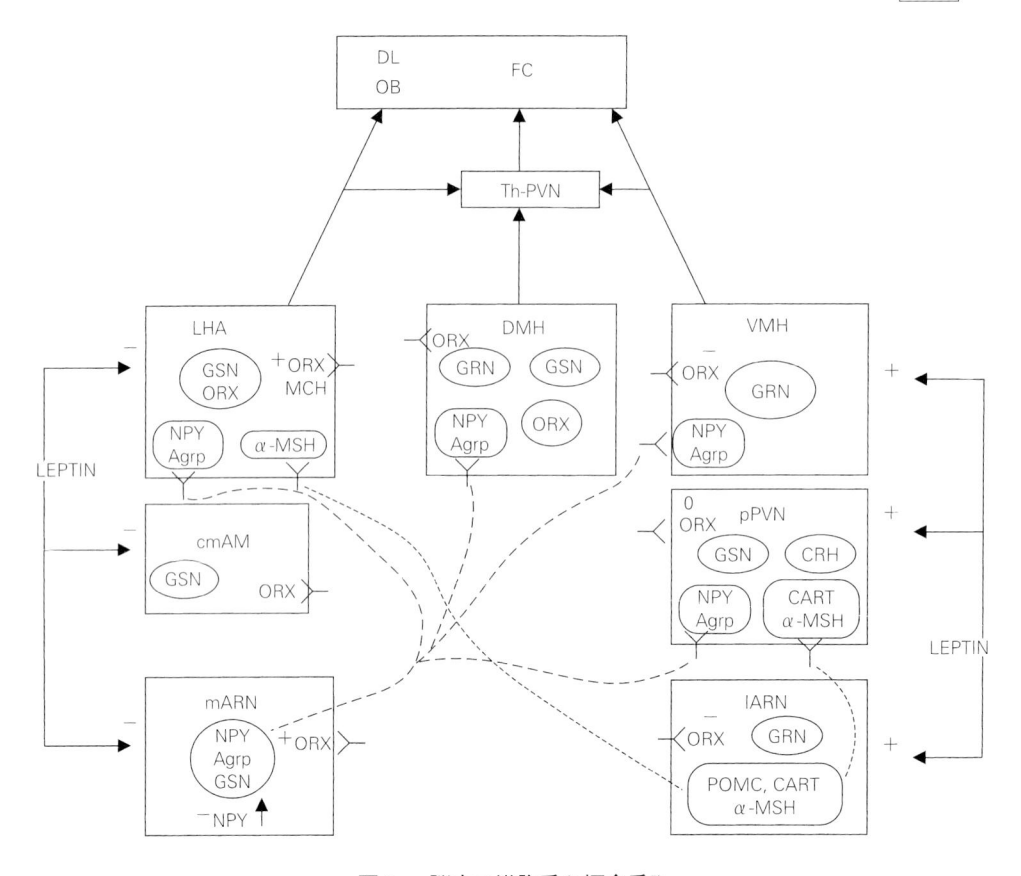

図1. 脳内の満腹系と摂食系[7]

右：満腹系。VMH，pPVN および lARN（弓状核外側部）。VMH と lARN は GRN をもつが pPVN は GSN をもっている。VMH は DMH（背内側核）からくるオレキシン含有終末をもちオレキシンで活動抑制（－）。pPVN は CRH（副腎皮質刺激ホルモン）を産生。オレキシン受容体（ORX〉—），さらに NPY と Agrp 受容体をもつ。また，CART と α-MSH の受容体をもっている。lARN は POMC, CART および α-MSH を産生。またオレキシン含有終末をもちオレキシンで抑制。

左：摂食系。LHA，cmAM（扁桃体中心内側核）および mARN（弓状核内側部）はそれぞれ GSN をもつ。LHA の GSN はオレキシンを産生，また，他の LHA ニューロンは MCH を産生。さらに，DMH からくるオレキシン終末をもちオレキシンで促進（＋），NPY と Agrp の受容体と α-MSH 受容体をもつ。mARN の GSN は NPY と Agrp を産生。NPY ニューロンは NPY で抑制（-NPY↑）。オレキシンは ORX〉—に作用して活動を促進。DMH には GSN と GRN が存在し，GSN はオレキシンを産生。DMH を介して LHA と VMH が接続．ORX〉—は NPY と Agrp 受容体をもつ。破線と鎖線，単シナプス性の接続。LHA，VMH および DMH は背外側（DL）および眼窩（OB）前頭前野（FC）と単シナプス性に相互に連絡。また，これら諸核は Th-PVN（視床室傍核）を介して FC と接続。

はニューロペプチド Y（NPY），およびアグウチ関連蛋白質（Agrp）を産生している。前者は強い空腹物質であり，後者はメラノコルチン受容体（MC-R，α-MSH などの受容体）のアンタゴニストとしてはたらいて α-MSH のブロッカーとなる。もうひとつの摂食の協調系として扁桃体中心内側核（cmAM）があり，これも GSN をもっている。図に示すように満腹系および摂食系ともに直接にあるいは視床室傍核（Th-PVN）を介して連合野（DLFC，背外側前頭前野；OBFC，

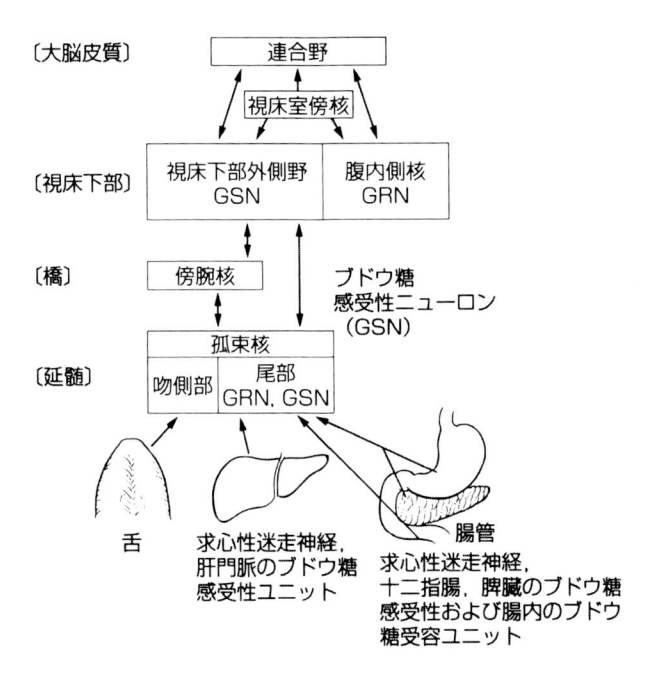

図2. 摂食の調節を司る視床下部諸核への自律神経求心系
（迷走神経系）

眼窩前頭前野）に接続している。この連合野が視床下部で感知した化学情報を受け入れ判断して，空腹感や満腹感を形成するのである。またこの連合野から指令を出して，摂食行動に駆り立てたり，食べるのを停止したりするのである。

図2に示しているが，肝門脈にグルコースを注入すると摂食が抑制されるが，それが肝門脈に分布する求心性の迷走神経によることを新潟大の新島旭が明らかにし，グルコース感受性ユニットと命名した[2]。グルコース感受性ユニットは，グルコースだけでなく他の満腹物質にも反応することも明らかにしている。すなわち末梢臓器からの化学情報がこれらユニットを介して延髄の孤束核尾部に送られる。この場合，われわれの見出した孤束核尾部に存在するGSNとGRNに入力してくる[3]。延髄の最後野にもGRNが存在する。したがって延髄は，末梢臓器の化学情報だけでなく，延髄周辺の化学情報も処理して視床下部に伝達するのである。視床下部はその周辺の化学情報を処理すると同時に，送られてきた末梢からの化学情報を処理し，これら統合された化学情報を連合野に送る。ここでは前述のように食欲の認知が起こ

る。視床下部と，連合野つまり眼窩前頭前野および背外側前頭前野は相互に単シナプス性に結合しているのである。これが化学情報処理のヒエラルキーである。連合野は図3上に示すように外界および内界のすべての情報が入力している。したがって高次の認知や判断を下すことができるのである。

2. 摂食を調節する連合野

眼窩前頭前野は自律中枢の最高野であると同時に脳高次機能の発現に関連している。例えば，食べたいという動機はここで発生している。サルはえさが欲しいときはホーと鳴いて欲求する。そこでこの発声の特有の周波数を増幅器がキャッチしたときに限ってサルの眼前にある赤ランプが点灯する。この点灯のとき，サルが手もとにあるスイッチを30回押すとえさが1個出てくる。これを訓練する。これによって図3に示すようにサルの発声7秒前に，眼窩前頭前野のニューロンが活動することが明らかとなった。それに対して摂食中枢ニューロンは2秒前からしか活動しない。すな

52　III. 中枢性摂食調節の機構とその病態

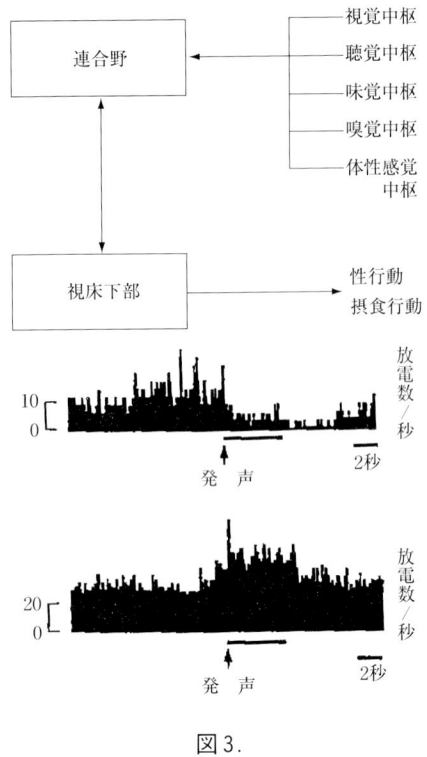

図3.
（上）視床下部と前頭前野との相互連絡
　連合野には視覚・聴覚・嗅覚・体性感覚など外界からの情報がすべて入ってくる。視床下部のグルコースセンサーニューロンで受容した情報は連合野に伝達され，連合野が外界を判断して，視床下部に司令を伝達する。
（下）連合野（眼窩前頭前野，上）と摂食中枢（外側視床下野，下）の自発発声による摂食時のニューロン活動
　ホーと発声→手掛り光点灯→バー押し30回→餌が出る。連合野では，自発発声の約7秒前からニューロン活動が上昇，バー押し中（横棒）は活動が抑制されている[7]。摂食中枢では，自発発声の約2秒前から上昇。

わち食べたいという動機は，少なくとも連合野で起こって摂食中枢に指令している。

3. 内在性摂食調節物質

　新しい満腹物質や空腹物質の発見には新技術に負うところが大である。われわれが血中から見出した満腹物質 2-buten-4-olide （2-B4O）と空腹物質 2, 4, 5-trihydroxypentanoic acid γ-lactone （2, 4, 5-TP）はガスクロマトグラフィーマススペクトロメトリー法によっている[4]。前者はグルタミン酸から，後者はブドウ糖から産生されているが，どこで作られているかはまだ未定である。前者の満腹物質はGRN活動を促進し，GSNのそれを抑制する[5]，GRNの促進にはグリコースと同様に，膜のKチャネルを閉じるので脱分極をきたす。GRNの抑制にはやはりグルコースと同様にNa-Kポンプを活性化することによる過分極である。後者の空腹物質はGRNに対しては活動を抑制する。これは膜のKチャネルの開口である。GSNに対しては活動の促進であり，膜のNaおよびCaチャネルの開口による脱分極による。また，摂食によって脳脊液中のグルコース濃度の2倍の上昇（2 mMが4 mMになる）に反応して，第三脳室壁にある上衣細胞が放出する酸性線維芽細胞増殖因子（aFGF；acidic fibroblast growth factor；140個のアミノ酸からなる）は満腹物質である。この発見はヒドラを用いた新しいバイオアッセイによっている[6]。上衣細胞はグルコース感受性の性質をもっており，またaFGFを産生している。aFGFはこの受容体をもつLHAのGSNに対してその活動を抑制する。VMHのGRNはこの受容体をもたないので作用しない。アメリカのJ. Mフリードマンらによって1994年に見出されたレプチンは，脂肪細胞が産生し，摂食によって血中に放出される。これは満腹物質である。また筑波大の桜井武，テキサス大の柳沢正史らの見出したオレキシンは空腹物質である（Sakuraiら；Cell 92：573-585, 1998）。レプチンもオレキシンもVMHとLHAのグルコセンサーニューロンを介して効果を発揮している[7]。また1999年28個のアミノ酸からなるグレリンは児島將康（久留米大），寒川賢治（循環器センター），中里雅光（宮崎大）の発見であり，空腹物質である。グレリンは胃から分泌され胃に分布する迷走神経の終末に作用して視床下部に送られる。弓状核内側部にもこの産生ニューロンがある。

4. 内在性摂食調節物質の脳内における重要な生理的作用

血中から見出した空腹物質 2,4,5-TP は 220 μM から絶食後 12 時間目にピークの 360 μM になる。満腹物質 2-B4O は 3.5 μM から絶食後 30-36 時間目にピークの 13.5 μM になる[8]。脳脊髄液中の aFGF はラットの摂食により 0.7 pmol が 15 分後にすでに 0.7 nmol と千倍になり，2 時間は持続して約 6 時間後にもとに帰る[9]。血中のレプチンは摂食によって 1.6 倍の 24 nM となり，その約 1/5000 が脳に入って作用する[10]。満腹物質の 2-B4O，aFGF およびレプチンは脳に対しほとんど同じ生理作用をもっている。代表として aFGF について述べる。

1) aFGF の生理作用
i) aFGF による脳の可塑性増強
a) 受動的回避学習—情動性学習・記憶

グルコース 300 mg/kg を腹腔内注射後 2 時間目にマウスを暗箱の前に置くと，暗い場所を好むマウスはそこに入る。入ると床の金網を通して電撃を与える。するとマウスは驚いて箱から逃げ出す。これが学習の習得で 1 回だけ行う。24 時間後に同じ暗箱の前にマウスを置く。昨日の体験を保持して記憶していれば入るのを躊躇する。300 mg/kg グルコース（摂食によって脳脊髄液中に増加する aFGF 濃度になる）注射 2 時間後のマウスは 58.5±14.2 秒と有意に長く入らない。グルコースを注射して 1 時間，3 時間，および 5 時間後の習得ではそれぞれ 28±10 秒 25±9 秒，20±5 秒と短く，記憶の保持がうまくできていない。このことは aFGF が海馬ニューロンに取り込まれて，そこでのシグナル伝達がある時間を必要としていることを示している。抗 aFGF 抗体をグルコース注射の 30 分前に両側側脳室に注入したマウスでは，26.6±7.3 秒と学習の保持ができていない[11]。

b) 水迷路学習—空間学習記憶

図 4a 下に示すようにグルコース注射後 2 時間目が 1 日目（1 ブロック）で早く，プールの水面下に隠した足場をみつけている。2 および 3 ブロックでも同様である。2 日休んで行った 4 および 5 ブロックでもこの状態は変わらない。また，足場を取り除いて，その附近をどのくらい長く泳ぐかをテストするプローブテストでも図 4a 上に示すように，2 時間群は有意である。

グルコース注射後 1 あるいは 5 時間後の群では無効である。抗 aFGF 抗体をグルコース注射の 30 分前に両側側脳室に投与すると，上述の 2 時間群の有意性は消失する（図 2b）[11]。

c) 長期増強（LTP）

シナプス可塑性の一指標である LTP（long-term potentiation，長期増強）は，記憶の電気生理学的側面のひとつである。海馬を含む脳切片を用い Schaffer 側枝に電気的刺激を加え CA1 領域のニューロンからシナプス電位を記録する。テタヌス刺激として 100 Hz で 1 秒間刺激を Schaffer 側枝に加えた後の，そのシナプス電位の振幅の変化を経時的に計測する。テタヌス刺激後 30 分でシナプス電位の振幅が 110 % 以上に増大していると，LTP が発現したと呼ぶと，aFGF は量—反応的に，LTP を有意に促進させている[11]。50 ms 間隔で 2 度刺激して，シナプス電位の振幅比 2/1 を計測する。これを対刺激促進という。比が小であれば，刺激によってシナプス前終末から放出した伝達物質量が増加，比が大となれば放出量は減少したと考える。aFGF によって量—反応的に比が大となるので，aFGF による LTP の促進は，シナプス前終末からの伝達物質の放出とは無関係である。つまり，LTP の促進は CA1 ニューロンにおける，タンパクキナーゼ A や C の活性化，また，カルモジュリンキナーゼ II の活性化などが関係していると考えられる。aFGF による学習記憶の促進は，海馬におけるシナプス機能の活性化を介して起こっているのである。

ii) aFGF の視床下部—下垂体—副腎系および交感神経系の活性化

摂食により体温が上昇するし，発汗，心拍数増加，血圧上昇なども起こる。また血中 ACTH，ノルアドレナリン，およびアドレナリンが増加する。これは交感神経系の活動上昇による。摂食の代りにグルコースを 300 mg/kg ラットに静注投

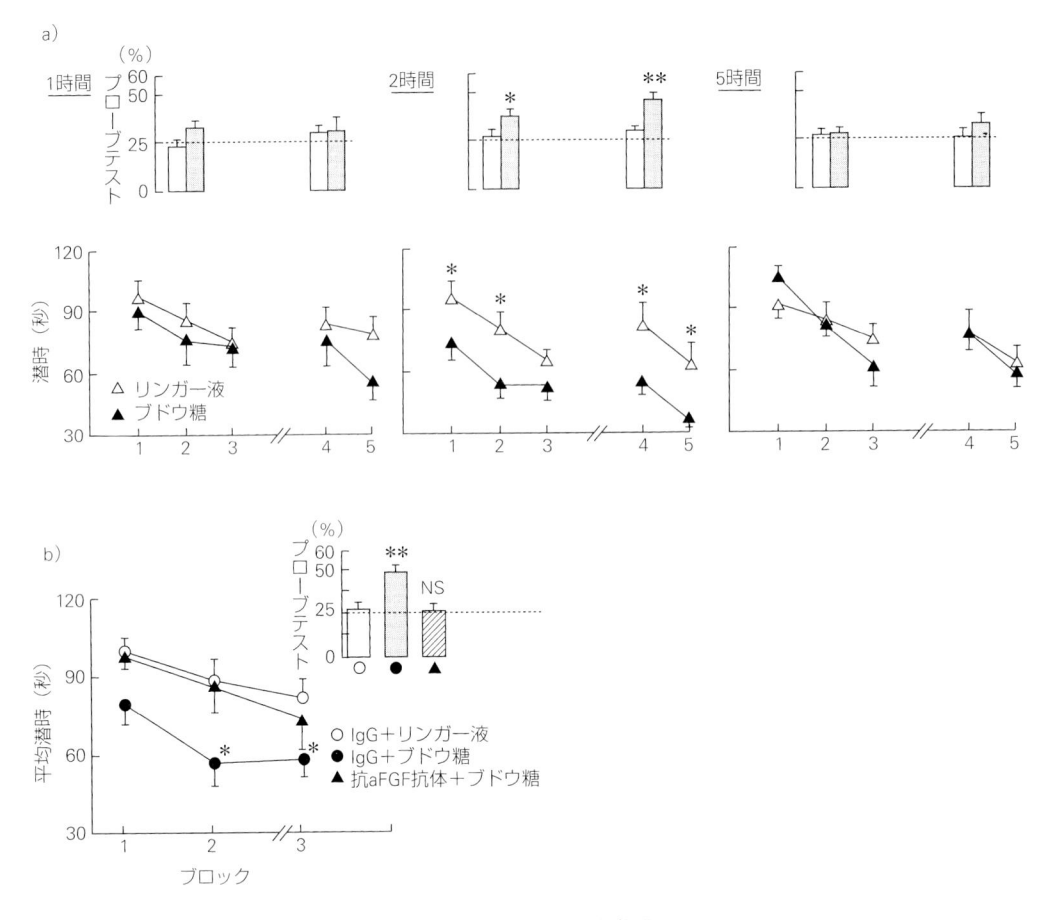

図4. マウスの水迷路学習[11]

a) ブドウ糖腹腔内注射（300 mg/kg）後1，2，あるいは5時間後に泳がせる。水中の足場をみつけ這い上がるまでの時間（潜時）が2時間後で有意に早い（1日に，10分おきに4試行これを1ブロックとする，図a下）。2ブロックおよび4ブロックの試行後，10分おいて足場を取り除く。そして泳がせる。足場のあったところを泳ぐ時間を測定し％として図a上の棒グラフで示す（プローブテスト）。2時間後では有意に長く泳いでいる。3ブロック後，2日おいて4，5ブロックのときは足場を前とは別の場所に置く。n=8。

b) 水迷路学習に対する抗aFGF抗体の阻害作用：ブドウ糖 300 mg/kg 腹腔内投与 30 分前に抗aFGF抗体あるいは正常IgGを 360 ng/μl を 3 μl 両側の側脳室に投与。1ブロック目で抗体によりブドウ糖による学習効果が阻害されている。正常IgGにはその作用はない。プローブテストでも抗aFGF抗体は阻害。*p<0.05, n=8。

与してもaFGFは摂食と同程度に脳脊髄液中に増加するし，体温上昇も同様に起こる。aFGFを脳室内に直接 1 ng 注入しても同様である[12]。図5Aを参考にしながら述べると，aFGFは室傍核の小細胞群（p-PVN）のニューロン活動を促進させる。これによって交感神経系の活動上昇が起こるし，またCRHがp-PVNのニューロンから分泌される。CRHはACTHを分泌させるし，副腎に働いてコルチコステロンを分泌させる。

iii）aFGFの生体防御系への修飾作用

摂食によって脳内に放出されたaFGFは，前述のように末梢臓器に分布する遠心性交感神経系の活動を上昇させる。そして交感神経終末からノルエピネフリンが放出されると，脾臓内の免疫担当のナチュラルキラー細胞の活性が抑制される[13]。また，室傍核から分泌されたCRHにより下垂体―副腎系が活性化され，血中コルチコステロン値が上昇する。これは，抗原―抗体反応を抑制する。

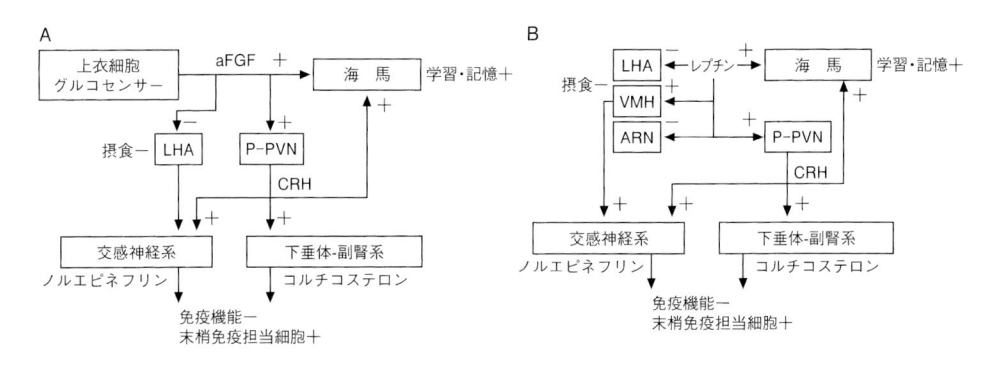

図 5. 摂食により遊離された満腹物質の多彩な生理学的作用[8]

A：aFGF
摂食によって脳脊髄液中のブドウ糖濃度上昇に反応して第三脳室壁にある上衣細胞からaFGFが脳内に放出される。aFGFは，①摂食中枢ニューロンに作用して摂食を抑制，②海馬に作用して学習・記憶を促進，③室傍核の小細胞群（PVN）に作用してCRHを放出させる。④CRHは海馬に作用して学習・記憶を促進させ，下垂体-副腎系に作用してコルチコステロンを放出させる。⑤CRHは交感神経系に作用してその活動を上昇させる。⑥交感神経系活動上昇によって脾臓に作用してナチュラルキラー細胞活性を抑制する。一方，LHAは間接的に満腹中枢を抑制しているが，その脱抑制によって満腹中枢を介する交感神経系も活動上昇する。⑦コルチコステロンは免疫機能を抑制する。しかし免疫担当細胞の活性が上昇する。

B：レプチン
Aとほとんど同様。違いはレプチンは満腹中枢（VMH）のニューロンに対して促進作用をもつ。aFGFは，VMHニューロンがaFGF受容体をもたないので作用しない。ARN：弓状核の内側部。

これら2要素はすべて生体の免疫機能を低下させるようにはたらいている。しかし言い換えると，このことは生体に有害な自己免疫反応に対する抑制つまり自己免疫疾患の防止につながるものである。

末梢の免疫担当細胞に対しては，aFGFはその活性を増強させる作用をもっている[14]。すなわち，マクロファージの食作用がaFGFにより量―反応的に増強していく。つまり，生体防御系は活発になるのである。

2）レプチンの生理作用

このような食事によって放出された満腹物質aFGFは交感神経系を活性化し，また免疫担当系を活性化し，さらに海馬を活性化させて学習・記憶を促進させるという高次脳の活性化をも引き起こしている。

摂食により放出されたレプチンも図5Bに示すように[8]，VMHおよび室傍核CRHニューロン群の活動を亢進させるので交感神経系の活動は上がり，また免疫系のTリンパ球の活性も上げている。また海馬に作用して学習・記憶を促進させる。これには，レプチンの摂食後脳内に入る濃度すなわち10^{-12}M以下である。図5Aとの違いは，VMHのGRNにレプチンは促進的に作用することである。レプチン受容体が異常な db/db マウスやZuckerラットでは，学習・記憶の障害が起こっている[15]。これらのことはaFGFと驚くほど類似の作用をもつ。

血中から見出した満腹物質2-B4Oは，前述のように絶食30時間頃から血中に有意に上昇してくる。これもaFGFおよびレプチンと同様，交感神経系出力を活性化し，自己免疫機能を低下させる。同時に学習・記憶を促進させている[8]。したがって，摂食，空腹両者に対し，生体は同じ方向に対応しているのである。上記に対し，空腹物質オレキシンは逆に脳高次機能の学習・記憶に対しては抑制である[16]。しかし桜井らが明らかにし

たように，オレキシンは脳の覚醒に強く関係している。血中から見出した空腹物質 2, 4, 5 TP は脳の可塑性に対して無効である。

おわりに

ソフトとしての化学情報がハードとしての GRN と GSN に作用して，中枢での摂食調節の基本構成ができあがる。

視床下部に存在する諸中枢には，脳の他の部位のニューロンには見られない，内在性の化学物質に反応する特殊な性質をもったニューロン群が存在する。すなわち，例えば性欲では性ホルモン感受性ニューロンであり，食欲では血中や脳脊髄液中の空腹および満腹物質に対する感受性ニューロンである。すなわち GRN と GSN である。これらニューロン群の活動変化はたえず連合野に送られ，また連合野には他の外界環境からの情報が送り込まれている。したがって連合野は，この内外環境の情報を統合して処理し適切な摂食行動を調節しているのである。また満腹時に放出される満腹物質や空腹時に放出される空腹物質は生体マシンの生命維持およびその恒常性を保持しているのであるが自律神経機能の調節，免疫機能の調節，さらに脳の高次機能の調節に密接に関与している。生体の妙と言わざるを得ない。

文献

1) Miki T, Liss B, Minami K, et al: ATP-sensitive K$^+$ channels in the hypothalamus are essential for the maintenance of glucose homeostasis. Nat Neurosci 4: 507-512, 2001
2) Niijima A: Afferent impulse discharges from glucoreceptor in the liver of the ginea pig. Ann NY Academy Sci 157: 690-710, 1969
3) Mizuno Y, Oomura Y: Glucose responding neurons in the nucleus fractus solit lius of the rat in vitro study. Brain Res 307: 109-116, 1984
4) Shimizu N, Oomura Y, Sakata T: Modulation of feeding by endogenous sugar acids acting as hunger or satiety factors. Am J Physiol 246: R542-R550, 1984
5) Minami T, Oomura Y, Nabekura J, et al: Direct effects of 3, 4-dihydroxybutanoic acid γ-lactone and 2, 4, 5-trihydroxypentanoic acid γ-lactone on lateral and ventromedial hypothalamic neurons. Brain Res 462: 258-264, 1988
6) Hanai K, Oomura Y, Kai Y, et al: Central action of acidic fibroblast growth factor in feeding regulation. Am J Physiol 256: R217-R223, 1989
7) Shiraishi T, Oomura Y, Sasaki K, et al: Effects of leptin and orexin-A on food intake and feeding related hypothalamic neurons. Physiol Behav 71: 251-261, 2000
8) Oomura Y, Aou S, Matsumoto I, et al: Physiological significance of 2-buten-4-olide (2-B4O), an endogenous satiety substance increased in the fasted state. Exp Biol Med 228: 1146-1155, 2003
9) Oomura Y, Sasaki K, Suzuki K, et al: A new brain glucosensor and its physiological significance. Am J Clin Nutr 55: 278S-282S, 1992
10) Bado A, Levasseur S, Attoub S: The stomach is a source of leptin. Nature 394: 790-793, 1998
11) Li AJ, Oomura Y, Sasaki K, et al: A single pre-training glucose injection induces memory facilitation in rodents performing various tasks: contribution of acidic fibroblast growth factor. Neuroscience 85: 785-794, 1998
12) Matsumoto I, Niijima A, Oomura Y, et al: Acidic fibroblast growth factor activates adrenomedullary secretion and sympathetic outflow in rats. Am J Physiol 275: R1003-R1012, 1998
13) Katafuchi T, Take S, Hori T, et al: Roles of sympathetic nervous system in the suppression of cytotoxicity of splenic natural killer cells in the rat. J Physiol 465: 343-357, 1993
14) Ichinose M, Sanada M, Sasaki K, et al: Enhancement of phagocytosis in mouse peritoneal macrophages by fragments of acidic fibroblast growth factor (aFGF). Int J Immunopharmacol 20: 193-204, 1998
15) Li XL, Aou S, Oomura Y, et al: Impairment of long-term potentiation and spatial memory in

leptin receptor-deficient rodents. Neuroscience 113 : 607-615, 2002
16) Aou S, Li XL, Li A, et al : Orexin-A (Hypocretin-1) impairs Morris water maze performance and CA1-Schaffer collateral long-term potentiation in rats. Neurosci 119 : 1221-1228, 2003

（大村　裕）

2. ストレスと消化管機能

はじめに

　医学と医療において重視すべき問題は，世界の社会構造の変化と無縁ではない．現代文明のストレスにより，20世紀初頭には問題にならなかった多くのストレス関連疾患の重要性が21世紀に高まることは確実である．行動医学と心身医学はこの問題に正面から取り組む領域である．脳はストレスを代表とする環境情報を処理し，高次神経機能である心理を発現させる．脳は身体各臓器に遠心信号を発し，標的臓器機能を変化させ（respondent 行動），運動神経を介して狭義の行動を発現させる（operant 行動）．生体は行動によって環境への適応，ストレス処理を図るが，脳活動が標的臓器からの求心信号にも大きく依存していることが次第に明らかになりつつある．消化管はこのような現象が医学・医療上大きな意味を持つ代表的臓器であり，これを脳腸相関（brain-gut interactions）と呼んでいる．その反復は健康，機能異常による消化器症状，一部の器質的消化管障害の発症ならびに増悪に関与している．

1. ストレスと機能性消化管障害

　消化管生理学の進歩によって，腫瘍・潰瘍・炎症・感染・外傷・奇形などの形態変化を欠くにもかかわらず腹痛・下痢・便秘・悪心・嘔吐などの消化器症状を訴え続ける患者群の病態生理が次第に明らかにされつつある．その大部分が消化管機能異常に由来するものと考えられる．これらの患者群は大きく分けて2つに大別される．

　第一は，器質的原因によって明瞭な消化管運動異常を呈する疾患群（gastrointestinal motility disorders）である．その代表がアカラシア，ヒルシュスプルング病，慢性特発性偽牲腸閉塞である．

　第二は，消化器症状が通常医療の検査で検出し得る器質的原因によらずに，消化管機能異常によると想定される疾患群である．これらを機能性消化管障害（functional gastrointestinal disorders）と呼ぶ[1]．その診断基準である Rome II 基準が multinational working team により作成され，普及している[1]．現在，その改訂版である Rome III 基準に向けた作業が進行している．機能性消化管障害の代表が下部消化管の過敏性腸症候群（irritable bowel syndrome；IBS）と上部消化管の functional dyspepsia である．

　dyspepsia とは，上腹部の正中附近の腹痛あるいは不快感で定義される．不快感とは，腹痛には至らない嫌な感覚をいい，早期満腹感，上腹部膨満感，上腹部膨満，悪心，嘔吐のいずれかで定義される．functional dyspepsia は，12ヵ月の中の連続とは限らない12週間以上を占める下記で診断される．(1)上腹部痛あるいは不快感，(2)器質的疾患の否定，(3) IBS の否定（表1a）[1]．また，上腹部痛が優勢な functional dyspepsia を ulcer-like dyspepsia，上腹部痛と嘔吐以外の不快感が優勢な functional dyspepsia を dysmotility-like dyspepsia，ulcer-like で dysmotility-like でもない functional dyspepsia を unspecified dyspepsia とする（表1b）[1]．

　IBS は腹痛と便通異常を主体とする消化器症状が持続するが，その原因としての器質的疾患を同定し得ない機能的疾患であるという概念の症候群である[1,2]．Rome II 基準においては，IBS は「腹痛あるいは腹部不快感が12ヵ月の中の連続とは限らない12週間以上を占め，その腹痛あるいは腹部不快感が，(1)排便によって軽快する，(2)排便頻度の変化で始まる，(3)便性状の変化で始まる，の3つの便通異常の2つ以上の症状を伴うもの」と定義されている（表2a）[1,2]．さらに，IBS の

表1a. functional dyspepsia の Rome II 診断基準[1]

- 評価前の12ヵ月間に
- 12週間以上持続する（連続とは限らない）
- 下記特徴のすべて
    (1)持続 or 反復する心窩部痛 or 心窩部不快感
    (2)症状の原因となる器質的疾患の否定
        （上部消化管内視鏡による）
    (3)(1)は排便によって軽快せず，排便頻度の変化や便性状の変化に関連しない（IBSではない）

表1b. functional dyspepsia の Rome II 診断基準（下位分類）[1]

- ulcer-like dyspepsia
    優勢症状＝心窩部痛
- dysmotility-like dyspepsia
    優勢症状＝心窩部不快感
        不快感：　上腹部膨満感
                早期満腹感
                悪心
- unspecified dyspepsia
    上記のいずれにも分類できない dyspepsia

表2a. IBS の Rome II 診断基準[1,2]

- 腹痛あるいは腹部不快感が
- 12ヵ月の中の連続とは限らない12週間を占め
- 下記の2項目以上の特徴を示す
    (1)排便によって軽快する
    (2)排便頻度の変化で始まる
    (3)便性状の変化で始まる

表2b. IBS の Rome II 診断支持症状[1,2]
（診断を補強するが診断に不可欠ではないもの）

△ 1. 排便回数＜3回/週
▼ 2. 排便回数＞3回/日
△ 3. 硬便 or 兎糞状便
▼ 4. 軟便 or 水様便
△ 5. 排便困難（排便時の力み）
▼ 6. 便意切迫（急激な便意）
　 7. 残便感
　 8. 粘液の排出
　 9. 腹部膨満感，腹部膨満，腹部膨隆
▼ 下痢型：2, 4, 6 の1つ以上＋1, 3, 5 なし
△ 便秘型：1, 3, 5 の1つ以上＋2, 4, 6 なし

診断に不可欠ではないが，IBSの診断を補強する症状として，排便頻度の減少，便性状の硬化，排便困難で定義される便秘型，排便頻度の増加，便性状の柔化，便意切迫で定義される下痢型，残便感，腹部膨満感，腹部膨満，腹部膨隆を挙げた（表2b）[1,2]。

functional dyspepsia もIBSもその発症にはストレスが大きく関与すると考えられている[3,4]。また，ストレスによる消化器症状の増悪が日常的に見られる[5]。

2. functional dyspepsia と IBS におけるストレスによる消化管機能の変化

IBSの再現性のある消化器症状をきたす原因として最初に想定されたのは消化管運動異常である[6]。集団として見ると，IBSでは異常な大腸運動を呈する症例が多い。しかし，これを否定する結果も報告されている。これらの報告の不一致の原因は，消化管運動に対する脳機能の影響を考慮していないためと考えられる。ストレス負荷時の大腸運動を検討すると，IBS患者では情動ストレスの負荷によって著明に分節運動が亢進し，ストレス負荷後も運動亢進が遷延するか，さらに運動亢進が惹起される[7,8]。大腸平滑筋電図上も，安静時にIBSでは正常人よりもspike potentialの発現頻度が高い傾向にあり，怒りの情動ストレスの負荷によりIBSでspike potentialの頻度がさらに高まる。これらの結果は，IBSの大腸運動異常の発現に中枢興奮が必要であることを示唆する。

IBSでは小腸運動も正常人と異なるパターンを示す[8]。IBSではストレスでphase IIIが消失しやすく，自然状態かあるいはストレス下でphase IIの頻度が高い。また，IBSでは小腸のphase IIの中でも1分間に約1回の周期で緊張性収縮の上に複数の位相波が重なる群発収縮（clustered contractions）や回腸末端の遷延移送収縮（prolonged propulsive contractions）の持続時間が延長している。これらの異常運動（dysmotility）は腹痛と相関する。さらに，十二指腸-空腸内圧の長時間（72時間）記録でもIBS群では群発収縮が高率（92％）に認められ，持続時間も平均46分と長い。睡眠中にはphase IIが消失してphase Iおよびphase IIIが出現するほぼ正常のパターンになる。これらの所見は，IBSの小腸運動異常の発現に中枢興奮が必要であることを示唆する。

functional dyspepsia患者の48.6％に胃排出遅延，62.9％に胃電図異常が見られる[9]。胃排出はストレス負荷により遅延することが知られており，functional dyspepsiaにおいても，IBS同様のストレス誘発性の消化管運動の変化の病像が示唆される。

以上より，IBSやfunctional dyspepsiaでは消化管運動異常が病態の一角を形成することがわかる。その一方で，消化管運動の検討が進むにつれ，患者の中には消化管運動異常を証明し難い症例が存在することが判明してきた。このような症例も包含するより上位の病態として，脳腸相関という概念が浮上してきた。

3. ストレスと脳腸相関

大腸に柔らかなポリエチレン製のバロスタット・バッグを挿入し，拡張させて消化管に伸展刺激を加え，消化管知覚閾値を観察するとIBS患者では閾値が低下している[10,11]。すなわち，より少ない刺激で知覚が生じている。これを内臓知覚過敏と呼ぶ。IBS患者から得られた知見はfunctional dyspepsia患者に応用されている。ストレスによる上部消化管運動ならびに知覚の変化もバロスタット法により検討できる。胃知覚閾値圧はストレス後では前に比して閾値圧が低下する。最初に内臓知覚を自覚する時，ストレス後の平均容量がストレス前の平均容量から減少する。ストレス負荷を契機として，回復期にかけて安静期に比した胃容量増加が見られる。

また，IBS患者に対しては高率に心理診断を下すことが可能であり，代表的な心理機制はうつ状態（20％），不安神経症（14％），ヒステリー（20％）である。同様の結果がfunctional dyspepsia患者でも見られる[9]。また，IBSの中には消化管運動調整を目的とした標準的な薬物療法がまったく効果を示さない患者がおり，その2/3は

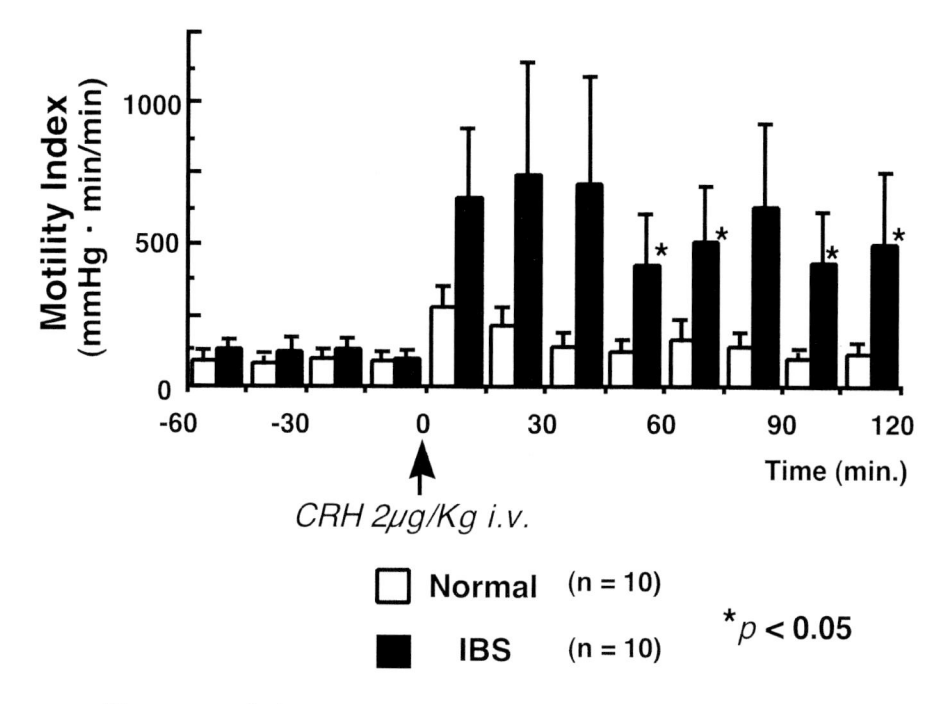

図1. IBSにおけるcorticotropin-releasing hormoneへの反応性亢進[14]

心理療法で改善が認められる。IBSの消化器症状は抑うつを代表とする精神症状の増悪とともに増悪し，心理状態の改善とともに改善する。

IBSとfunctional dyspepsiaにおける消化管運動異常，消化管知覚過敏，心理的異常の3つの病態生理はおのおの独立なものとして検討されてきた。しかし，次第に三者は相互に関連するものとしてとらえられてきている。消化管知覚の変化によって，腹痛および反射を介する消化管運動の変化が誘導され得る。IBSの消化管知覚と消化管運動の関連を検討すると，下行結腸における知覚閾値の低下と蠕動反射の亢進，消化管抑制反射の低下を認める[10]。すなわち，消化管知覚過敏と消化管運動異常は関連している。また，ストレス下ではIBSの小腸運動のphase IIの頻度が高まるが，同時に脳波power spectraにおいてα-power減衰，β-power増強が見られる[8]。positron emission tomography（PET）により，直腸拡張刺激に対する脳血流量を測定すると，健常者が前帯状回が賦活されるのに対し，IBSでは左前頭前野が賦活される[11]。直腸より深部の下行結腸の伸展刺激時の前帯状回，前頭前野，島皮質における局所脳血流量増加と消化器症状の関連も証明されている[12]。胃伸展刺激を加えた時に生じる不安感は，ストレス負荷により上昇する。また，functional dyspepsia患者において，内臓知覚大脳誘発電位法による誘発電位成分が異常になるほど，心理尺度の偏倚の程度も強くなる[13]。

脳腸の病態生理を一元的に説明し得る物質としてストレスのcommon mediatorとして重視されるcorticotropin-releasing hormone（CRH）があげられる[14]。ヒトにおいて，CRH負荷により，下垂体からadrenocorticotropic hormone（ACTH）が放出されるのと同時に大腸運動が惹起される[14]。IBSにおいてはCRH負荷時のACTH放出と大腸運動のいずれにおいても過大な反応が生ずる（図1）[14]。これとは逆に，SagamiらはIBSに対してCRH拮抗薬を投与すると，ストレスによる大腸運動亢進と消化器症状発現の双方を抑制できることを証明した[15]。IBSの心理的異常としては抑うつと不安が多い。CRHはこれらの心理的異常と関連するペプチドである。消化管腔刺激により，ラットでは室傍核においてCRH放出が生ずる。以上から，CRH

はIBSの脳と消化管の双方の病態に重要な働きをしている可能性が高い。それだけでなく，CRHはR1受容体を介して下部消化管運動を亢進させ[16]，R2受容体を介して胃運動を抑制する[17]。これらが明らかにされたことにより，CRHはfunctional dyspepsiaの病態生理においても鍵となる脳腸ペプチドであると考えられる。

おわりに

ストレスと消化管機能の関連は脳腸相関の視点から解明されつつある。その活動はfunctional dyspepsiaとIBSを克服したいという患者側からの強い要請によって推進されている。脳腸相関の詳細が解明されることによる最大の受益者も両疾患患者である。ストレスによる消化管機能の生理と病態生理の詳細が明らかにされれば，中枢性摂食調節の機構の解明にも寄与するであろう。

文献

1) Drossman DA, Corazziari E, Talley NJ, et al : Rome II : The Functional Gastrointestinal Disorders : Second Edition. Degnon Associates, McLean, pp 1-432, 2000
2) Thompson WG, Longstreth GF, Drossman, et al : Functional bowel disorders and functional abdominal pain. Gut 45 (Suppl II) : II43-II47, 1999
3) Drossman DA, Laserman J, Nachman G, et al : Sexual and physical abuse in women with functional or organic gastrointestinal disorders. Ann Int Med 113 : 828-833, 1990
4) Gwee KA, Graham JC, McKendrick MW, et al : Psychometric scores and persistence of irritable bowel after infectious diarrhoea. Lancet 347 : 150-153, 1996
5) Whitehead WE, Crowell MD, Robinson JC, et al : Effects of stressful life events on bowel symptoms : subjects with irritable bowel syndrome compared with subjects without bowel dysfunction. Gut 33 : 825-830, 1992
6) Kumar D, Wingate DL : The irritable bowel syndrome. A paroxysmal motor disorder. Lancet ii : 973-977, 1985
7) Fukudo S, Suzuki J : Colonic motility, autonomic function, and gastrointestinal hormones under psychological stress on irritable bowel syndrome. Tohoku J Exp Med 151 : 373-385, 1987
8) Fukudo S, Nomura T, Muranaka M, et al : Brain-gut response to stress and cholinergic stimulation in irritable bowel syndrome. J Clin Gastroenterol 17 : 133-141, 1993
9) Kawakami H, Hongo M, Okuno Y, et al : Personality deviation and gastric motility in patients with functional dyspepsia. J Clin Gastroenterol 21 : S179-S184, 1995
10) Fukudo S, Kanazawa M, Kano M, et al : Exaggerated motility of the descending colon with repetitive distention of the sigmoid colon in patients with irritable bowel syndrome. J Gastroenterol 7 (Suppl XIV) : 145-150, 2002
11) Silverman DDS, Munakata JA, Ennes H, et al : Regional cerebral activity in normal and pathological perception of visceral pain. Gastroenterology 112 : 64-72, 1997
12) Hamaguchi T, Kano M, Rikimaru H, et al : Brain activity during distention of the descending colon in humans. Neurogastroenterol Motil 16 : 1-11, 2004
13) Kanazawa M, Fukudo S, Nomura T, et al : Electrophysiological correlates of personality influences in visceral perception. JAMA 286 : 1974-1975, 2001
14) Fukudo S, Nomura T, Hongo M : Impact of corticotropin-releasing hormone on gastrointestinal motility and adrenocorticotropic hormone in normal humans and patients with irritable bowel syndrome. Gut 42 : 845-849, 1998
15) Sagami Y, Shimada Y, Tayama J, et al : Effect of a corticotropin-releasing hormone receptor antagonist on colonic sensory and motor functionin patients with irritable bowel syndrome. Gut 53 : 958-964, 2004
16) Saito K, Kasai T, Nagura Y, et al : Corticotropin-releasing hormone receptor 1 antagonist blocks brain-gut activation induced by colonic distention in rats. Gastroenterology (in

press)
17) Fukudo S, Saito K, Sagami Y, et al : Can modulating corticotropin-releasing hormone receptors alter visceral sensitivity? Gut (in press)

（福土　審）

3. 摂食障害の病因・病態と治療

1. 摂食障害の病因

1) 社会・文化的要因

わが国における摂食障害は20世紀の中頃から始まった急激な社会—文化的変遷，とくに増大するストレスやダイエットの風潮，家族システムの変化を受けて増加した。現在わが国を含む先進諸国において，肥満は健康上の重要な問題となっているがそれ以上に青少年の摂食障害は重大な医療・社会的問題となっている。彼らは社会・家族システムの変化や対人関係の希薄化などの影響を受けて，また発達課題を適切に克服できない代わりの自尊心を持ちたいと体型に注目，さらにストレス解消の手段として食を利用するようになった。本症は戦後社会が安定した1950年以降，動物性の食料供給が増加したのを契機に11歳学童で見ると約30年間で身長が平均9～10 cmと驚異的な伸びを示し，体重も増加した。これらに相応するかのように，思春期・青年期女性の摂食障害は急増しはじめ，1980年には厚生省特定疾患神経性食欲不振症研究班（藤田）による初めての全国調査が行われ10万人当たりの有病率は1.5～1.8人という結果を得た。

ところが約30年後の1998年の調査（中尾）では神経性食欲不振症（AN）が同じく10万人あたり10人，神経性過食症（BN）が5.2人，非定型例（EDNOS）3.3人と全体では約10倍となった[1]。一方，過食症は女性にとって新たな社会進出や核家族化などによるストレスが出現，また1990年代以降全国的に展開されたコンビニの普及などが増加の一因になったと考えられる。中井らは最近発症時・受診時年齢が30歳代の患者が急増，年齢域の拡大が見られるようになったと報告[2]した。このような複雑・多様なストレスは患者の精神と身体の調和の乱れ，すなわち中枢における摂食適応機構の乱れとそれに続く摂食障害を引き起こすことに寄与したと考えられる。

2) 発達期の心理・身体・社会要因

1950年以前，摂食障害は稀な疾患であったが1960年代には全国的な広がりを見た。その原因としては急激な社会・家族システムの変化と経済成長に伴う豊かな食生活の到来があった。なかでも少子化，母親の専業化（役割の肥大化）と就業，父親の単身赴任，さらには，両親の離婚（心理的トラウマ），受験戦争に見られる競争化，地域社会の変化によるサポートシステムの弱体化があり，いずれも子どもの発達に強い影響を及ぼしたと考えられる。とくに基本的人間関係形成期の子どもにとって親との間で繰り返される不適切な情緒交流は発症誘因としてだけでなく，以後の成長・発達にも影響を及ぼすと予想される。発症前の子どもと専業主婦化した母親との応答は濃密過保護・過干渉的となり，働く母親との関係は希薄となるが，ともに望ましい情緒交流・信頼関係の形成が弱くなり，自我形成と自立の妨げとなったと思われる。

(1) 養育体験は摂食障害の発症に影響を及ぼすか？

この問題を明らかにするために患者の養育体験についてPerrisらが開発したEMBU（Egma Minnenn au Betraffande Uppfostran）[3,4]を用いて検討した[5]。EMBUは自分が受けた養育体験を評価するための自己記入式調査票で養育行動の14の側面に基づいて開発されたもので81項目およびその他の付加的質問からなる。拒絶，情緒的暖かみ，過保護（成績重視・過干渉），ひいきなどに属する85項目からなる。つまり，養育過程での親子間の誤った，あるいは不適切な情緒交流の学習体験があるとの仮定で施行した。患者群は

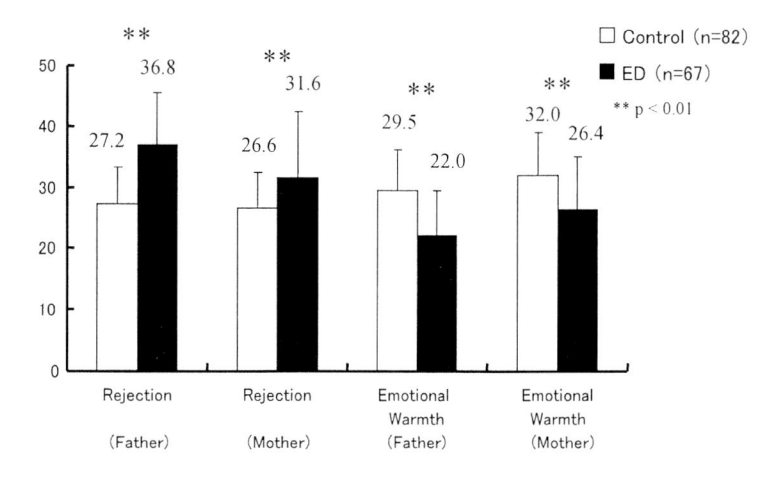

図1. Comparison of parental rearing behaviors evaluated by EMBU scoring between ED group and control group

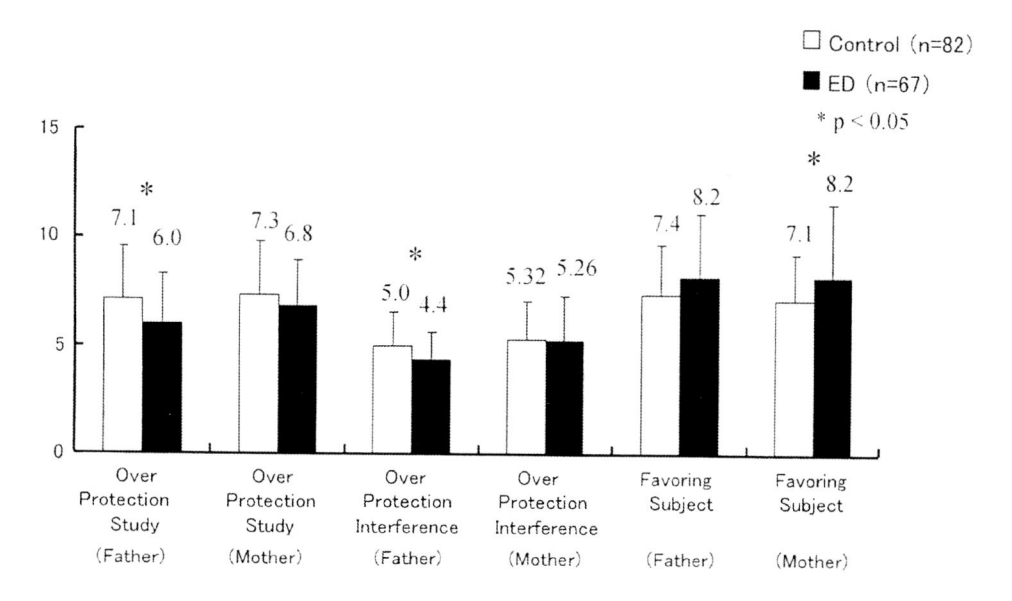

図2. Comparison of parental rearing behaviors evaluated by EMBU scoring between ED group and control group

67例で平均年齢25.2±8.4歳で罹病期間は8.39±5.88年であった。統計解析は対応のないT検定を用いた。

(2)結果について

「拒絶」においてED群がコントロール群に比して父親, 母親とも有意に高かった ($p<0.01$)。「情緒的暖かみ」は同じくED群が父親, 母親とも有意に低かった ($p<0.01$)(図1)。過保護(成績重視)は父親がコントロール群に比して有意に低かったが ($p<0.05$), 母親は差がなかった。同じく過保護(過干渉)も父親がコントロール群に比して有意に低かったが ($p<0.05$), 母親は差がなかった。「ひいき」は母親が有意に高かった ($p<0.05$)(図2)。

この結果から発症前, 親の意図を受けて情緒抑制的な行動をとっていた患者は親に対して拒否的(特に父親との接点は乏しい)で, 情緒的暖かさもなかったと評価しているので, 情動表出は抑制

されていたことが考えられる。発症前親は子どもを聞き分けのよい子と評価し、子どもは親から良い評価を受けられる行動をとるが、発症後、それらは崩壊、以後信頼関係の形成も停滞、新たに形成された異常な食行動や情動行動だけがオペラント原理によって強化され消去に抵抗するようになったと考えられる。このように養育期から発達期の中枢機構の誤った応答パターンは摂食行動だけでなく対人関係形成・発展にも強い影響を及ぼすことになる。

2. 中枢との絡みで見た摂食障害の病態

1) 性格特性との関連

若い人に限らず多くの女性はやせ願望を抱いてダイエットを試みるが、ほとんどは途中で諦めるか、しばらくして再度試みるのが普通である。問題はどのようなタイプの人が摂食障害としての病に発展するかである。すでに紹介した養育期の情緒問題の他に、パーソナリティがあり、その1つとして強迫性をあげたい。一般的に本症の親は"患者を同胞のうちでは注意しなくてもよく勉強し、聞きわけのよい自慢の「イイ子」であった"と述べる。これは発達期における親との情緒交流の過程で形成されたと考えられるが、生来の強迫性の関わりもあると考える。留意すべきはこれらの強迫性は痩せが進行するにつれてより顕著となり、くわえて衝動性、ひきこもり、活動性の亢進が見られ、治療に強く抵抗し遷延・難治化要因となることである。

2) 半飢餓の及ぼす作用

摂食障害に類似した病態、すなわち一定期間半飢餓状態でいると通常の食事パターンに戻しても長期に摂食障害に特徴的な病態がみられるとのKeysらの報告[6,7]がある。彼らは32名の志願兵について、初期コントロール期間3ヵ月、半飢餓期間6ヵ月、食事再開〔再栄養補給〕期間3ヵ月からなる飢餓実験を行ったが、半飢餓期間が3ヵ月過ぎた頃から、摂食障害の症状にきわめて類似し異常な摂食行動や退行化現象などが出現した。半飢餓実験中の規定食は平常量の半分以下で平均1570エネルギーであったが、その期間を終え通常の食事が再開されても異常な精神的、行動的反応が長期に観察されたと報告した。実験前の志願兵は心身ともきわめて健康であったことから、半飢餓状態による影響は身体や性格の変化、食べ物への没頭、思考や社会活動にまで長期に及ぶことがわかる。当然摂食障害患者の半飢餓状態は実験群に比して長期に経過し、痩せ率も高いので病態は複雑、多様化し、治療に抵抗するであろうと予想される。つまり、痩せ状態にあってはそれらに応じて末梢性にもホルモンが分泌された後、視床下部に伝播されて食欲中枢が刺激され（心身交互作用）、病態の持続化が促進されることが考えられる。すでにグレリン[8]は、長期に痩せが続き、異常な食行動が頻回な例ほど有意に高値を、またレプチンは過食症の長期例ほど有意に低値を示し、病態の遷延・難治化に関与するとの報告[9]がある。

3) 回避条件づけによる病態の遷延化

本症の約30％では病態の重症・遷延化が起こり治療に抵抗するのが特徴である。AN患者はダイエットの結果、周囲の人々に痩せを認められて賞賛を浴び、自己強化も受けられるので拒食を続けるが長期に続く例は少ない。多くは周囲が摂食を促すので両者間の緊張は一気に高まり葛藤状態に陥り過食・嘔吐などを繰り返すようになる。さらにこの辛さから逃れるためにアルコール、薬物依存へと進んでいく。そのうち肥満に対する恐怖から食べたと嘘の報告をしたり、胃の中に固形物が存在するのは許せないと吐き出したりする。また摂食恐怖から家族や周囲の人々との会食や関わりを回避し、対人関係形成や社会から回避する。これは条件性の負の強化子（友人との会食や家族との食事など）が繰り返し呈示されることで、回避行動がオペラント強化されていくことを意味する。BNの多くは最初対人関係ストレスなどを契機として発症するが、以後は条件性の負の強化因子（対人・職場ストレス、肥満恐怖さらには過食の繰り返しによって生じる生理的要因「低血糖や高インスリンなど」）が呈示される度に過食・嘔吐行動が見られるようになる（悪循環の形成）。このような回避条件づけによる回避行動は消去に

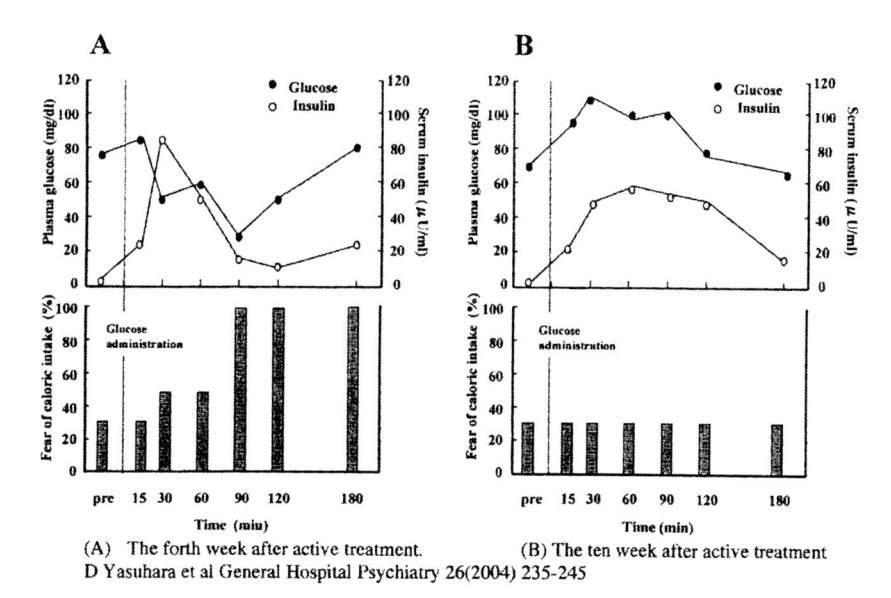

図3. Glucose and insulin response curves, and scores of fear of caloric intake during an oral glucose tolerance test, Fear of caloric intake was measured by Visual analong scale（range. 0—100％）

(A) The forth week after active treatment.
(B) The ten week after active treatment
D Yasuhara et al General Hospital Psychiatry 26(2004) 235-245

強く抵抗し，病態の遷延・難治化に関わっていくと考えられる。

(1)心身相関による病態の遷延化

摂食恐怖の強い時期と改善した時点で施行した恐怖・血糖・インスリンのレベルを見た症例（図3)[10]を提示する。すなわち治療前，摂食恐怖の強い時期に施行したブドウ糖負荷試験では負荷後30分でインスリンの異常分泌が見られ，60分，90分，120分，180分の血糖値は反応性低血糖曲線を示した。しかし，治療によって摂食恐怖が低減し，通常の摂食量を摂取できるようになった時期に同じ負荷試験を施行したところ，インスリン，血糖ともに正常の反応曲線を示した。この結果から，恐怖状態や空腹条件下での神経伝達物質の異常分泌は，末梢・中枢機能を介して心身相関的な作用を及ぼすと考えられる。もし適格な治療介入がなければ異常な病態が繰り返され回復が障害されることは十分考えられる。このように摂食障害から派生する問題は内的バランスの破綻，身体的問題にまで及ぶことになる。

3．摂食障害の治療

1）治療への動機づけ

本症の患者は治療に取り組むことに躊躇し強く抵抗するが，そのことは従来からの医師－患者関係による方法では治療が困難となることを示唆している。初期治療が不十分な動機付けによるか，家族内調整のなされないままで開始されると治療の場は混乱し，病態はさらに複雑化して治療抵抗性は強まってしまう。はじめ家族，とくに母親はダイエット行動を問題視するほどではないと思っているので自分たちだけで解決を図ろうとするが，事態が容易でないことに気づかされた時はすでに手遅れの状態である。なにしろ以前のような親の意図に沿う生き方と違って，発症後自ら思うままに行動できることや親との新たな心地良い関わりから，治療拒否の態度は簡単には変えようとしない。アプローチの基本は早期に母子密着の影響を軽減させるため，父親を含む家族全員の協力（治療同盟）体制を形成して，患者の理不尽な要求や誤った信念（これにはやせの影響もある）に基づく行動に対応できる姿勢（成長促進的な方法）を

堅持することである。この間の粘り強い取引によって患者の痩せへの気力や強迫思考が軽減する気配（親への要求が通らないとわかると簡単にひきさがる）が見られると治療は動き出す。患者が今のような自己中心的行動をとり続ける限り，さらにストレスは強くなることに自ら気づいて協調的態度をとるように仕向けることが大切である。また行動カウンセリングでは患者が「太りたくないので食べない」と言うことに治療者は同意すべきでなく「無理しなくて良いがこのままでは回復しないし，遊びにも行けない」と説明し，体力低下を理由に行動制限を課す。このように後者が冷静に対応できると「拮抗制止」のメカニズムによって前者は妥協してくる。なお，最近増加している10歳前後の患者では外来診療を主体とすべきで両親との話し合いや家庭内調整，基本的対人関係形成を中心に行うこと（家族療法）が望ましい。

2）痩せによる二次的な精神・生理的影響を除去することが基本

痩せ（BMI 13前後以下）の状態が持続すると食べ物への強迫思考や偏見，過食衝動，認知の障害，社会的孤立なども顕在化してくる。これらの病態は飢餓や栄養障害によって引き起こされやすいことに留意すべきである。そのため治療の基本方針を次のように設定する。

BMI 12以下の極端な低体重，あるいはBMI 13，14でも過食・嘔吐や下剤乱用が持続している場合，入院治療を優先する。それは誤ったオペラント行動を強化しない（悪循環からの脱出，家族との誤った関係の禁止など）ためである。しかし，親と子の入院治療に関する姿勢には迷いと反発が交錯し，軌道に乗せることは容易でない。反抗的となった子どもに親は戸惑い，両者とも冷静な判断ができなくなる。子どもはそのような親の態度を見透かし，それまでより強い，脅迫的態度で入院に抵抗する。この状況を打開するには，子どもの要求に引き込まれないよう親をサポートすることが重要である。周囲が冷静な態度で対応すると，子どもは葛藤下で興奮しやすかった自分を冷静に受け止められるようになっていく。問題の解決法を関係者とともに話し合う過程で前向き行動を誘発できることが重要であり，なかにはわがまま行動が通用しないことに気づくとそのまま回復に向かう例がある。

ただ入院治療への同意が得られた後，入院しても環境の変化（一人で自らを維持できないなど）や，家族との離別などがストレスとなり受療の約束を翻すか，内容に難癖をつけて，入院の中断を図ろうとする例は多い。この状況での治療同盟の役割は継続して堅持されねばならない。入院後はまず三大栄養素を考慮した食事を毎日三食，定時に，肥満恐怖を感じない少量の食事（普通1日量1000エネルギー）から開始する。それでも1000エネルギーを食べた自分を周囲がどう見るかに関心を向けながら摂食への恐怖を訴える。このような治療方針が守られるためには面会などをしばらくの間制限するべきである。面会の際，お見舞いの品だけでなく，家族や知人から巧妙な手段で食べ物を手に入れたりするが，これはむしろ依存心を満たすだけである。1日1500エネルギー前後が摂取可能になると心身とも落ち着きが見られるようになる。この時点では感情表現や対人関係の改善が見られるようになり，衝動抑制や自己評価なども可能となる。その後，それまで抑圧されていた親子間の問題についても対話を進めていく。

3）過食症に対するアプローチ

過食症にはANよりBulimic-Purging型へ移行したものと標準体重域のまま過食・嘔吐を繰り返す型がある。前者は拒食を続けるのを我慢できずに食べてしまい罪悪感に陥って過食症となる。すでに精神（情動を含めて）・身体・生理・行動・社会性などは障害されており，また長期間半飢餓状態にあって病態も複雑化しているので，治療に注ぐ労力と時間は倍増する。先に述べた方法で半飢餓や栄養障害の改善を優先すべきである。

後者はAN患者より年齢は高く社会適応の過剰なタイプ，夫婦不和，離職を繰り返す適応不全のタイプ，ほとんど適応できないタイプがあり，いずれも体重は標準域にある。肥満処理や対人関係，職場への適応，自立に対する課題などに直面した状況で，ストレス軽減を目的に過食・嘔吐すると考えられる。多くは摂食障害に共通する養育

期における親子間の情緒交流不全の問題や親子間葛藤などを有する。ただ，入院すると過食・嘔吐を自制できる例が多いので病理性は AN に比して低いと思われる。経過中うつ状態を併発，稀に自閉的な日々を過ごすようになる例があるが，35歳前後で漸く自らの問題に対面しようとする態度が見られることがあり治療へのチャンスとなる。外来での指導は，摂食障害が続く限り精神活動の多くは食の問題に費やされ，自我拡大への意図は消退し，未来への展望も見えてこないと説明する。患者の多くが強迫性，うつ状態，社会恐怖をもちやすいこともあって，最近開発された SSRI を併用することで指導が進む場合もある。もちろん，過食・嘔吐による心理・生理障害，物質乱用による身体障害，社会適応障害などを有する重篤例では，入院治療を優先する。乏しいサポート体制にある例は治療に消極的で外来治療も中断されやすい。彼らが習得した誤った食習慣がいかに高い強化価を有し，消去に抵抗するものかを理解できる。

4. 難治例の治療経験からみた私見

これまで治療に難渋した多くの症例を経験したが，それらに共通するのは，①発症前の養育過程が厳し過ぎる，あるいは支配的な母，忙し過ぎる母，父親に暴力を受ける母との関係などから"イイ子"を演じてしまい，健康な親子関係の形成不全に陥った例が多かった。つまり母子密着したタイプと逆に母子関係の希薄化した2つのタイプが存在し，加えて仕事中心の父親や地域社会との結びつきの弱化が見られた。②発症後，症状の軽快・悪化と自己破壊的・致死的行動の繰り返し，執拗な症状へのしがみつき，親への依存と攻撃（相互依存関係）などが見られ，いずれも自立に対する葛藤，恐怖の関わりが示唆された。彼らは入院治療によって一時的に改善して社会へ復帰するが，後一歩のところで元の木阿弥となってしまいやすい。それには現実社会の厳しさもあるが，なかには自立への恐怖に脅え，半ば意図したかのように仕事に熱中しすぎて自ら心身の危機を招く例もある。このような経過から推察すると，彼らにとって養育期に形成された親子間の情緒形成不全は摂食障害の発症因となるばかりでなく，それまでの課題であった自立をさらに難しくさせていることになる。発症前，母に依存してはいけないと葛藤に陥って，発症後，母への拒否と攻撃を繰り返すが，しだいに離れられなくなっていく。彼らは養育期を通して多様な他者との関わりを体験できないまま，摂食障害を発症，そのため自立という課題に向かうことができず，そのまま成長・成熟に対する怖れを抱くようになってしまうのである。怖れを回避する代わりに食事へ没頭することで得られるものは「新しい真実の発見可能性を犠牲にし」「新しい学習の排除」「および新しい状況への適応能力の成長を阻止することによって達成される」のである[11]。

当然成育するにつれて備わる自己主張性，自立的行動，自信，自発性，創造性，対人関係術などの社会性は身につけることはできず，ただ摂食の問題だけに埋没することになってしまう。社会的自立に対する学習体験のない人の体重が増えたから社会に出られると思うのは早計であろう。

以上から本症治療の基本は養育期での不適切な情緒交流による弊害への気づきと望ましい情緒交流と摂食パターンの再学習にあると考える。われわれの治療方法が入院と同時に面会禁止など親との交流を遮断するのはそれまでの誤った関係を除去し，親も子どもの回復を目指しているとの態度で新しい応答関係を再形成することである。これまでの経験からたとえ難治例でも親と子が従来からの親子関係を改めて新しい関係を形成できるようになったとき，つまり親が育てるだけでなく自分も育てられているとの感覚を持てるようになった時，双方に新たな生き方と可能性が拡がっていくのを見てきた。過去の親子間になんらかの問題があったとしても，15歳を過ぎると自らの可能性に気づき，それを発展させていく能力は備えられているとの前提で対応すべきであると思う。要は生きていくうえで必要な行動の修正学習（体験しながら気づきを得る）ができるようにサポートしていくのが治療者の役割であると考える。

まとめ

急増する摂食障害の治療では医学だけでなく，

心理・行動・社会因子はもちろん発達・栄養・対人関係などの多因子が関わる疾患としての対応が求められている。最近では12歳以下で発症する若年例が増えているが，家族システムの変化による家族力の脆弱化などの問題がより深刻となっていることが示唆される。人間は最近まで空腹に対する不安を予期するだけで優先的に食物を求めて積極的な探索行動（就業や就職など）をとり，また食を通じて生き方を学んできた。しかし，現代社会は飽食の時代となり情報化も進んで空腹に対する不安は減少，食に向き合う姿勢も変化，食を求めるための時間や労力は激減した。それらの結実として摂食障害が出現，必然的に「生」に対する意識的行動も希薄化して，代わりに今では「生」のためにどのような行動をとればよいのか多くの人が暗中模索の中にいるのではなかろうか？摂食障害はこのような時代背景のもとに現れてきた新しい疾病構造からなる疾患であり，それらに対応した新たな治療法が必要になってきたといえよう。早期発見，早期治療が原則であるが外来，入院治療とも初めからチーム医療を主体とした新しい治療法の構築が求められている。

文献

1) 大野良之：中枢性摂食異常症．厚生科学研究費補助金　特定疾患対策研究事業治療研究事業未対象疾患の疫学像を把握するための調査研究班：平成11年度研究業績集．pp 266-350, 1999
2) 中井義勝, 藤田利治, 久保木富房, 他：摂食障害の疫学・臨床像についての全国調査, 厚生科学研究特定疾患対策事業　特定疾患の疫学に関する研究, 平成12年度研究業績集, p 67, 2001
3) Perris C, Jacobson L, Lindstron H, et al : Development of a new inventory assessing memories of Parental rearing behavior. Acta Psychiatr Scand 61 : 265-274, 1980
4) Someya T, Takahashi, S, Kadowaki M, et al : EMBU 尺度（養育体験認知に関する自己記入式調査票）の日本語版作成と信頼性化検討．精神医学 38 (13) : 1065-1072, 1996
5) 武井美智子：心理・生理・行動面からみた摂食障害の慢性化要因．心身医 44 : 911-918, 2004
6) Keys A, Brozek J, Henschel A, et al : The Biology of human starvation. Minneapolis 1, University of Minnesota Press, 1950
7) フランシス・バーグ（池田克紀，監訳）：ダイエットへの警告．サイエンティスト社，東京，1998
8) Tanaka M, Naruo T, Nakazato M, et al : Habitual binge/purge behavior influences circulating ghrelin levels in eating disorders, Journal of Psychiatric Research 37 : 17-22 2003
9) Palmiero M, Vassilis M, Barbara C, et al : Leptin secretion is related to chronicity and severity of the Illness in bulimia nervosa. Psychosomatic Medicine 64 : 874-879, 2002
10) Yasuhara D, Kojima S, Nozoe S, et al : Intense fear of caloric intake to severe hypoglycemia in anorexia nervosa General Hospital Psychiatry 26 : 243-245, 2004
11) ロロ・メイ：不安の人間学（小野康博，訳）．誠信書房．東京　p 184, 1972

〈野添新一〉

IV. てんかんと可塑性

1. 記憶モデルとしてのキンドリングと神経可塑性

はじめに

　キンドリングは微弱な刺激を間歇的に与えることにより、先行刺激の影響が残存し、その刺激効果が増大していく現象で、後放電が延長し、発作的に生じる行動が次第に進展し、遂には全身けいれん発作に至るものである。これはてんかんモデルとして、また、神経可塑性モデルとして重要である。この現象はGoddard[1]により最初に報告された。脳の記憶に関して学習が脳の中にどのような「エングラム（記憶痕跡）」をもたらしているかについて1970年代にはその研究手段はほとんど確立していなかった。テタヌス後増強現象は神経系可塑性の1つの過程を示している。グルタメートは中枢神経系の興奮性アミノ酸のひとつで神経可塑性には不可欠のものである。これまでわれわれは扁桃核キンドリングモデルを用いて、発作に関連して海馬細胞外液中にグルタメートの異常放出が生じる[2]ことを示した。同様な現象は対側海馬でも出現し、対側海馬に生じる二次性焦点形成に関連している。ここでは、1. キンドリングと神経可塑性、2. キンドリングと小脳、3. グルタメートとキンドリング、4. グルタメート輸送体欠如マウスでの奇異なキンドリング現象について述べる。

1. キンドリングと神経可塑性
Kindling as a neuronal plasticity

1) 自発性てんかん性発射の形態と出現の時間的推移 Morphology and time-course of spontaneous epileptiform potentials

　キンドリングは"反復した微弱な電気的刺激によりもたらされる漸次増大する変化"すなわち、後放電の延長、自発性てんかん性発射の出現とともに、次第に進展する行動上の変化を示し遂には全身けいれん発作に至る現象である。キンドリング刺激を数回繰り返すと後放電が終了した後に自発性てんかん性発射（棘波）が認められる。ウシガエルの海馬刺激の場合、刺激回数が増えると刺激直後に頻回の発作発射が認められる。その発作波の形はさまざまである。しかし、刺激後20分以上経過すると発作発射の頻度は減少し、その棘波の形態は一定のパターンを示すようになる。これらの事実は刺激の影響が時間依存性に、より安定した形で保持される一定のメカニズムの存在を示唆する[3]。

2) 蛋白合成とキンドリング
Protein synthesis and kindling

　電気的現象の可塑性に蛋白の合成を必要とするかどうかに関して1970年代までにほとんど報告はなかった。上記の時間依存性の永続する変化をもたらす機序を明らかにする一端として、われわれはウシガエルにcycloheximideを投与し、蛋白合成を88.6％以上抑制した状態でキンドリング刺激を行った。蛋白合成の抑制の程度はC^{14} leucineが蛋白分画へ取り込まれるのがどの程度抑制されるかを指標とした。その結果、蛋白合成の抑制が十分であるとcycloheximide投与群では対照群と比較して後放電の延長が著しく抑制され、また、刺激部の自発性発射の出現数も少なかった。ちなみにcycloheximideの効果は電気生理学的活動自体に影響しないことが知られている。したがってキンドリングの進展過程ならびに発作波の出現に至る過程に電気的現象のみでなく、蛋白合成が何らかの形で関連していることを示した[4,5]。

3) 苔状線維の発芽とキンドリング (Sutula)

　苔状線維は亜鉛Z^{2+}を含みTimm染色により染色される。Sutula[6]は後放電をもたらすような

刺激を繰り返し与えると通常では認められない層に神経終末が延長するのを示し，その際神経変性が認められないことから，異常な機能的興奮過程により形成された海馬のシナプス再構築がキンドリングの現象に関っていると報告した。キンドリングの進展過程と，いったん確立したキンドリング現象が保持されることは，それぞれ独立した機序が想定されるが，彼らは貫通路キンドリングの進展過程に苔状線維の発芽にも関連する軸索突起の成長と，海馬の再構築という形態的変化を伴うことを示した。その後このラットにおける海馬のキンドリングの進展過程における機能的関連性の変化ならびに構造的変化にNMDA受容体が関っていることが示された[7]。

2. キンドリングと小脳の役割
The role of cerebellum and Kindling

てんかん発作の発現に際して小脳は重要な役割を果している[8]。われわれは大発作で発症し，ミオクローヌス，光過敏性，小脳失調症を進行性に示した家族性に発現した進行性ミオクローヌスてんかんの1症例を報告し，その中で小脳プルキンエ細胞の脱落が顕著であることから，小脳プルキンエ細胞が小脳歯状核―赤核―視床系を通じて運動制御を行っており，この系がミオクローヌスの発現に関っていることを示唆した[9]。

そのため，上行性の促通系の起始部としての小脳歯状核がどのように関っているかを調べるためラット[10]ならびにネコ[11]を用いて一側小脳歯状核を破壊し，その影響を受ける対側半球の扁桃核を刺激し，扁桃核キンドリングを行った。ラットにおける結果ではキンドリングの進展過程を示す行動的変化とそれに要した刺激回数，後放電の持続時間，てんかん性自発放電の数を指標とした。この際不十分な歯状核の破壊では結果が異なるため，十分な破壊巣を示すもののみを対象とした。その結果キンドリングの進展は小脳歯状核を破壊した群で有意に促進されていた。一方，後放電の持続時間は同群で対照群より短かった。すなわち，後放電の持続時間が短いに関らず，進展過程は促進されていた。また，刺激部における自発性てんかん発射の数も同群で少なかった。通常刺激箇所の棘波数は対側対称部位より多いが，奇異なことに左歯状核を破壊して右扁桃核を刺激したもので右扁桃核より対側でより棘波の発現を認めた。このことから上行性促通系の存在の有無が棘波の発現に関連していることが想定された。さらに確認するために扁桃核刺激と同側の歯状核を破壊すると行動上の進展過程は対照群と変わらず，棘波数も変化しなかった。後放電の持続時間は対照群より僅かに短縮していた[12]。

これらの結果から大脳のキンドリングによる可塑性に小脳の関与を必要とすることが明らかになった。したがって，歯状核から視床に至る上行性の促通路が障害されると棘波の発現ひいては神経系可塑性に変化が生じる。ちなみに小脳歯状核は対側の視床腹外側核に投射し，視床からは運動領6, 9野に投射している。それらは興奮性系である。運動領からは下行性に橋核，あるいはオリーブ核を経由して苔状線維もしくは登上線維として小脳に終わっている。苔状線維の入力は顆粒細胞を経由して平行線維を伝導してプルキンエ細胞ほか皮質ニューロンにEPSPを生じる。プルキンエ細胞は歯状核顆粒細胞を抑制する。平行線維と登上線維を組み合わせて刺激すると，その後平行線維―プルキンエ細胞伝達が数時間にわたって抑圧され，長期抑圧が生じる。これは平行線維よりのグルタメートの感受性の低下が生じるためとされる[13]。

3. グルタメートとキンドリング
Glutamate and Kindling

グルタメートは中枢神経系の興奮性アミノ酸として重要な働きをしており，神経可塑性には必須のものである。これまでにわれわれはラットの扁桃核キンドリングに際してグルタメートの異常放出が両側性海馬に生じることを報告している[2]。細胞外液中のグルタメートのレベルは神経系の興奮性活動と関連している。扁桃核刺激によるグルタメートの濃度を5分ごとに測定すると，初回刺激ではベースラインと比較して変化しないが，キンドリングの段階が3段階（部分発作），5段階（最終の全身けいれん発作）と進展するにつれて，両側性に発作直後に増大し，急激に発作前のレベ

ルに戻ることを示した。それらは部分発作ではベースラインの2.5倍，全身けいれん発作では5倍に増大していた。ちなみに側頭葉てんかん者の発作時のグルタメートに関して海馬のグルタメートを意識清明なヒトで3分ごとに測定した報告によれば，発作時には直前と比較して約6倍にてんかん焦点側では増大し，$65 \mu M/L$に達するという。発作が終了すると急速にその濃度はベースラインに復帰する[14]。

グルタメートはシナプス前終末から放出され，シナプス後細胞のグルタミン酸受容体に結合しその効果を発揮するが，伝達終了後，シナプス間隙からグルタメート輸送体により細胞内に取り込まれ，グルタミン-グルタミン酸（グルタメート）サイクルを経て再びシナプス小胞内に蓄積される。高濃度のグルタメートは神経細胞にとって有害な影響を及ぼす。通常シナプス間隙でのグルタメートの濃度は低い（$\sim 1 \mu M$）。一過性にAMPA受容体を最大限に活動させるために十分な濃度（$\sim 1 mM$）にまで達する[15]。グルタメートは脳の大部分のシナプスで速いシナプス後電位を生じる役割を担っている。さらにグルタメートは細胞内誘導に示される'paroxysmal depolarizing shifts'に関っている。NMDA受容体を通じての反応がこの'paroxysmal depolarizing shifts'における遅い変化に関与し，Ca^{2+}の流入をもたらし，発作発射となる。脱分極した膜電位における増大したNMDAチャネルの活動が興奮系シナプスの促通系，すなわち増幅作用として機能する。その場合，GluがNMDA受容体に作動し，細胞が数百msecにもおよんで脱分極すると，NMDA受容体に蓋をしていたMgがはずれて過大なCa^{2+}が流入する。それはさらにシグナルカスケードにより（イノシトール3リン酸によるCa^{2+}，Ca^{2+}誘発性の小胞体からのCa^{2+}放出など）細胞内小胞体Ca^{2+}の放出をもたらす。このCa^{2+}流入によるシグナルカスケードの結果，長期増強または長期抑圧が生じる。したがって学習の基礎となるような神経系可塑性にはCa^{2+}流入の変化が伴い，このグルタメートならびにNMDA受容体が本質的に関っていることになる。

4. グルタメート輸送体GLT-1あるいはGLAST欠損マウスの扁桃核Kindling
Amygdaloid Kindling in GLAST or GLT-1 knock-out mice

高濃度のグルタメートは神経細胞に有害な作用をもたらす。高濃度のグルタメートに短時間さらされただけで細胞死に至る。高濃度のグルタメートによりNMDA受容体を介してCa^{2+}の流入が過度に生じ，Ca^{2+}依存性のproteaseを活性化し，free radicalを産生することもその要因とされる。通常，シナプス間隙に放出されたグルタメートはシナプス後のイオンチャネル型グルタメート受容体に結合し，陽イオンチャネルを開口する。グルタメートはシナプス前または後の代謝性グルタメート受容体ならびに神経細胞性，グリア性グルタメート輸送体に結合する。興奮性シナプスでのグルタメート輸送体はシナプス間隙からグルタメートをアストロサイトまたは神経細胞に取り込むことによりグルタメートの濃度ならびにその経時的変化に影響してくる。Na依存性のグルタメート輸送体は神経細胞またはグリアの膜に存在し，$Na^+ H^+$と一緒にグルタメートを輸送し，代わりにK^+を逆輸送する。グリア性輸送体の脳内分布はその種類により異なり，GLASTは小脳のBergmanグリアと海馬に存在し，GLT-1は大脳に広く分布する。この両者がシナプス間隙ひいては細胞外のグルタメート濃度維持に大きく関っている。これらのGLASTもしくはGLT-1のクローニングとその欠損マウスが産出されている[16,17,18]。

われわれはGLASTあるいはGLT-1を欠損するマウスにおける扁桃核Kindlingを行い，行動上のKindling発展過程，後放電の持続時間，自発性棘波の発現について検討した[19,20,21]。

マウスのキンドリングの段階については，段階1：動作の停止（この時口部の運動を伴うにしろ伴わないにしろ），段階2：点頭（頭部の頷く動作），段階3：刺激対側の前肢クローヌス，段階4：リアリング（後肢で立ち上がる。両前肢のクローヌスを伴う），段階5：GTC（全身性強直性

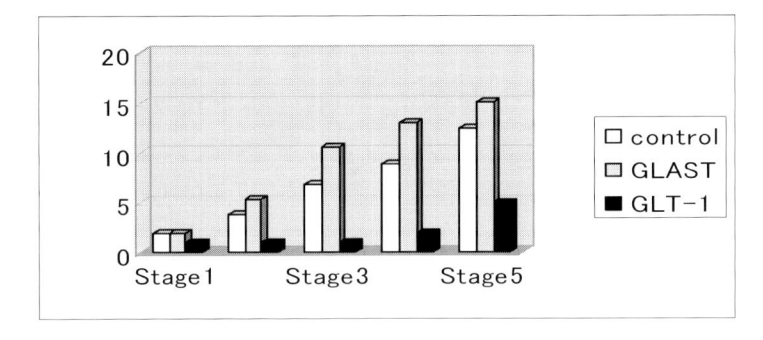

図1. The development of kindling in control, GLAST KO and GLT-1 KO mice
タテ軸：刺激回数，ヨコ軸：キンドリングの発展段階．説明は本文中参照．

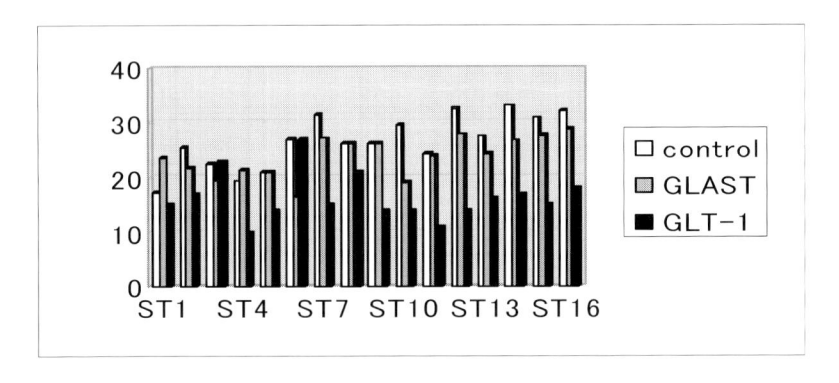

図2. The duration of afterdischarge in control, GLAST mutants and GLT-1 mutants
タテ軸：後放電の持続時間，ヨコ軸：刺激回数．説明は本文中参照．

けいれん，尾の強直性挙上を伴う．いつもではないが倒れて，何度もけいれんを示す）[19]．

キンドリングの進展過程に関して図1に示すようにGLT-1変異種では対照群と比較して非常に早期にキンドリングの進展を見た．これに対してGLAST変異種では対照群と比較して，Kindling成立までに有意に多くの刺激を要した[19,20,21]．グルタメート輸送体のGLASTを欠如する変異種で進展過程が遅れたことは予想と反した結果となった．しかしGLASTの主たる存在箇所が小脳のバーグマングリアであることからその部の細胞外のglutamateの過剰はPurkinje細胞の入力の増強をもたらしたとも考えられる．さらに前頭部では主たるglutamate輸送体であるGLT-1の増強[22]が認められることから，キンドリングの後放電の短縮と遅延をもたらしたものと考えた．

GLT-1変異種で非常に早期にキンドリングの成立を見たことはGLT-1が大脳皮質での主要なグルタメート輸送体であることからうなずける．

後放電に関して図2に示すように刺激直後，後放電が出現する．当初刺激箇所のみに出現する．刺激回数が増すに従って対側対称部位に拡がり，他部位に拡延する．その場合でも刺激箇所がもっとも後放電の振幅が大きい．

GLAST欠損マウスでは後放電の持続時間が短く，対照群と有意に相違していた．

GLT-1変異種ではこれに反して最初の刺激で刺激箇所に後放電は出現するが，その部で次第に出現しなくなり，対側部位では反復して発作波が繰り返し出現するという奇異な現象を認めた．

発作間歇時棘波に関して，刺激前に扁桃核で自発性棘波をまったく認めないが，数回の刺激で棘

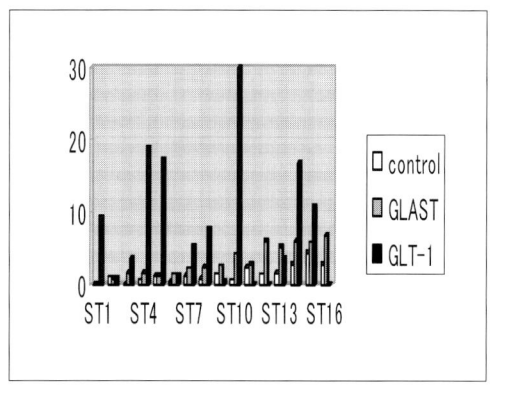

図3. The number of spikes at the stimulation place (amygdala: primary site) and contralateral homotopic place (secondary site) after the cessation of afterdischarge

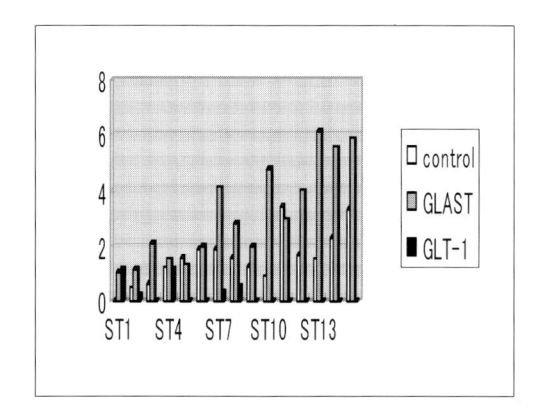

発作間歇時棘波：刺激前に扁桃核で自発性棘波をまったく認めなかった。数回の扁桃核刺激を行うと正常動物で後放電終了後，発作間歇時に少数の棘波の出現を認め，その数は刺激回数の増加とともに通常次第に増加してくる。

タテ軸：棘波数/分（発作後5分間の平均），ヨコ軸：刺激回数。

波が出現し，次第に増加してくる（図3）。GLAST変異種では対照群と比較してこの棘波の数は有意に多く，また対側扁桃核でも有意に多い棘波数を示した[19]。

GLT-1変異種では最初の刺激で終了後しばらくして頻回の自発性棘波が出現する。しかし刺激を繰り返すと刺激箇所にはほとんど発作波が出現しなくなる。対側対称部位には自発性棘波が出現する。また，最初の刺激後の棘波も鈍な形で同期性がやや衰えた時に出現するような形状を示していた。

自発性棘波はてんかん原性の指標になるが対照群より早く刺激箇所（刺激側扁桃核：一次側）に出現し，対側対称部位（対側扁桃核）にも早く出現し，対照群より増大していた。しかし，一次側の棘波出現数は対照群より早く消褪した[20,21]。通常数回の扁桃核刺激後に自発性棘波が出現するが，GLT-1欠損マウスでは1回刺激で自発性棘波の出現には十分であった。奇妙なことにその後刺激を繰り返すと刺激箇所では自発性棘波のみでなく後放電の出現まで次第に消失していった。このことはGLT-1輸送体を欠如することにより，グルタメート濃度調節が行われず，過剰興奮を早期にもたらす一方で，グルタメートによる毒性の結果から自発性放電の出現のみならず後放電まで出現しなくなったと考えられた。これらの結果はアストログリア由来の輸送体が一次ならびに二次てんかん原性に大きく関ることを示す。さらにその影響はGLT-1変異種で一層大きかった。この点の臨床的意義に関しては他の章でも述べる。

グルタメート輸送体変異種のキンドリング結果についてまとめると，キンドリングの進展過程について，GLAST変異種では遅れ，GLT-1変異種では非常に早かった。いずれの変異種でも二次てんかん原性は増強し，これらのグルタメート輸送体が二次てんかん原性に密接に関連していることは示された。GLT-1変異種では非常に早期にキンドリングが生じ，刺激箇所では自発性放電もまた，非常に早期に出現するが，その後，自発性放電も後放電も次第に消失していった。

通常キンドリングに際して腹側海馬におけるglutamateの放出が増大する[2]。GLT-1変異種では主たるglutamate輸送体であるGLT-1を欠如することにより，glutamateの異常放出はさらに増強し，その結果glutamateの細胞毒性が増強され，細胞ネットワークは退化したものと考えられる。向後これらのことについて機能的に，形態的に確認することが必要であろう。

おわりに

　以上てんかんと神経可塑性に関連する要因として，ここでは自発性てんかん性発射がその形態の上で当初多型性を示すが，約20分後には恒常的な形態を示すようになり時間依存性の永続的な記憶痕跡（エングラム）に変化することを示唆する。また棘波の発現や後放電の延長には蛋白合成が必要であること，小脳からの上行性促通系が関与すること，グルタメートの異常放出が海馬で生じ，キンドリングの進展過程と関連して増大すること，さらにグルタメート輸送体特に，グリア由来の輸送体，GLAST，GLT-1が関っていること，なかでもGLT-1輸送体を欠如するマウスではグルタメートの神経毒性が生じうることを示唆する実験結果を概説した。

文献

1) Goddard GV and Douglas RM : Kindling edited by Wada JA, Raven Press, New York pp 1-18, 1976
2) Ueda Y and Tsuru N : Bilateral seizure-related changes of extracellular glutamate concentration in hippocampi during development of amygdalid kindling. Epilepsy Research 18 : 85-88, 1994
3) Morrell F and Tsuru N : Kindling in the frog : Development of spontaneous epileptiform activity. Electroenceph Clin Neurophysiol 40 : 1-11, 1976
4) Morrell F, Tsuru N, Hoeppner TJ, et al : Secondary epileptogenesis in frog forbrain : Effect of inhibition of protein synthesis. Kindling edited by Wada, JA, Raven Press, New York, pp 41-60, 1976
5) Morrell F, Tsuru N, Hoeppner TJ, et al : Secondary epileptogenesis in frog forebrain : Effect of inhibition of protein synthesis. Can J Neurol Sci 2 : 407-416, 1976
6) Sutula T, Xiao-Xian H, et al : Synaptic reorganization in the hippocampus induced by abnormal functional activity. Science 239 : 1147-1150, 1988
7) Sutula T, Koch J, Golarai G, et al : NMDA receptor dependence of kindling and Mossy Fiber sprouting : Evidence that the NMDA receptor regulates patterning of hippocampal circuits in the adult brain. J of Neuroscience 16 (22) : 7398-7406, 1996
8) Julien RM, Halpern LM : Effects of diphenylhydantoin and other antiepileptic drugs on epileptiform activity and Purkinje cell discharge rates. Epilepsia 13 : 387-400, 1972
9) Tsuru N, Nishida Y, Kodama Y, et al : One autopsy case of myoclonus epilepsy (degenerative form) — A discussion for the mechanism of myoclonus—. Brain and Nerve 29 : 755-762, 1977
10) Tsuru N, Kawasaki H, Genda S, et al : Effect of unilateral dentate nucleus lesions on amygdaloid kindling in rats. Epilepsia 33 : 213-221, 1992
11) Tsuru N, Ueda Y, Yoshida K : Effect of unilateral cerebellar dentate lesion for amygdaloid kindling in cats. Epilepsia 34 (Suppl 2) : 60, 1993 (Proceedings of the 20th international Epilepsy Congress)
12) Tsuru N : Amygdaloid kindling and cerebellar dentate lesion. Frontiers of epilepsy research, edited by Tanaka T and Japan Winter Conference on Brain Research, Lifescience, Tokyo, pp 99-105, 1994
13) Watase K, Hashimoto K, Kano M, et al : Motor discoordination and increased susceptibility to cerebellar injury in GLAST mutant mice. Eur J Neurosci 10 : 976-988, 1998
14) During MJ and Spencer DD : Extracellular hippocampal glutamate and spontaneous seizure in the conscious human brain. The Lancet 341 : 1607-1610, 1993
15) Meldrum BS, Akbar MT, Chapman AG : Glutamate receptors and transporters in genetic and acquired models of epilepsy. Epilepsy Research 36 : 189-204, 1999
16) Tanaka K : Cloning and expression of a glutamate transporter from mouse brain. Neuroscience Lett 159 : 183-186, 1993

17) Tanaka K, Watase K, Manabe T, et al : Epilepsy and exacerbation of brain injury in mice lacking the glutamate transporter GLT-1. Science 276 : 1699-1702, 1997
18) Tanaka K : Functions of glutamate transporters in the brain. Neurosci Res 37 : 15-19, 2000
19) Tsuru N, Ueda Y and Doi T : Amygdaloid kindling in glutamate transporter (GLAST) knockout mice. Epilepsia 43 : 805-811, 2002
20) Tsuru N, Ueda Y : Early secondary epileptogenesis in the astroglial transporter (GLT-1) mouse. Epilepsia 41 (Suppl 7) : 228, 2001
21) Tsuru N : The devastating effect of glutamate in the glutamate transporter (GLT-1) knockout mice and its implication for the schizophrenia research. Research Communications 2005 (in press)
22) Ueda Y, Doi T, Tsuru N, et al : Expression of glutamate transporters and ionotropic glutamate receptors in GLAST knockout mice. Molecular Brain Res 104 : 120-126, 2002

〔鶴　紀子〕

2. てんかん精神病の発現機構

はじめに

てんかんの長期臨床経過においては，妄想や幻覚などの統合失調症に類似した精神病の有病率が約7～11％で一般人口と比較して高率である[1,2,3]。また，てんかん精神病者の一部はてんかんの存在と精神病の存在との間に逆相関関係がみられるため，"強制正常化"もしくは"交代性精神病"ともいわれてきた[4]。一方，1963年にSlaterら[5]はてんかん精神病の発現はてんかん罹病期間や脳障害との関連性があり，側頭葉てんかん（TLE）との関連性にも注目している。

これまでのところてんかん精神病の生物学的メカニズムは不明である。てんかん発症が20歳以前であること，10年以上のてんかん罹病歴があること，複雑部分発作，左側に焦点を有する側頭葉てんかんなど，複数の危険因子が関与しているといわれている[3]。とりわけ側頭葉内側構造における神経の発達異常が指摘されている[6,7]。最近の報告ではビガバトリンのような強力な抗てんかん薬治療[8,9]や精神病家族歴[10]もてんかん精神病発現の関連因子であるといわれている。

中脳辺縁ドパミン（DA）系の活動亢進がてんかん性精神病発現の原因になっているという仮説も提唱されている[11,4]。キンドリング動物モデルではDAアゴニストであるアポモルフィン[12,13]，メタンフェタミン（MAP）[14]，アンフェタミン[15]に対する長期持続性の過敏反応性がみられると報告されている。また，線条体や側坐核におけるDA D2受容体結合を調べると長期持続性に増加すること[13,16]，DA D2受容体mRNA発現が増加すること[17]，線条体におけるDAトランスポーター結合が減少すること[18]などが報告されている。

精神病を有する側頭葉てんかん患者のSPECT研究では1994年Ringら[19]が非精神病性患者と比較して線条体DA D2受容体に対する[^{123}I]iodobenzamide結合が減少していることを報告している。また1994年Reithら[20]は精神病既往歴のある側頭葉てんかん患者でのPET研究で線条体の（6-[^{18}F]fluoro-L-dopa）の代謝率が増加することを報告している。

てんかん精神病のDA過剰仮説が真実であるとしてもその厳密な神経機序，なかでもこれが前シナプスの異常なのか後シナプスの異常なのか，およびてんかん精神病と直接関連性があるのかどうかについては，これまでのところ十分解明されていない。

1. カイニン酸側頭葉てんかんモデルにおけるDA機能の変化[21]

カイニン酸モデルは頻回の自発発作やヒト側頭葉てんかんでもみられる海馬硬化に類似した神経病理変化（錐体細胞脱落やグリオーシス）がみられるため，慢性側頭葉てんかんモデルとして広く利用されている。

カイニン酸を左側扁桃核へ微量注入したてんかん重積モデル[22,23]を用いたわれわれの実験では，注入前と注入1ヵ月後でMAP誘発性移所運動を比較してみると対照群に比べカイニン酸群では基礎値よりも有意にMAP誘発性移所運動が増強していた（図1，2）。この増強効果は，DA D2受容体アンタゴニスト・ハロペリドールによって抑制されること（図3），また，ラットの線条体細胞外DA濃度をMAP投与前後で測定すると，投与後のDA濃度が上昇傾向である（図4）ことから考えると，てんかん脳におけるDA系機能が亢進していることがうかがえる。

一般にカイニン酸を投与された動物モデルでは錐体細胞脱落がみられるため，神経障害が行動面に影響を与える可能性は否定できない。とくに，海馬での錐体細胞脱落が目立ち，個体によっては

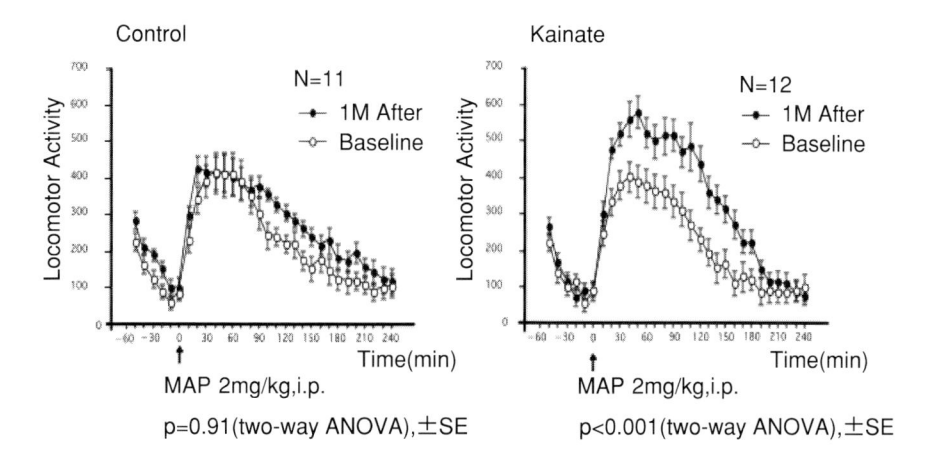

図1. メタンフェタミン誘発移所運動の経時的変化

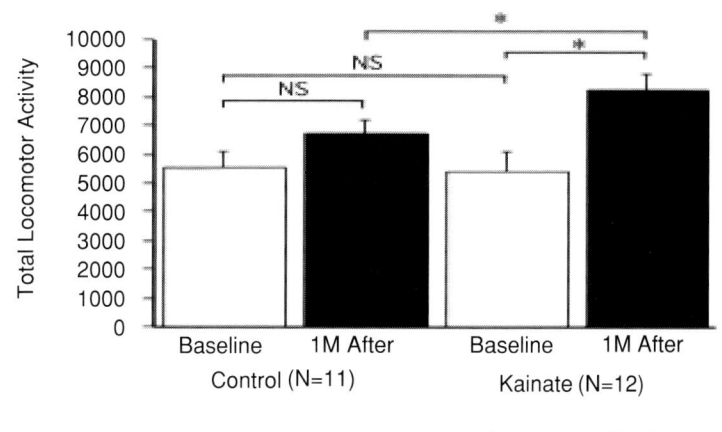

図2. メタンフェタミン投与後240分の合計運動量

* : p<0.05(Studen's t test)
NS : Not significant

残存する錐体細胞がわずかになっているものもある。しかしながら興味深いことに，海馬CA1での残存錐体細胞数とカイニン酸注入1ヵ月後のMAP誘発性移所運動増加量を検討すると，残存細胞数が多いほどMAP誘発性の増加運動量が多くなっているという正の相関関係が認められた（図5）。

それではカイニン酸モデルにおけるDA系の過敏反応はなぜ起こるのか？　その可能性について以下の4つのメカニズムが考えられる。

1. 脳障害によるものなのか？
先述のように海馬神経の脱落程度とは逆相関がみられるため否定的である。

2. 発作活動によってDA系の感作現象が生じたのか？
過去にGlenthojら[24]，Ben-Shaharら[25]は中脳辺縁系でのキンドリング効果を報告しているため，その可能性がある（後述）。

3. シナプス前からのDA放出の増強によるものなのか？
MAP投与により線状体のDA濃度増強がみられたため，その可能性がある。

4. シナプス後膜におけるDAレセプターの変化によるものなのか？
現段階ではカイニン酸モデルにおけるD1，D2，D4受容体結合に変化があるという報告は存在し

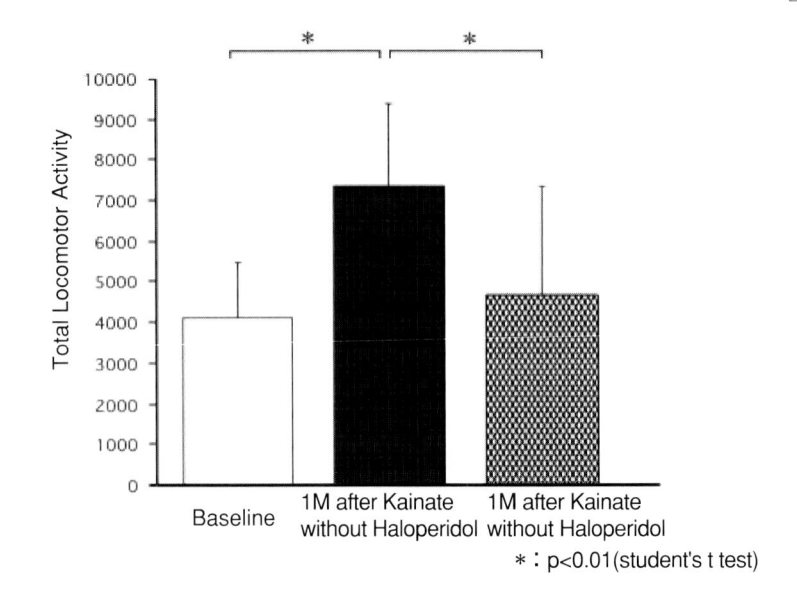

図3. 運動量増加に対するハロペリドールの効果

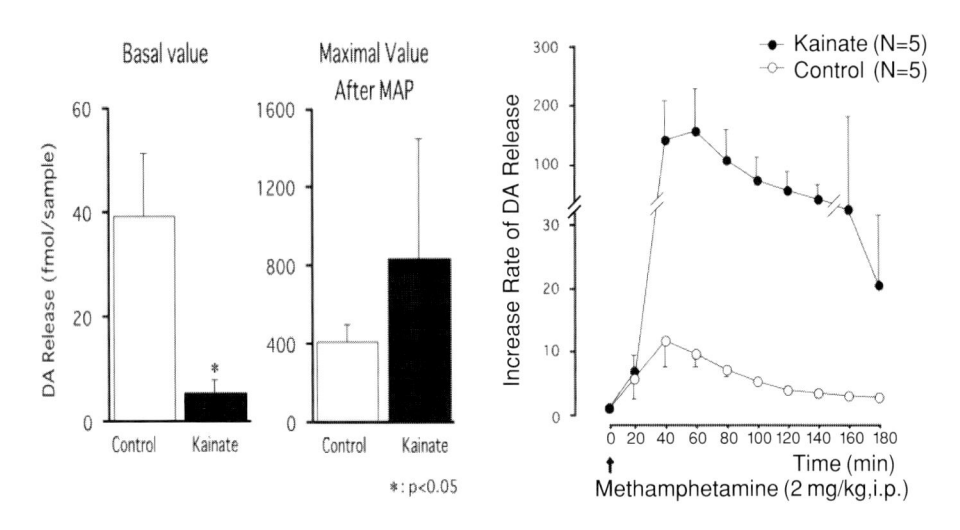

図4. 線条体ドパミン濃度

ない[26]。

2. VTAキンドリングにおけるDA機能の変化[27]

　腹側被蓋野（Ventral Tegmental Area, 以下VTA）は中脳辺縁系ドパミン系線維の起始部であり，多数のDA作動性ニューロンが分布し，A10神経群ともいわれる。この神経は側坐核，大脳皮質など広範囲に投射しておりVTAの投射野に対する制御機構の変化により様々な現象が引き起こされ，とくにMAPによる逆耐性現象や精神病症状発現に関与していると考えられている[28,29]。

　てんかん精神病における脳内DA系の関与を研究する目的でVTAを電気的に反復刺激し，キンドリング現象が生ずるか否かをVTAキンドリング前後におけるMAP投与後の自発運動量の変化を検討したのが図6である。両側VTA刺激を，1分間隔で1日20回加え，これを14日間反復し，VTAキンドリング前とキンドリング最終刺激2週間後にMAPによる自発運動量の変化を，赤外

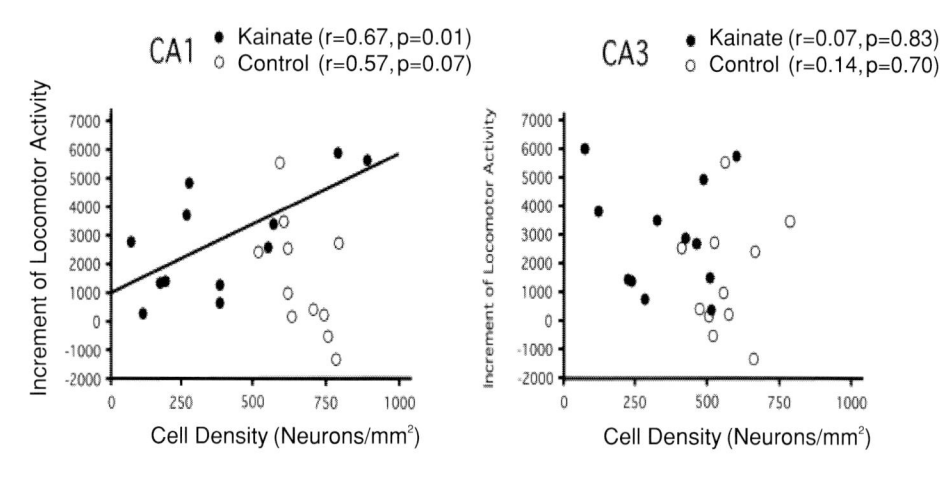

図5. 残存錐体細胞数と増加運動量に対の相関

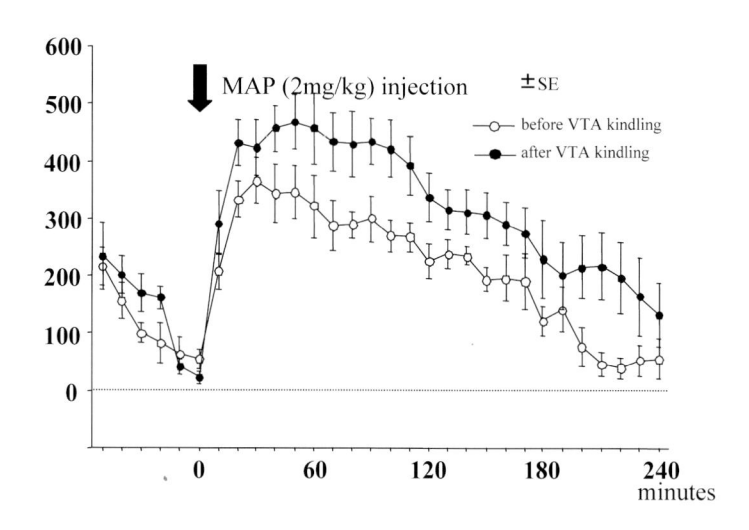

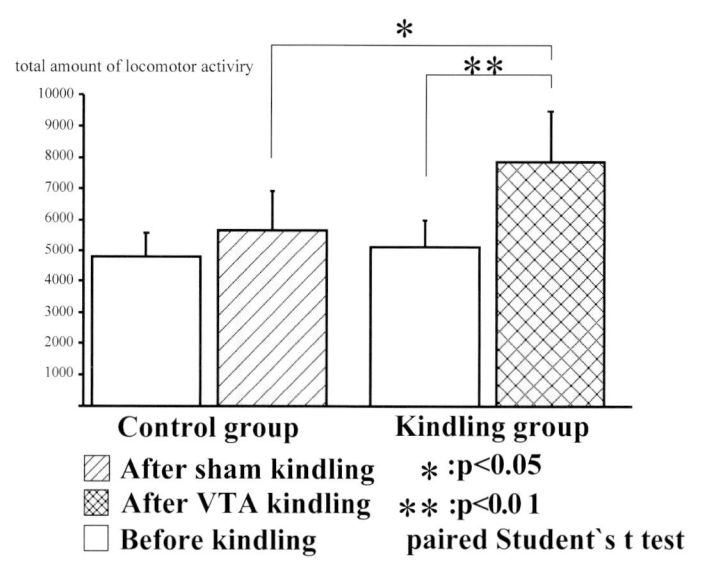

図6. VTA キンドリング

線感知器を用いて定量化した。VTAキンドリング群では自発運動が増加する傾向にあり，これをMAP投与後240分間の合計運動量で比較すると，VTAキンドリング群ではキンドリング前に比べ有意な運動量増加がみられた。

3. てんかん精神病の発現機序

てんかん精神病の症状は様々であり，発作性（ictal），発作後（postictal），挿間性（interictal）のように区別されている。発作性や発作後の精神症状は，発作に直接関連したものであり一定の期間を過ぎれば症状の改善をみる。これに反して挿間性での精神症状は慢性期にみられ，神経障害やDA神経系の過敏性獲得，そしてシナプスレベルでの再構築などが原因として考えられるだろう。以下てんかん精神病の発現機序を基礎研究レベルで考えていく。

MAP全身投与によって上昇した移所運動量は，カイニン酸モデル慢性期（重積発作1ヵ月後）において有意に増強し，この増強は比較的少量のHPD前処置によって拮抗された。また，カイニン酸処理ラット線条体のDA基礎値がコントロールと比較して低値（約1/7）であったことも考えるとDA神経系の変化が生じていると考えられる。てんかん精神病者と統合失調症者の両者では，非精神病性てんかん患者や正常対照群と比較してドーパ脱炭酸反応率が線条体で上昇しているという臨床報告[20]もあり，これは今回の結果と矛盾していない。これら精神病性障害において線条体DA放出は持続性に抑制されていると考えられる。DA過敏反応性の原因の一部は低下したDA基礎値に基づくのかもしれない。

海馬障害によりDA系過敏反応性がみられるという統合失調症の実験動物モデルが数多く報告されている[30]。コルヒチンやカイニン酸により惹起された両側海馬障害でも同様の反応が観察されるようになる[31]。カイニン酸投与では海馬CA1，CA3領域の明らかな錐体細胞数減少が生じた。それゆえにTLE脳でみられるDA過敏反応性は海馬障害によるのかもしれない。しかし今回の研究では海馬CA1領域の残存神経細胞数とMAP惹起性移所運動量の増強率とに正の相関関係が存在していた。これはカイニン酸惹起性発作重積状態による海馬CA1領域への障害がより大きければ，DA過敏反応性はより小さくなるということを示している。より広汎なイボテン酸による広汎な海馬障害では明らかなDA過敏反応性を生じていないこと[32]を考えると矛盾しないと思われる。側頭葉硬化を伴う患者ではてんかん性精神病に進展しにくいという報告[3]もありこれらを踏まえると海馬障害がてんかん脳におけるDA過敏反応性と直接的に関係しているとは考えにくいところがある。

現在までに発作活動が海馬，線条体，側坐核，前頭前野などのさまざまな脳部位で細胞外DAレベルを一時的に上昇させる[33,34,35,36,37]という報告や，発作が反復して起これば発作惹起性DA放出上昇が増強される可能性があるという[33,34,37]報告がある。

また，Csernanskyら[13]は標準的キンドリングラットではアポモルフィンに対し弱過敏性であったが"superkindled"ラットではアポモルフィンに対して過敏反応がみられたと報告している。つまり，てんかん脳におけるDA過敏反応性の増強はそれまでに経験した発作活動の回数や大きさに依存しているように思われる。

この現象はDAアゴニスト反復投与がDA放出の増強に伴って発現する異常行動を増強するという，"行動感作"過程に相当するものである[38,39,40]。

中脳辺縁系DA経路の主要起始部でもある腹側被蓋野（VTA）へのキンドリングによって，持続性（永続性）のアンフェタミン，MAP誘発性移所運動量増強が発現する[24,27]ということも報告されている。今回の研究では間接的にカイニン酸誘発性重積発作が（DA過敏反応性を発現させた）中脳辺縁DA系をキンドリングしたのかもしれない。

発作活動は苔状線維発芽[41]や歯状回顆粒細胞新生[42]のような海馬における多様な活動依存性シナプス可塑性を発現し得ることが報告されている。最近の報告によればシナプス再構成は海馬に限定されずTLEモデルの広汎な脳部位に広がっ

ていることが報告されている。たとえば，側脳室下領域[43]，線条体・大脳皮質[44]，梨状葉[45] でのシナプス再構成が報告されている。発作誘発性の神経新生とシナプス新生はDA系の異常シナプス可塑性に関連しているのかもしれない。

結論として，中脳辺縁DA系への病的感作や間接的なキンドリングにより慢性期てんかん脳においてDA過敏反応性が発展し，このことがてんかん精神病発症のメカニズムになっている可能性があると考えられる。

文献

1) McKenna PJ, Kane JM, Parrish K : Psychotic syndromes in epilepsy. Am J Psychiatry 142 : 895-904, 1985
2) Trimble MR : The psychosis of Epilepsy. Raven Press, New York, 1991
3) Torta R, Keller R : Behavioral, psychotic, and anxiety disorders in epilepsy : etiology, clinical features, and therapeutic implications. Epilepsia 40 (Suppl 10) : S2-20, 1999
4) Krishnamoorthy ES, Trimble MR : Forced normalization : clinical and therapeutic relevance. Epilepsia 40 (Suppl 10) : S57-64, 1999
5) Slater E, Beard AW, Glithero E : The schizophrenialike psychoses of epilepsy. Br J Psychiatry 109 : 95-150, 1963
6) Taylor DC : Factors influencing the occurrence of schizophrenia-like psychosis in patients with temporal lobe epilepsy. Psychol Med 5 : 249-254, 1975
7) Roberts GW, Done DJ, Bruton C, et al : A "mock up" of schizophrenia : temporal lobe epilepsy and schizophrenia-like psychosis. Biol Psychiatry 28 : 127-143, 1990
8) Sander JW, Hart YM, Trimble MR, et al : Vigabatrin and psychosis. J Neurol Neurosurg Psychiatry 54 : 435-439, 1991
9) Ferrie CD, Robinson RO, Panayiotopoulos CP : Psychotic and severe behavioural reactions with vigabatrin : a review. Acta Neurol Scand 93 : 1-8, 1996
10) Adachi N, Matsuura M, Okubo Y, et al : Predictive variables of interictal psychosis in epilepsy. Neurology 55 : 1310-1314, 2000
11) Trimble M : The relationship between epilepsy and schizophrenia : a biochemical hypothesis. Biol Psychiatry 12 : 299-304, 1977
12) Post RM, Squillace KM, Pert A, et al : The effect of amygdala kindling on spontaneous and cocaine-induced motor activity and lidocaine seizures. Psychopharmacology (Berl) 72 : 189-196, 1981
13) Csernansky JG, Kerr S, Pruthi R, et al : Mesolimbic dopamine receptor increases two weeks following hippocampal kindling. Brain Res 449 : 357-360, 1988
14) Sato M, Chen CC, Akiyama K, et al : Acute exacerbation of paranoid psychotic state after long-term abstinence in patients with previous methamphetamine psychosis. Biol Psychiatry 18 : 429-440, 1983
15) Leung LS, Ma J, McLachlan RS : Behaviors induced or disrupted by complex partial seizures. Neurosci Biobehav Rev 24 : 763-775, 2000
16) Csernansky JG, Mellentin J, Beauclair L, et al : Mesolimbic dopaminergic supersensitivity following electrical kindling of the amygdala. Biol Psychiatry 23 : 285-294, 1988
17) Gelbard HA, Applegate CD : Persistent increases in dopamine D2 receptor mRNA expression in basal ganglia following kindling. Epilepsy Res 17 : 23-29, 1994
18) Gordon I, Mintz M, Rosenne E, et al : Long-term effects of amygdaloid kindling on striatal dopaminergic terminals. Brain Res Bull 36 : 235-239, 1995
19) Ring HA, Trimble MR, Costa DC, et al : Striatal dopamine receptor binding in epileptic psychoses. Biol Psychiatry 35 : 375-380, 1994
20) Reith J, Benkelfat C, Sherwin A, et al : Elevated dopa decarboxylase activity in living brain of patients with psychosis. Proc Natl Acad Sci USA 91 : 11651-11654, 1994
21) Ando N, Morimoto K, Watanabe T, et al : Enhancement of central dopaminergic activity in the kainate model of temporal lobe epilepsy :

22) Tanaka T, Tanaka S, Fujita T, et al : Experimental complex partial seizures induced by a microinjection of kainic acid into limbic structures. Prog Neurobiol 38 : 317-334, 1992
23) Mathern GW, Cifuentes F, Leite JP, et al : Hippocampal EEG excitability and chronic spontaneous seizures are associated with aberrant synaptic reorganization in the rat intrahippocampal kainate model. Electroencephalogr Clin Neurophysiol 87 : 326-339, 1993
24) Glenthoj B, Mogensen J, Laursen H, et al : Electrical sensitization of the meso-limbic dopaminergic system in rats : a pathogenetic model for schizophrenia. Brain Res 619 : 39-54, 1993
25) Ben-Shahar O, Ettenberg A : Repeated stimulation of the ventral tegmental area sensitizes the hyperlocomotor response to amphetamine. Pharmacol Biochem Behav 48 : 1005-1009, 1994
26) Tarazi FI, Campbell A, Baldessarini RJ : Effects of hippocampal kainic acid lesions on striatolimbic dopamine D1-, D2-, and D4-like receptors. Neuroscience 87 : 1-4, 1998
27) Watanabe T, Morimoto K, Nakamura M, et al : Kindling of the ventral tegmental area induces supersensitivity in the central dopamine system. Brain Res 1003 : 194-198, 2004
28) Kalivas PW, Weber B : Amphetamine injection into the ventral mesencephalon sensitizes rats to peripheral amphetamine and cocaine. J Pharmacol Exp Ther 245 : 1095-1102, 1988
29) Vezina P, Stewart J : Amphetamine administered to the ventral tegmental area but not to the nucleus accumbens sensitizes rats to systemic morphine : lack of conditioned effects. Brain Res 516 : 99-106, 1990
30) Lipska BK, Weinberger DR : To model a psychiatric disorder in animals : schizophrenia as a reality test. Neuropsychopharmacology 23 : 223-239, 2000
31) Wilkinson LS, Mittleman G, Torres E, et al : Enhancement of amphetamine-induced locomotor activity and dopamine release in nucleus accumbens following excitotoxic lesions of the hippocampus. Behav Brain Res 55 : 143-150, 1993
32) Swerdlow NR, Halim N, Hanlon FM, et al : Lesion size and amphetamine hyperlocomotion after neonatal ventral hippocampal lesions : more is less. Brain Res Bull 55 : 71-77, 2001
33) Strecker RE, Moneta ME : Electrical stimulation of the kindled hippocampus briefly increases extracellular dopamine in the nucleus accumbens. Neurosci Lett 176 : 173-177, 1994
34) Dazzi L, Serra M, Porceddu ML, et al : Enhancement of basal and pentylenetetrazol (PTZ)-stimulated dopamine release in the brain of freely moving rats by PTZ-induced kindling. Synapse 26 : 351-358, 1997
35) Smolders I, Bogaert L, Ebinger G, et al : Muscarinic modulation of striatal dopamine, glutamate, and GABA release, as measured with in vivo microdialysis. J Neurochem 68 : 1942-1948, 1997
36) Khan GM, Smolders I, Lindekens H, et al : Effects of diazepam on extracellular brain neurotransmitters in pilocarpine-induced seizures in rats. Eur J Pharmacol 373 : 153-161, 1999
37) Becker A, Grecksch G, Thiemann W, et al : Pentylenetetrazol-kindling modulates stimulated dopamine release in the nucleus accumbens of rats. Pharmacol Biochem Behav 66 : 425-428, 2000
38) Kazahaya Y, Akimoto K, Otsuki S : Subchronic methamphetamine treatment enhances methamphetamine- or cocaine-induced dopamine efflux in vivo. Biol Psychiatry 25 : 903-912, 1989
39) Hamamura T, Akiyama K, Akimoto K, et al : Co-administration of either a selective D1 or D2 dopamine antagonist with methamphetamine prevents methamphetamine-induced behavioral sensitization and neurochemical change, studied by in vivo intracere-

bral dialysis. Brain Res 546: 40-46, 1991
40) Kalivas PW, Stewart J: Dopamine transmission in the initiation and expression of drug- and stress-induced sensitization of motor activity. Brain Res Brain Res Rev 16: 223-244, 1991
41) Sutula T, He XX, Cavazos J, et al: Synaptic reorganization in the hippocampus induced by abnormal functional activity. Science 239: 1147-1150, 1988
42) Parent JM, Yu TW, Leibowitz RT, et al: Dentate granule cell neurogenesis is increased by seizures and contributes to aberrant network reorganization in the adult rat hippocampus. J Neurosci 17: 3727-3738, 1997
43) Sato K, Iwai M, Nagano I, et al: Expression of highly polysialylated neural cell adhesion molecule in rat subventricular zone with exposure to repeated kindled seizures. Neurosci Lett 323: 244-246, 2002
44) Parent JM, Valentin VV, Lowenstein DH: Prolonged seizures increase proliferating neuroblasts in the adult rat subventricular zone-olfactory bulb pathway. J Neurosci 22: 3174-3188, 2002
45) Li S, Reinprecht I, Fahnestock M, et al: Activity-dependent changes in synaptophysin immunoreactivity in hippocampus, piriform cortex, and entorhinal cortex of the rat. Neuroscience 115: 1221-1229, 2002

〔渡辺岳海, 森本　清〕

3. Redox and Epilepsy

1. INTRODUCTION

Injection of FeCl$_3$ into the amygdalar nuclear complex of rodents results in chronic, spontaneous recurrent focal seizures showing generalized limbic behaviors similar to electrical kindling[1,2]. Although well characterized phenomenologically, the mechanism of FeCl$_3$-induced epileptogenesis remains unknown. Numerous studies have used in vivo microdialysis to evaluate the changes in extracellular glutamate and GABA levels in the hippocampus during epileptogenesis. These data suggest that recurrent seizures are related to the increased concentration of extracellular glutamate and the enhanced glutamate-mediated responses of NMDA receptors combined with the reduced GABA-mediated inhibition[3,4].

An essential component of the transmission process in glutamatergic synapses is removal of glutamate from the synaptic cleft by the action of transporter proteins. To date, GLAST[5], GLT-1[6] and EAAC-1[7] were identified in the forebrain[8]. Extracellular GABA concentration is also regulated by specific Na$^+$-dependent transporter proteins on presynaptic terminals and glial cells[9,10]. Three subtypes of GABA transporters (GATs), designated GAT-1[11], GAT-2[12] and GAT-3[13], have been identified in the rat brain. These transporter proteins modify extracellular GABA concentrations, but GAT-2 is found primarily throughout the leptomeninges[14] and is assumed not to be important for the regulation of extracellular GABA levels in the hippocampus.

We wondered whether the enhancement of glutamatergic excitatory synaptic transmission and the reduced GABAergic inhibitory synaptic transmission efficacy in the spontaneous epilepsy model might be associated with the observed changes in the levels of EAATs and GATs. From these reasons, we performed a series of experiments utilizing semi-quantitative western blotting with antibodies specific to the individual transporters to test this hypothesis.

In addition, EAATs possess a redox-sensing property, and undergo opposite functional changes in response to oxidation or reduction of reactive sulphydryls present in their structure. In particular, thiol (SH-) oxidation and disulphide reduction result in reduced and increased uptake capacity, respectively[15-19]. The SH-based redox modulatory site in glutamate transporters is targeted by endogenous oxidants (i.e., ROS or free radicals) and might constitute an important physiological or pathophysiological regulatory mechanism of glutamate uptake. From these reasons, it is important issue to explore the role of redox state on glutamate-mediated neuroexcitotoxicity, as well as EAATs protein expression. We performed the qualitative analysis of redox state in the interictal state in the hippocampus of amygdalar FeCl$_3$ injected animals.

2. MATERIALS AND METHODS

All animal experiments were reviewed and approved by the Animal Welfare Committee of

Miyazaki Medical College (approval number: 1998-158-2).

1) Chronic FeCl₃-induced epilepsy model

We used a standard method to create a colony of rats with chronic, recurrent limbic-type partial seizures with spontaneous secondary generalized seizure induced by amygdalar FeCl$_3$ injection[20]. Twenty-four male Wistar rats were kept in hanging cages; they had unlimited access to food and water and were exposed to 12-hour light-dark cycles. Surgical procedures were conducted following anesthesia with sodium pentobarbital (37.5 mg/kg, i. p.). Stereotaxic coordinates were determined with the rat brain atlas of Paxinos and Watson[21]. The incisor bar was set 3.3 mm below the interaural line. While under anesthesia, a polyethylene tube containing a stylet to serve as an external guide cannula (1.09 mm o.d., 0.55 mm i.d., 2.5 cm in length) was stereotaxically implanted and anchored to the skull with miniature screws and dental cement. This cannula was fixed at 5.6 mm anterior and 4.8 mm to the right of the lambda, and 8.5 mm below the surface of the skull, positioning it at the right amygdaloid body. Selected rats for in vivo microdialysis experiment to estimate redox had the guide cannula placement but were prepared without dental cement in the region of the skull where the microdialysis guide cannula was planned to be placed. Five days after this operative procedure, the stylet was replaced with an internal delivery cannula (0.5 mm o.d., 0.25 mm i.d.). FeCl$_3$ was dissolved in saline solution (100 mM, pH 2.2). FeCl$_3$ solution (1.0 μl) was injected through the inner cannula by means of a microinfusion pump (EP-60; Eicom, Tokyo, Japan) set at a rate of 1.0 μl/min (Fe group; n=18). The external guide cannula was used for EEG recording with an electroencephalograph (type 1A63; SAN-EI, Tokyo, Japan). Rats in the control group (n=12) were each injected with 1.0 μl of saline (pH 2.2). Both EEG and behavior were observed for at least 6 hrs after completion of the injection.

Sixty days after amygdalar injection of either FeCl$_3$ or the vehicle control, rats were used for western blotting analysis (n=12; Fe group, n=6; control group, n=6) and in vivo microdialysis for estimating redox state (n=12; Fe group, n=6; control group, n=6) as follows.

2) Western blotting of EAATs and GATs protein

Six rats from the Fe group and 6 control rats were sacrificed at 60 days after amygdalar FeCl$_3$ injection. Their brains were immediately removed and placed on a glass slide that was in contact with ice, and both hippocampi were removed by blunt dissection. Each hippocampus was homogenized in 1 ml ice-cold 0.32 M mannitol containing 1 mM EDTA (pH 7.4). Protein concentrations were determined by the Bio-Rad DC protein assay using bovine serum albumin as a standard. Samples of total protein (30 μg/7.5 μl each) were solubilized by adding 7.5 μl of loading buffer (4 % SDS, 20 % glycerol, and 125 mM Tris-HCl, pH 6.8) and then boiled for 5 min. To obtain resolution of both small and large proteins, the samples were analyzed by discontinuous one-dimensional Tris-SDS-PAGE (4 % stacking gel and 10 % separating gel). Proteins from the gel were transferred by electroblotting to a 0.2-mm nitrocellulose membrane followed by blocking for 10 min in 10 % nonfat milk in PBS buffer containing 1 % Tween 20 (PBS-T). Following this washing, the blot was incubated for 2 hrs in anti- GLT-1 (0.33 μg/ml), anti-GLAST (0.33 μg/ml), anti-EAAC-1 (0.33 μg/ml), anti-GAT-1 (0.33 μg/ml) and anti-GAT-3 (0.33 μg/ml) in PBS-T containing 0.67 % blocking agent.

These primary antibodies were rabbit affinity-pure and purchased from Alpha Diagnostic International. (San Antonio, TX). The blot was then incubated with horseradish peroxidase-conjugated goat anti-rabbit IgG for 20 min (1:3000; Chemicon), and processed for immunoreactivity using enhanced chemiluminescence (Amersham). The membrane was then stripped and incubated with β-tubulin antibody (1:1000; Sigma) for normalization; this antibody has been used as a standard for western blotting in various epilepsy models, such as kindling[22] and the kainic acid-induced epilepsy model[23]. The linearity of the relationship between optical density and standard protein concentration curves (7.5–60 μg/lane) was verified on each film; all samples fell within the standard range.

For quantitative analysis of GLAST, GLT-1, EAAC-1, GAT-1 and GAT-3 protein, each transporter/β-tubulin ratio of the density in each sample was calculated, and the mean ratio in the control group was set as 100 %.

3) *In vivo* microdialysis for redox state estimation

Redox state was evaluated utilizing the nitroxide radical elimination as reported previously[24,25]. Fifty-five days after $FeCl_3$ injection, selected rats (n=12; Fe group, n=6; control group, n=6) for the experiment of redox estimation re-operated to implant the microdialysis guide cannula. Five days recovery period, the hippocampal perfusion with artificial cerebrospinal fluid (aCSF) at 2.0 μl/min (EP-60, EICOM Japan) was started, and the perfusate has been directly led into the cavity of electron para magnetic resonance (EPR) spectrometer (FR 30, JEOL, Japan). BBB-permeable nitroxide radical, 3-methoxycarbonyl-2,2,5,5-tetramethylpyrrolidine-1-oxyl (PCAM) was used for evaluation of redox state. EPR measurement was started just after PCAM (200 mM, 2 mmol/kg) i.p. administration. EPR measurements were conducted under the following conditions: microwave power, 4 mW; microwave frequency, 9.42 GHz; static magnetic field, 3310.5G; modulation width, 1G; sweep width, 8.5G; sweep speed=3.2G/min; gain=40 x. The EPR signal intensity was measured as the peak-to-peak height of the lowest field component ($M_1=+1$) of triplet spectra.

4) Statistical analysis

Comparison of protein expression between two groups were carried out using the Mann-Whitney U-test.

3. RESULTS

1) Changes in EAATs and GATs protein expression in the hippocampus

Fig. 1 shows western blotting of EAATs, while **Fig. 2** of GATs. Positioning of bands in the lanes of western blotting: the position of GLAST was 65kDa, that of GLT-1 was 73kDa, that of EAAC-1 was 69 kDa[26], that of GAT-1 was 67 kDa[11], that of GAT-3 was 71 kDa[27], and that of β-tubulin was 50 kDa[22].

Sixty days after $FeCl_3$ injection, GLAST and GLT-1 protein also were reduced to about 50% of control levels (**Fig. 1**). In $FeCl_3$ group, EAAC-1 protein was increased to about 150–200 % of the control level in the hippocampus (**Fig. 1**). GAT-1 protein level differed significantly between the $FeCl_3$ and control group, but GAT-3 protein level were significantly increased to about 140–180 % (**Fig. 2**).

2) Redox state in the hippocampus with the epileptogenesis

EPR spectra of the dialysate samples

FIG. 1

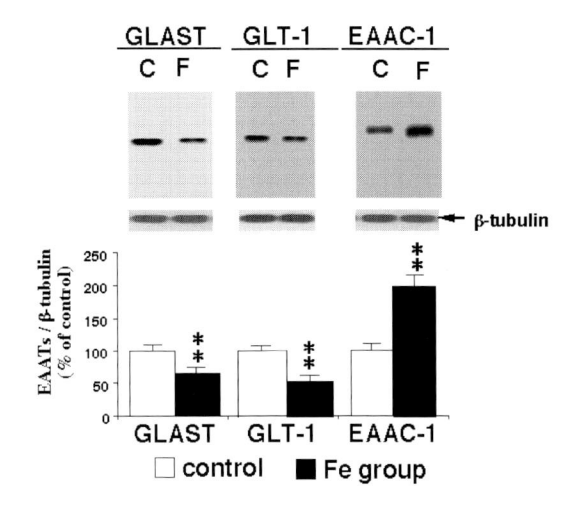

Semi-quantitative western blottings of EAATs in the hippocampus of rats in the control (C) and Fe (F) groups. Values are means±SE (bars) of six separate animals per group. ＊ $p<0.05$, ＊＊ $p<0.01$ compared with the corresponding hippocampus in the control group (Mann-Whitney U-test). Insert: Representative western blottings of EAAT and β-tubulin for normalization, respectively.

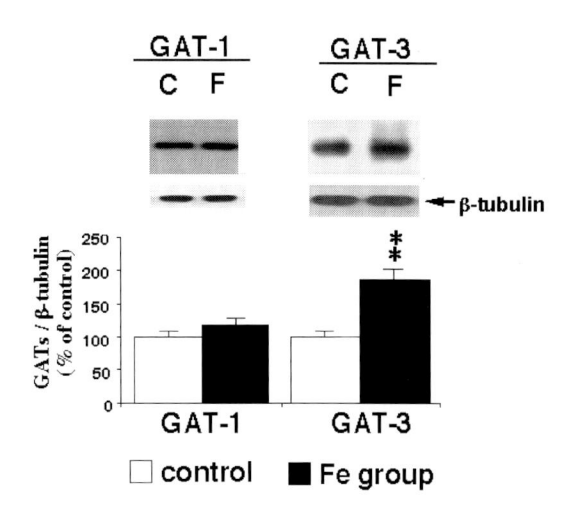

FIG. 2

Semi-quantitative western blottings GATs in the hippocampus of rats in the control (C) and Fe (F) groups. Values are means±SEM (bars) of six separate animals per group. ＊＊ $p<0.01$ compared with the corresponding hippocampus in the control group (Mann-Whitney U-test). Insert: Representative western blottings of GATs and b-tubulin for normalization, respectively.

showed a successive decrease in amplitude without change in linewidth compared with the first spectrum after PCAM injection in both groups. The decreasing ratio in amplitude of PCAM reflects the decrease in the amount of paramagnetic species since there was no change in the signal linewidth. When plotted on a semilogarithmic scale, the signal intensity decayed in a linear and highly reproducible fashion (correlation coefficient in the Fe group=0.9645±0.0009 ; in the control group=0.9846±0.0008 : mean±S.E.M.), indicated that the signal intensity decayed exponentially (**Fig. 3A**). Thus, the half-life of decay reflected the anti-oxidant ability of this biologic system[24,25]. The average of half-life of PCAM ESR signal intensity obtained from the ventral hippocampus in rats of Fe group was 35.02±4.78 min (mean±S.E.M), and that in the control group was 19.52±3.67 min. The half-life of the Fe group was significantly longer than that of the control group ($p<0.01$, see **Fig. 3B**).

4. DISCUSSION

In the present study, Fe-administered animals showed chronic recurrent seizures over the 60-day postinjection period, and at the end of this period, they showed lower GLT-1 protein levels than the controls. GLAST protein were decreased as well. Tessler et al. (1999)[28] and Mathern et al. (1999)[29] found similar changes in expression of glial EAATs in human temporal lobe tissue obtained from patients with epilepsy. In the former study[28], the level of GLAST protein was lower in samples from epileptic patients than those from controls. Mathern et al. (1999)[29] found decreased expression of GLT-1 protein in the hilus and radiatum

FIG. 3

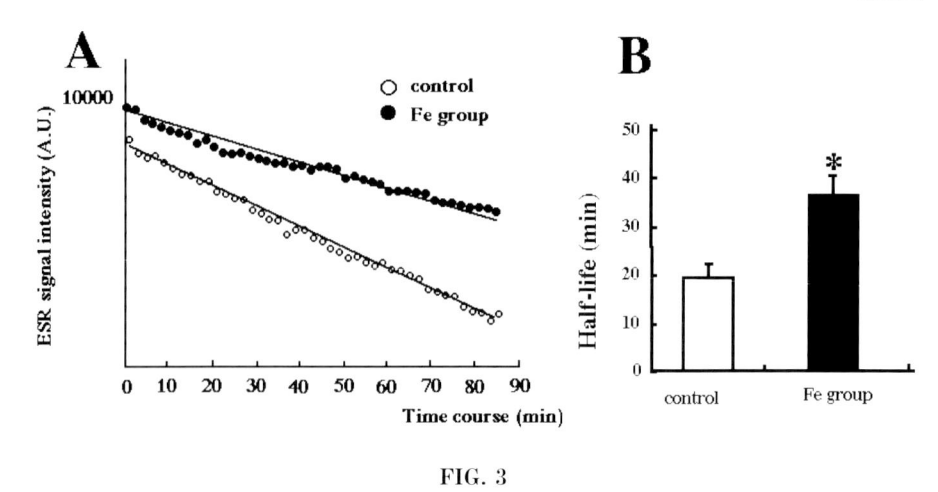

A ; Representative blots of the time-dependent change in the EPR signals of PCAM obtained from the perfusate of the control and Fe groups. We measured the EPR signal amplitude as the peak-to-peak height of the low field component ($M_I = +1$) of PCAM. The amplitude was characterized by successive decreases without change in linewidth. When plotted on a semilogarithmic scale, the signal intensity decayed in a linear and highly reproducible fashion, which indicated that the signal intensity decayed exponentially. EPR signal intensity in control group decreased promptly compared with Fe group.

B ; This graph showing half-life was constructed from measurements presented as the mean±S.E.M.. The half-life of PCAM in Fe group was statistically longer than that of control (＊ $p < 0.01$ by Mann-Whitney U-test).

of the hippocampus and increased expression of EAAC-1 in the stratum granulosum of the sclerotic hippocampus obtained from resected temporal lobes of humans with temporal epilepsy.

Changes in the molecular regulation of GABA transporters were also observed in this study. Epileptic seizures have been thought to becaused upon the collapse of the GABAergic system[30,31]. GAT-1 is a transporter protein reported to be responsible for approximately 85% of GABA re-uptake[32], and is widely distributed in neurons and astrocytes in hippocampal and limbic regions[14,33]. Although both GAT-1 and GAT-3 are present in astrocytes, only GAT-1 has been detected in axon terminals that form synapses[14]. GAT-3 has a lower affinity for GABA than does GAT-1 and may be localized more exclusively in astrocytes[34]. In the present study, although there was no significant difference in GAT-1 protein expression between the Fe and control groups, GAT-3 mRNA and protein, expressed mainly in astrocytes, increased in the hippocampus of rats in Fe group.

GABA transporters regulate GABA activity by uptake of GABA into excitatory and inhibitory presynaptic regions[32,35]. Further, these proteins may reverse the direction of transport, resulting in non-vesicular, Ca^{++}-independent GABA release following depolarization[36,37,38]. Increased production of GAT-3 could serve to reverse the transport of GABA from the glia to the extracellular space as a protective response upon the onset of seizure. Such an effect would aid in the balance of excitatory and inhibitory neuronal activities, and limit propagation of epileptiform discharge from the ipsilateral regions during seizures. However, since secondary epileptogenic foci are established easily in contralateral brain regions[39], this reversed transport of GABA through increased GAT-3 may be ineffective. Indeed, given that drugs with an action similar to that of nipecotic acid—i.e., drugs that increase the extracellular GABA levels by blocking GABA transporters—are effective in seizure control[40], the increase in GAT-3 protein we observed could contribute to decreased hippocampal GABA levels by facilitating re-uptake of GABA into the GABA pool at interictal state. Decreased extracellular GABA levels interictally, coupled with increased glutamate levels, would result in the increased excitation in the hippocampus and spontaneous seizures.

The direct evidence for increased lipid peroxidation in neuronal membrane during kainic acid-induced seizures[41] suggested that increased formation of lipid radicals may participate in the cascade of reactions leading to the chronic epileptogenesis in the hippocampus. Since removal of PCAM by dialysis has to occur in both the Fe group and the control rats, we believe Fe^{+++} induced epileptogenesis results in prolonged half-life of nitroxide radicals because of impaired anti-oxidant activity in the hippocampus. Altered intracerebral capacity for reducing free radicals may be fundamental to Fe^{+++}-induced epileptogenesis. In fact, administration of reductants before the giving $FeCl_3$ results in both attenuation of Fe^{+++}-induced neurotoxicities and intensity of convulsions[42]. Prolonged half-life of nitroxide radicals in rats of Fe group, measured while they were freely moving, suggests that anti-oxidant capacity is decreased in the hippocampus. This decreased anti-oxidant ability would be due to the excessive production of free radicals (viz. oxidation stress) caused by Fe^{+++}-induced seizures that consumed reducing agents in the brain[24,41,43]. A state of oxidation will suppress re-uptake by glutamate transporters, given that these transporters have a SH-redox modulatory site that is vulnerable to endogenous oxidants[44]. Thus, not only down-regulation of glial glutamate transporters occur, but functional failure of glutamate transport induced by oxidized redox state would combine to cause elevation of extracellular glutamate levels.

In summary, we conclude that the collapse of glutamate regulation we observed critical to the development of chronic, spontaneous seizures and neurotoxicity that result from amygdalar Fe^{+++} injection would be derived from not only the molecular down-regulation, but also the oxidized redox state suppressing EAATs function.

ACKNOWLEDGEMENT

This study was supported by a Grant-in-Aid for Scientific Research (C) (2) (16591146) from the Ministry of Education, Science, Sport and Culture, Japan (to Y.U.).

REFERENCES

1) Willmore LJ, Hurd RW, Sypert GW : Epileptiform activity initiated by pial iontophoresis of ferrous and ferric chloride on rat cerebral cortex. Brain Res 152 : 406-410, 1978
2) Willmore LJ : Post-traumatic epilepsy : cellular mechanisms and implications for treatment. Epilepsia 31 : S67-73, 1990
3) During MJ, Spencer DD : Extracellular hippocampal glutamate and spontaneous seizure in the conscious human brain. Lancet 341 : 1607-1610, 1993
4) Ueda Y, Tsuru N : Simultaneous monitoring of the seizure-related changes in extracellular glutamate and gamma-aminobutyric acid concentration in bilateral hippocampi following

development of amygdaloid kindling. Epilepsy Res 20 : 213-219, 1995
5) Storck T, Schulte S, Hofmann K, et al : Structure, expression, and functional analysis of a Na(+)-dependent glutamate/aspartate transporter from rat brain. Proc Natl Acad Sci USA 89 : 10955-10959, 1992
6) Pines G, Danbolt NC, Bjoras M, et al : Cloning and expression of a rat brain L-glutamate transporter. Nature 360 : 464-467, 1992
7) Kanai Y, Hediger MA : Primary structure and functional characterization of a high-affinity glutamate transporter. Nature 360 : 467-471, 1992
8) Kanai Y, Smith CP, Hediger MA : A new family of neurotr ansmitter transporters : the high-affinity glutamate transporters. Faseb J 7 : 1450-1459, 1993
9) Amara SG, Kuhar MJ : Neurotransmitter transporters : recent progress. Annu Rev Neurosci 16 : 73-93, 1993
10) Ribak CE, Tong WM, Brecha NC : GABA plasma membrane transporters, GAT-1 and GAT-3, display different distributions in the rat hippocampus. J Comp Neurol 367 : 595-606, 1996
11) Guastella J, Nelson N, Nelson H, et al : Cloning and expression of a rat brain GABA transporter. Science 249 : 1303-1306, 1990
12) Clark JA, Deutch AY, Gallipoli PZ, et al : Functional expression and CNS distribution of a beta alanine-sensitive neuronal GABA transporter. Neuron 9 : 337-348, 1992
13) Borden LA, Smith KE, Hartig PR, et al : Molecular hete rogeneity of the gamma-aminobutyric acid (GABA) transport system. Cloning of two novel high affinity GABA transporters from rat brain. J Biol Chem 267 : 21098-21104, 1992
14) Durkin MM, Smith KE, Borden LA, et al : Localization of messenger RNAs encoding three GABA transporters in rat brain : an in situ hybridization study. Brain Res Mol Brain Res 33 : 7-21, 1995
15) Volterra A, Trotti D, Floridi S, et al : Reactive oxygen species inhibit high-affinity glutamate uptake : molecular mechanism and neuropathological implications. Ann N Y Acad Sci 738, 153-162, 1994
16) Volterra A, Trotti D, Racagni G : Glutamate uptake is inhibited by arachidonic acid and oxygen radicals via two distinct and additive mechanisms. Mol Pharmacol 46 : 986-992, 1994
17) Volterra A, Trotti D, Tromba C, et al : Glutamate uptake inhibition by oxygen free radicals in rat cortical astrocytes. J Neurosci 14 : 2924-2932, 1994
18) Trotti D, Rizzini BL, Rossi D, et al : Neuronal and glial glutamate transporters possess an SH-based redox regulatory mechanism. Eur J Neurosci 9 : 1236-1243, 1997
19) Trotti D, Danbolt NC, Volterra A : Glutamate transporters are oxidant-vulnerable : a molecular link between oxidative and excitotoxic neurodegeneration?. Trends Pharmacol Sci 19 : 328-334, 1998
20) Ueda Y, Willmore LJ, Triggs WJ : Amygdalar injection of $FeCl_3$ causes spontaneous recurrent seizures. Exp Neurol 153 : 123-127, 1998
21) Paxinos G, Watson C : The Rat Brain in Stereotaxic Coordinates, 2nd edn. New York : Academic, 1986
22) Miller HP, Levey AI, Rothstein JD, et al : Alterations in glutamate transporter protein levels in kindling-induced epilepsy. J Neurochem 68 : 1564-1570, 1997.
23) Ueda Y, Doi T, Tokumaru J, et al : Collapse of extracellular glutamate regulation during epileptogenesis : down-regulation and functional failure of glutamate transporter function in rats with chronic seizures induced by kainic acid. J Neurochem 76 : 892-900, 2001
24) Ueda Y, Yokoyama H, Ohya-Nishiguchi H, et al : ESR spectroscopy for analysis of hippocampal elimination of a nitroxide radical during kainic acid-induced seizure in rats. Magn Reson Med 40 : 491-493, 1998
25) Ueda Y, Nakajima A, Tokumaru J : Antiox-

idant ability and lipid peroxidation in the hippocampus with epileptogenesis induced by Fe^{3+} injection into the amygdaloid body of rats. Neurochem Res 28 : 1895-1900, 2003

26) Rothstein JD, Dykes-Hoberg M, Pardo CA, et al : Knockout of glutamate transporters reveals a major role for astroglial transport in excitotoxicity and clearance of glutamate. Neuron 16 : 675-686, 1996

27) Borden LA : GABA transporter heterogeneity : pharmacology and cellular localization. Neurochem Int 29 : 335-356, 1996

28) Tessler S, Danbolt NC, Faull RL, et al : Expression of the glutamate transporters in human temporal lobe epilepsy. Neuroscience 88 : 1083-1091, 1999

29) Mathern GW, Mendoza D, Lozada A, et al : Hippocampal GABA and glutamate transporter immunoreactivity in patients with temporal lobe epilepsy [see comments]. Neurology 52 : 453-472, 1999

30) Morimoto K : Seizure-triggering mechanisms in the kindling model of epilepsy : collapse of GABA-mediated inhibition and activation of NMDA receptors. Jpn J Psychiatry Neurol 43 : 459-463, 1989

31) Kamphuis W, Huisman E, Veerman MJ, et al : Development of changes in endogenous GABA release during kindling epileptog enesis in rat hippocampus. Brain Res 545 : 33-40, 1991

32) Borden LA, Smith KE, Vaysse PJ, et al : Re-evaluation of GABA transport in neuronal and glial cell cultures : correlation of pharmacology and mRNA localization. Receptors Channels 3 : 129-146, 1995

33) Ribak CE, Tong WM, Brecha NC : Astrocytic processes compensate for the apparent lack of GABA transporters in the axon terminals of cerebellar Purkinje cells. Anat Embryol (Berl) 194 : 379-390, 1996

34) Lopez-Corcuera B, Liu QR, Mandiyan S, et al : Expressi on of a mouse brain cDNA encoding novel gamma-aminobutyric acid transporter. J Biol Chem 267, 17491-17493, 1992

35) Isaacson JS, Nicoll RA : The uptake inhibitor L-trans-PDC enhances responses to glutamate but fails to alter the kinetics of excitatory synaptic currents in the hippocampus. J Neurophysiol 70 : 2187-2191, 1993

36) Harris KM, Miller RJ : Excitatory amino acid -evoked release of [3H] GABA from hippocampal neurons in primary culture. Brain Res 482 : 23-33, 1989

37) Attwell D, Barbour B, Szatkowski M : Nonvesicular release of neurotransmitter. Neuron 11, 401-407, 1993

38) Risso S, DeFelice LJ, Blakely RD : Sodium-dependent GABA-induced currents in GAT1-transfected HeLa cells, J Physiol (Lond) 490 : 691-702, 1996

39) Tanaka T, Tanaka S, Fujita T, et al : Experimental complex partial seizures induced by a microinjection of kainic acid into limbic structures. Prog Neurobiol 38 : 317-334, 1992

40) Suzdak PD, Jansen JA : A review of the preclinical pharmacology of tiagabine : a potent and selective anticonvulsant GABA uptake inhibitor. Epilepsia 36 : 612-626, 1995

41) Ueda Y, Yokoyama H, Niwa R, et al : Generation of lipid radicals in the hippocampal extracellular space during kainic acid-induced seizures in rats. Epilepsy Res 26 : 329-333, 1997

42) Hsieh CL, Chen MF, Li TC, et al : Anticonvulsant effect of Uncaria rhynchophylla (Miq) Jack. in rats with kainic acid-induced epileptic seizure. Am J Chin Med 27 : 257-264, 1999

43) Waterfall AH, Singh G, Fry JR, et al : Detection of the lipid peroxidation product malonaldehyde in rat brain in vivo, Neurosci Lett. Nov 10 ; 200 (1), 69-72, 1995

44) Trotti D, Nussberger S, Volterra A, et al : Differential modulation of the uptake currents by redox interconversion of cysteine residues in the human neuronal glutamate transporter EAAC1. Eur J Neurosci 9 : 2207-2212, 1997

(Yuto Ueda)

IV. てんかんと可塑性

4. ELマウス異常可塑性成立に関わる神経栄養因子の果たす役割

1. 要 旨

目的：てんかんミュータントであるELマウスでは，発作を繰り返し起こした履歴を持つEL[s]では，発作起始部の頭頂皮質と発作が全般化する海馬CA1に強いDNA断片化が検出される。一方，発作履歴のないEL[ns]でも弱い断片化が認められる。これは，DNA断片化が単に発作の結果ではないことを示している。にもかかわらず，ELの頭頂皮質と海馬では，細胞脱落は認められていない。さらに，このDNA断片化が検出され始める時期とてんかん原性の成立時期はほぼ一致する。

一方，神経栄養因子は，本来幼弱な時期の細胞の生存維持に関わっており，この急激な減少は神経細胞死を起こす。近年，神経芽細胞成長因子の1つであるFGF-2は，てんかん原性確立時にてんかん焦点関連部位で過剰発現を認め，単に神経細胞の生存に関与するだけでなく，記憶やてんかんといった神経可塑性にも大きな役割を演じていることが明らかにされている。したがって，神経保護作用を有する神経栄養因子がELマウスのてんかん原性確立に及ぼす影響を明らかにするのが本研究の目的である。

材料・方法：1954年旧国立予防衛生研究所今泉部長が脳水腫II系DDYマウスより分離した，局在関連性2次性全般化てんかんであるELマウスを用いる。週1度の発作誘発刺激を生後5週齢より与え続けたELの頭頂皮質，海馬について，発達の影響を調べるため，5，8，10，12，15，19，28週齢の雄マウスを用い10％homogenateを作成する。神経成長因子検索として，monoclonal Anti-BDNF, FGF-2, NT-3を用いる。これらを用い，Western blottingの手法により各因子をNIH image with Macrosによって半定量を行う。

結果：海馬ではBDNFはictogenesis（初めて発作を起こすようになるまでの過程）の確立する8週齢から12週齢とてんかん原性（繰り返し発作を起こすようになる過程）の確立する19週齢前後に二相性の発現ピークを示した。NT-3は8週齢から12週齢に発現ピークを示し，19週齢前後の発現ピークはより低かった。FGF-2は5週齢より，直線的に増大してゆき24週齢で最大の発現を認めた（図1）。

結論・考察：BDNFの発現は発作の結果起こるとされてきたが，ELマウスでの発現時期は強い発作の後ではなく，てんかん原性確立過程と一致する。また，20週齢を超えて発作の閾値が低くなるとむしろ，その発現は低下傾向を示した。さらに，8-12週齢という初めて発作を経験する時期にも発現のピークを示したという事実は，BDNFの発現が単に発作の結果ではなく，てんかん原性の全過程に関与しているものと考えられる。ELマウス海馬では，NT-3は発達につれて低下傾向を示した。これとは逆に，FGF-2は発達につれ増大傾向を示した。これはFGF-2のもつ細胞保護作用を反映している可能性も考えられる。このように神経栄養因子は脳内部位と発達段階に特異的にてんかん原性に関与しており，異常可塑性の成立に重要な鍵になるものと思われる。

2. はじめに

1) てんかん関連遺伝子の同定

tottering（tg）マウスはヒト欠神てんかんの

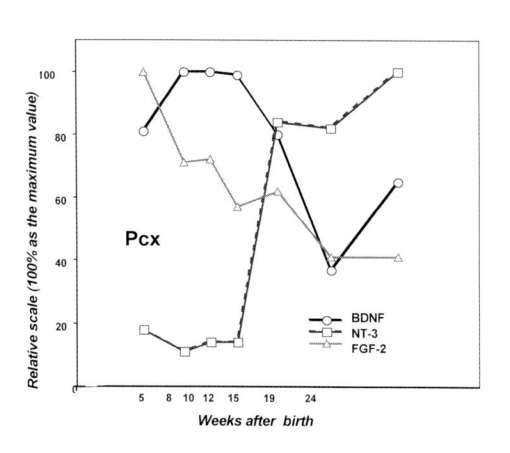

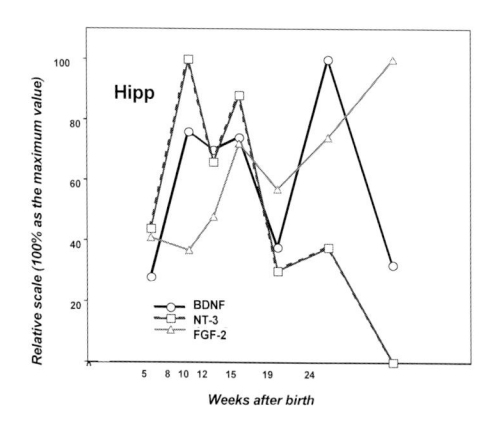

図1. a, b：発達過程におけるELマウス脳での神経栄養因子BDNF, NT-3, FGF-2の相対的発現
Pcx：Parietal cortex, Hipp：Hippocampus。

モデルと考えられておりtg locusのミュータントであるが，この遺伝子は遅発性で，劣性遺伝形式をとり運動失調に至る中枢神経変性を起こす。positional cloningの手法を用いて，このマウスはalpha 1A voltage-sensitive calcium channelの遺伝子変異であることが突き止められた。これは，ほ乳類の中枢神経系に特異的なvoltage-sensitive calcium channelの突然変異によるものであって，欠神てんかんに関わる責任遺伝子として同定された最初のものである[2]。

単一遺伝子疾患は，異常遺伝子の検索にはもっとも有力な武器となる。すでに200以上の単一遺伝子症候性てんかんが知られている。しかしこれらてんかんの臨床例は様々な中枢神経疾患を合併しているため，てんかん原性との関係を直接的に証明するのには大きな困難を伴う[1,3]。ほ乳類の中枢神経系において，抑制性神経伝達の中心となるionotropic GABA-A受容体もまた，特発性全般化てんかんのてんかん原性との関与が示唆されている。そこで，第5染色体q32-q35に存在するヒトGABA-A受容体alpha 1 subunit（GABARA1）および，gamma 2 subunit（GABRG2）の遺伝子における，dinucleotide repeatの遺伝的多型性の検討がIGEsの患者家族を対象として行われたが，結果はnegativeであった[4]。

以上のように，一部のヒトてんかんにおいてもその責任遺伝子が部分的に解明されつつある。特に分子遺伝学的手法を用いたてんかんモデル動物における解明は長足の進歩を見せている。しかし，この解釈には慎重な姿勢が求められている。例えば，トランスジェニックマウスのてんかんモデルを用いて，いくつかの遺伝子と繰り返し起こる膜の同期した過剰興奮性を検討した結果，Noebels JLらは，これらの遺伝子はいずれも単独あるいは数個の遺伝子群だけで膜の興奮性を制御しているとは考えられず，細胞自体の様々な機能との関連が示唆されただけであったと述べており，いわゆるepilepsy genesなるものは，間接的に膜の可塑性に関与しているのみであって，様々な遺伝子の発現が複雑に調節された結果，てんかん原性が成立するため，あるてんかんでは，その発症が遺伝的に支配されているにも関わらず，発達過程の遅くに発病するものと考えられるとしている。さらに，これらの遺伝子およびそれに伴う変化をもって，直ちにてんかん原性を説明するには時期尚早であると結んでいる[5]。

そこで本稿では，てんかん原性について，遺伝子からではなく，機能蛋白に着目して，なかでも神経栄養因子の役割について述べ，さらにそれが神経細胞死，とりわけApoptosisとどうか関わっているか考察したい。

2）神経成長因子・神経栄養因子

ラット海馬 rapid キンドリングを例にとると，海馬歯状回において，brain-derived neurotrophic factor（BDNF），nerve growth factor（NGF），TrkB，TrkC mRNA は2時間後に一過性に上昇を示し，neurotrophin-3（NT-3）は，12-24時間後，最低レベルに低下していた。Growth associated protein（GAP-43）は逆に著明に上昇していた。このモデルでは，mossy fiber sprouting は，てんかん原性の確立と平行して観察され，可塑性成立を支える形態学的根拠担っているものと思われている。一方，各神経成長/栄養因子の遺伝子の発現については一過性に発現する場合は，てんかん原性確立への引き金になるのではないかと考えられている[8]。

NT-3 遺伝子欠損マウスである NT-3 mutant マウスでは扁桃核キンドリングが成立しにくいが，部分発作を誘発させるに必要な刺激は wild type と変わりはなく，誘発部分発作から伝搬全般化過程がおさえられている。発作誘発後の BDNF レベルは上昇している。NT-3 レベルはてんかん原性の確立過程に重要な役割を果たすものと考えられる[9]。

3）神経細胞死

1972年 Kerr，Wyllie and Currie らは，生理的細胞死について細胞壊死と区別して超微形態的検討（細胞膜の泡沫化，核の分解など）により"apoptosis"の概念を提唱した。その後細胞分裂を行う真核細胞では特に発達過程で正常組織の恒常性を保つうえで apoptosis は，むしろもっとも一般的な形態であることがわかってきた。一方，細胞分裂を行わない神経細胞中枢神経系でも，apoptosis は様々な神経変成疾患[7]はじめ，カイニン酸投与てんかん重積発作ラットや，小発作のモデルであり電位依存性カルシウムチャンネル遺伝子 alpha1A の欠損ミュータントである tottering マウス脳においても観察されている。

EL マウスについてはすでに，発作関連遺伝子の座位がいくつか同定されているにも関わらず，そのいずれもが単独ではてんかん発現遺伝子とはならないことが知られている。しかし DNA レベルでの異常の検討は特にフリーラジカルの標的としてみた場合，きわめて重要である。EL マウスは局在関連性2次性全般化発作のモデルであり，組織傷害の程度は上述のモデルに比べてきわめて軽度ではあるが，焦点複合を形成する海馬，頭頂皮質でのフリーラジカルの亢進，NO の増大，最初期発現遺伝子（c-fos, zif）のてんかん原性獲得過程での部位特異的発現など apoptosis の存在をうかがわせる知見が集積してきている。そこで EL マウス脳における DNA フラグメンテーションの局在について，Tunnel 法を用いて検討した。検出された蛍光をアルカリフォスファターゼ（AP）によって可視光に転換，検出した。コントロールである DDY では30週齢（adult）でも，40週齢（老化の影響を受けている）でも DNA フラグメンテーションは検出されなかった。また EL[s]，EL[ns] を問わず30週齢と40週齢間に差は認められなかった。EL[s] では海馬 CA1 と頭頂皮質に検出された[7,8]。一方，EL[ns] では海馬では検出できず，頭頂皮質から EL[s] より弱くかつより狭い領域でしか検出されなかった。

DNA フラグメンテーションが検出されたからといって直ちに EL マウスの焦点複合部位に programmed cell death が存在し，これがてんかん原性に関わるとはいえないが，上記部位は c-fos 発現部位や GABA 作動系異常部位とも一致している。したがってこれらの知見が EL マウスてんかんにおける異常可塑性成立の物質的基盤を構成している可能性はあると思われる。

さらに，これらの現象はキンドリングモデルにおいても認められている。1回の海馬キンドリング刺激後5時間目で海馬に DNA fragmentation を示す TUNNEL 陽性細胞が海馬歯状回に検出された。また，rapid kindling ではさらに強い DNA fragmentation が観察された。これらの現象は，蛋白合成阻害剤である cyclohexamide によって認められなくなったが，NMDA 受容体の antagonist である MK-801 では影響を受けなかった。カイニン酸投与モデルでも海馬歯状回に TUNNEL 陽性細胞が検出され，それらの細胞は同時に神経細胞に特異的な抗原である Neu-N でも染めだされた。さらに興味深いことには，キ

ンドリンの場合，刺激様式に関わらず，細胞分裂の指標であるbromodeoxyuridine (BrdU) をも取り込んでいる細胞が認められている。これらの現象は，海馬歯状回では発作誘発後，神経細胞死と細胞増殖が同時に起きていることを示している[12,13]。

3. おわりに

ELマウス頭頂皮質ではBDNFはictogenesisの認められる8-12週齢に過剰発現していた。NT-3は少し遅れて，epileptogenesisの認められる初期15週齢で発現のピークを認めた。FGF-2はictogenesisの始まる5-10週齢に過剰発現を認めた。BDNFの発現は発作の結果起こるとされてきたが，ELマウス頭頂皮質での発現時期は，強い発作の後ではなく，むしろ最初の発作が起こる時期に強く発現しており，NT-3も少し遅れるものの，てんかん原性確立前にそのピークを迎えた。さらにFGF-2においては，まだ発作を経験していない個体の方が多い時期に，発現のピークを示した。この事実は，BDNF，NT-3，FGF-2といった神経栄養因子の発現が単に発作の結果ではなく，てんかん原性の全過程に，それも発作起始部である頭頂皮質においてはそのきわめて早い時期に関与しているものと考えられる。神経栄養因子は発達段階に特異的に，てんかん原性に関与しており，異常可塑性の成立に重要な鍵になるものと思われる。

文 献

1) Sander T, Hildmann T, Kretz R, et al: Allelic association of juvenile absence epilepsy with a GluR 5 kainate receptor gene (GRIK1) polymorphism. Am J Med Genet 74 (4): 416-21, 1997

2) Fletcher CF, Lutz CM, O'Sullivan TN, et al: Absence epilepsy in tottering mutant mice is associated with calcium channel defects. Cell 87 (4): 607-17, 1996

3) Berkovic SF, Scheffer IE: Epilepsies with single gene inheritance. Brain Dev 19 (1): 13-18, 1997

4) Sander T, Hildmann T, Janz D, et al: Exclusion of linkage between idiopathic generalized epilepsies and the GABAA receptor alpha 1 and gamma 2 subunit gene cluster on chromosome 5. Epilepsy Res 23 (3): 235-244, 1996

5) Noebels JL, Sutherland ML, Nahm WK, et al: Molecular and cellular plasticity in developing epileptic brain. Cold Spring Harb Symp Quant Biol 61: 319-326, 1996

6) Murashima YL, Yoshii M, Suzuki J: Ictigenesis and epileptogenesis in EL mice. Epilepsia 43 130-135, 2002

7) Murashima YL, Yoshii M, Suzuki J: Role of Nitric oxide synthetase (NOS) in the epileptogenesis in EL mice. Epilepsia 41 (suppl. 6): S195-199, 2000

8) Elmer E, Kokaia M, Kokaia Z, et al: Delayed kindling development after rapidly recurring seizures: relation to mossy fiber sprouting and neurotrophin, GAP-43 and dynorphin gene expression. Brain Res 712 (1): 19-34, 1996

9) Elmer E, Kokaia M, Ernfors P, et al: Suppressed kindling epileptogenesis and perturbed BDNF and TrkB gene regulation in NT-3 mutant mice. Exp Neurol 145 (1): 93-103, 1997

10) Kokaia M, Ferencz I, Leanza G, et al: Immunolesioning of basal forebrain cholinergic neurons facilitates hippocampal kindling and perturbs neurotrophin messenger RNA regulation. Neuroscience 70 (2): 313-327, 1996

11) Ferencz I, Kokaia M, Keep M, et al: Effects of cholinergic denervation on seizure development and neurotrophin messenger RNA regulation in rapid hippocampal kindling. Neuroscience 80 (2): 389-399, 1997

12) Bengzon J, Kokaia Z, Elmer E, et al: Apoptosis and proliferation of dentate gyrus neurons after single and intermittent limbic seizures. Proc Natl Acad Sci USA 94 (19): 10432-10437, 1997

13) Liang F, Jones EG: Differential and time-dependent changes in gene expression for type II calcium/calmodulin-dependent protein kinase,

67 kDa glutamic acid decarboxylase, and glutamate receptor subunits in tetanus toxin-induced focal epilepsy. J Neurosci 17 (6) : 2168-2180, 1997

(村島善也,鈴木二郎,吉井光信)

V．「グルタミン酸」と「てんかん，統合失調症」

1．グルタメートと統合失調症
── グルタミン酸による侵害的影響とその臨床的意義特に統合失調症に関連して ──

はじめに

グルタメート（グルタミン酸 GLU）は興奮性アミノ酸の一種で，NMDA 受容体を介して記憶，認知に重要な役割を持っている。従来てんかんと GLU の関連は指摘されてんかん性異常興奮に際して GLU の異常放出が報告されている[1,2,3]。ここでは近年注目されている統合失調症に視点をあて扁桃核の役割，扁桃核と前頭葉皮質の相互作用，扁桃核キンドリングにおける GLU，GLU 輸送体ノックアウトマウスのキンドリング，統合失調症における GLU 作動性ニューロンの脆弱性について論ずる。

1．統合失調症の概念とこれまでの研究

統合失調症はクレペリンによれば青年期に発症し，次第に人格変化をもたらす早発性痴呆をその中核群とする。幻覚，妄想を示し，一過性に症状が出現し人格変化の少ない辺縁群も存在する。Crow[4] は幻覚妄想を主とするのを I 型，陰性症状を示すのを II 型と分類している。そして人格変化のなかでもっとも問題なのは積極性が消失し，ひきこもってくるといういわゆる陰性症状の出現である。この陰性症状はこれまでの抗精神病薬による治療効果が乏しいものであった。その本態は前頭葉症状の脱落症状に類似する。この成因に関して発達障害，MRI 上での側頭葉，前頭葉の変化を指摘する報告も多い。

統合失調症と GLU 仮説に関しては最近多くの総説が出されている[5,6]。近年 Lewis ら[7] は錐体細胞の形態から背外側前頭葉皮質の第3層に位置する錐体細胞の棘が著しく減少し，また細胞体の大きさが統合失調症では減少していることを述べ，この GLU 作動系の変化が視床からの入力の変化のみで説明できないことから，交連線維からの入力や皮質間連合線維と関連する可能性を述べている。さらに同様の変化が上側頭回にも認められると述べている[8]。しかしながらその成因に関しては明らかにされていない。

2．統合失調症と前頭葉機能活性

前頭葉の眼球運動中枢の機能活性はある程度前頭葉機能活性と関連していることが知られている。われわれは片側の側頭葉に焦点を有す側頭葉てんかん者について心理テスト上でベントン視覚記銘テストの誤謬数の左右差が存在することを報告した[9,10]。右に側頭葉焦点を有す患者では右周辺図形に誤謬が多く，左側頭葉に焦点を有す患者では左周辺図形に誤謬が多い。また，両側同時に対称的な正中神経刺激を行い，頭蓋上にて体知覚誘発電位を記録すると皮質由来とされる N 60 の振幅が焦点側で高いことから焦点側の大脳の活動性が高いことが想定された[9,10]。すなわち，右と左の焦点の局在により，視覚認知，記銘の左右差とともに，誘発電位の分布が異なった。この理由として側頭葉由来の発作が全般化する時には，前頭葉を巻き込むことが必須であることから，始終その影響を受ける前頭部の活性に変化が生じている可能性があり，それが誘発電位の左右差に反映していると指摘した。すなわち，焦点側では両側の眼球運動中枢の活性度に左右差が生じ，側頭葉の刺激病巣（焦点）と反対側を好んで見る。そのため，焦点側に誤謬を生じやすい結果となったと推測した。

統合失調症の中核群（陰性症状を呈する群）において同様に体知覚誘発電位，眼球運動とベントン視覚記銘テストを行うと，体知覚誘発電位では両側中心部（Fz，C3，C4）での N 60 の振幅は正常者より低振幅で，C3 と C4 を比較すると左

側でさらに低振幅であった。ベントン視覚記銘テストで、右周辺図形の誤謬が左に比較して有意に多いことを報告した[9,10]。アイマークレコーダーによる眼球運動でも左右対照図形を見た場合注視点の移動が少なく、左視野に注視点がよりとどまりやすいことを示した[11]。これらの結果から前頭葉機能の低活性とともに、ことに左辺縁-前頭葉系の低活性が著しいことを報告した。

3. 統合失調症とドパミン仮説

ところでこれまでの統合失調症に関する研究では主としてドパミン（DA）との関連を論じたものが多い。中脳辺縁系DA系の活性が異常興奮をもたらし、DA遮断薬が抗精神病作用を示す。したがって抗精神病薬はDA遮断作用を持つものが多く、その力価の強さが抗精神病作用と相関することから抗精神病効果とドパミン遮断作用を関連づけていた。その後 Laruelle[12] は統合失調症の線条体でのD2受容体の過活動性が一貫して認められるものの、この結果は抗精神病薬作用と関連があり、このことが古典的DA仮説の根拠となっていたと述べ、このDA異常は一過性の陽性症状と関連があると述べている。この陽性症状の病理に皮質下のDA過活動性が関連し、前頭葉ではむしろDA伝達の障害が認められ、そのことが統合失調症の認知障害に深く関っている可能性を指摘している。そして統合失調症のDA不均衡仮説に言及している。

4. グルタメート仮説の登場

近年まで抗精神病薬は陽性症状には効果を示すものの、陰性症状を示す統合失調症の中核群に対してはほとんど無力であった。最近クロザピンが陰性症状の改善作用を示すとして注目されており、クロザピンがNMDA受容体を介して作用していること、主要なGLU輸送体GLT-1をdown-regulateし、GLU作動性があることから、GLUとの関連が論じられている[13,14]。

また他方ではGLU仮説はフェンサイクリジン（PCP）が統合失調症類似の臨床症状を示し、その作用がNMDA受容体を非競合的に阻害することによることからも支持されている[15]。NMDA拮抗薬はGLUのNMDA受容体を遮断することにより統合失調症類似の陽性、陰性症状を示す。このことから統合失調症との関連が指摘されている。

ここでは、1) 扁桃核と前頭葉との関連を論じ、2) 扁桃核と側坐核の機能に関してGLU作動系が果たす役割に言及し、3) 扁桃核刺激キンドリングを用いてGLU輸送体を欠如したマウスでの特異的な変化、4) その結果生じ得る扁桃核をはじめとする辺縁系機能の脱落の可能性について述べ、5) 統合失調症におけるGLU作動系の異常、特に統合失調症のNMDA受容体機能低下モデルに関して述べ、GLU系の異常と関連して生じ得る辺縁系-前頭葉機能低下モデルが有用であることを示したい。

1) 扁桃核の役割と、扁桃核と前頭葉皮質の相互作用

近年扁桃核の機能について、a. 外的刺激の情報を意味づける評価系[16,17]である、b. 条件付けとくに恐怖条件付けに扁桃核が必須である[18,19]、c. 表出された情動を弁別するための責任領域である[20,21]、d. 状況弁別[22,23]に必要である、e. 記憶殊に情動課題に関連する[20,24]、f. ヒトの人間性（信頼性）といった判断に関る[25]といった多くの報告がなされている。

扁桃核からは前頭皮質全般に直接の投射路がある[26]。また、内側前頭葉から扁桃核への直接投射路が存在する[27]。扁桃核と前頭葉眼窩野ならびに内側前頭葉との線維連絡は強固でしかも双方向性であるが、一方外側前頭葉との連絡は一方向性で上行性である[27]。扁桃核と側頭葉の線維連絡はよく知られているが、その機能を実行するのに、前頭部との機能関連が殊に重要となる。例えば扁桃核と報酬の記憶に関して前脳基底部からの線維連絡[24]が指摘されている。

扁桃核は中心核、皮質内側部、基底外側核と3部に分けられる。扁桃核基底外側核は高次感覚領と連合領を含む側頭部皮質と相互に線維連絡している。また同部は視床背内側核（medial dorsal nucleus），基底核（basal nucleus）と前部線条体，前頭前野皮質に投射している[28]。

恐怖あるいは不安行動を修飾する扁桃核の役割に関して，扁桃核と内側前頭前野の相互連絡線維が恐怖反応や恐怖，不安条件づけの消去に決定的に関っていると考えられている[29]。正常な動物で扁桃核機能を薬剤で阻害すると恐怖条件付けが阻害される[30]。さらに，近年パニック発作時の扁桃核の異常興奮が指摘されている。これらのことは扁桃核が外部からの刺激に情動的色彩を弁別し，与え，調節する役割を担っていることを示す。また前頭前野は条件付けの獲得およびそしてもはや強化されなくなった条件付けの消去に関与しており，扁桃核との相互連絡はその情動的色彩に大いに関与している。状況ともはや関連しなくなったある種の情動の保続，例えば，突発する不安発作，ひいては恐怖，不安が持続した状態（妄想気分のような）にこれらの系の関与も想定される。

2）扁桃核の機能とグルタメート作動系の関与

側坐核は情動と行動との接点ともいわれる[31]。

前頭葉と扁桃核には相互連絡があり，前頭葉と扁桃核からの側坐核へのGLU作動性連絡路は動機付けや情動的に対応した行動の表出に対する鍵ともなる経路と考えられている[32]。側坐核におけるDA遊離が，扁桃核の基底外側核に依存する刺激－報酬連合に反応する行動と側坐核の機能を反映することから，扁桃核刺激を行い側坐核と前頭前野のGLUとDAを測定した報告がある[33]。それによれば，いずれの箇所でもGLUは増大するが，DAについて前頭部で増大を認めるが，扁桃核の刺激中に側坐核では増大しない。前頭前野にGLU受容体AMPA拮抗薬あるいはmGluR2作動薬を注入すると，扁桃核の刺激による側坐核でのDA遊離が増大することから，その制御に前頭前野でのGLU作動系が関っている。したがって前頭葉の制御機構が扁桃核から駆動される側坐核における目標志向行動におそらくは抑制的に関り，そこにGLUが関連している[33]。この制御が失われると異常行動や外的刺激終了後にも持続する情動の保続をもたらすと考えられる。この現象の解剖学的背景として扁桃核の基底外側核から

前頭前野と側坐核に至るGLU作動性の投射[34,35]が知られている。このことが前に述べたある種の情動の状況と無関係な保続にグルタメート系の関与を疑わせる。

また，扁桃核の機能として表情弁別機能があるがケタミンでGLUの機能を阻害すると扁桃核が担うその機能が障害される[36]。これらのことからGLU作動性の機能が，扁桃核前頭葉連絡路の障害をもたらし，脳の統御機能，ことに辺縁系と前頭葉機能関連に決定的に関っていることが考えられる。

3）扁桃核キンドリングにおけるグルタメートとグルタメート輸送体欠如マウスでの特異的な変化

キンドリングは扁桃核を微弱な電流で間歇的に刺激すると後放電が延長し，運動領にも拡がり，次第に行動上の変化が起こり，ついには全身けいれん発作に至る現象である。GLUは哺乳類の中枢神経において顕著な興奮性アミノ酸である。われわれは扁桃核キンドリングを行い，発作時にラットの腹側海馬において両側性にGLU濃度が著しく増大するのを認めた[1,2]。GLAST，GLT-1はGLUが細胞外に放出された際にそれを取り込むことで細胞外液中のグルタメート濃度を調節しているアストログリア由来の主要なGLU輸送体である。GLASTは小脳に多く存在し，GLT-1は大脳皮質に広く分布する[37,38,39]。

われわれはGLASTあるいはGLT-1をノックアウトしたマウス[40,41]でキンドリングを行い[42]，そのキンドリングの進展過程，後放電の持続時間，二次てんかん原性について検討した。詳細は別章に譲るが，ここではGLT-1変異種で認められた興味深い結果を示す。

図1は通常数回の扁桃核刺激後に初めて出現する自発性てんかん性発射がGLT-1を欠如する変異種では単回の刺激後に既に刺激箇所の左扁桃核に出現している。刺激を繰り返すと進行性に刺激箇所での後放電が出現しなくなり（ここでは表示していない），それとともに，図2に示すように自発性棘波も刺激箇所では消失し，対側対称部位（右扁桃核）に頻回出現するようになる。すなわち，刺激回数の増加とともに通常その頻度を増加

EEG (GLT-1-1mutant) Prestimulation 1

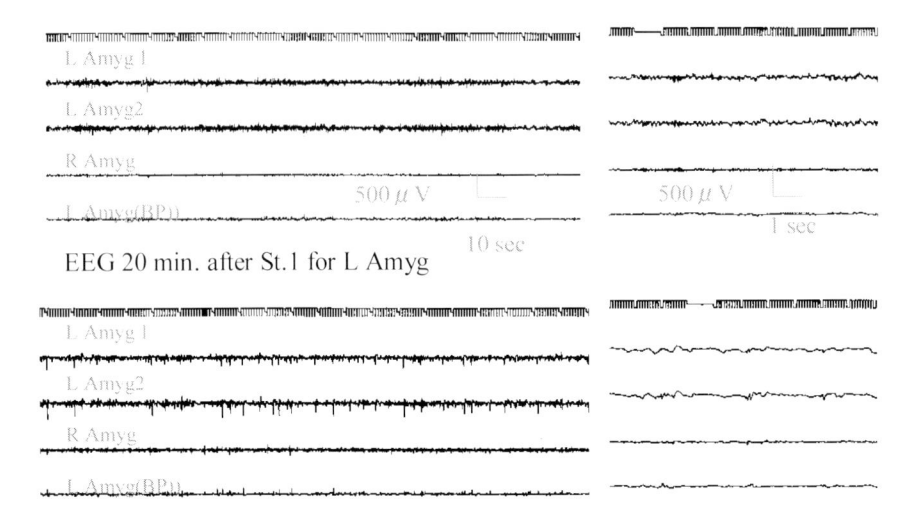

EEG 20 min. after St.1 for L Amyg

図1．扁桃核発作波の出現

GLT-1欠損変異種では刺激前には発作波を認めないが，第1回の左扁桃核への刺激後に早くも多数の棘波の出現を認めた．

する刺激箇所のてんかん性発射が，GLT-1変異種では非常に早期に棘波の出現となり，数回の刺激でもはや出現しなくなった．このことはGLT-1という主要なGLU輸送体を欠いているためにGLUの細胞外濃度調節が損なわれ，早期にGLUの有害作用が発現した結果と推察される．GLT-1KOマウスにおいて示されるGLUの著しい侵襲的な脳への影響はGLU系の脆弱性の存在を示唆し，ある種の脱落症状の病因ともなり得る．

4) グルタメート系と扁桃核ひいては辺縁系機能の動態

扁桃核とGlutamateに関してケタミンがfMRIで表情弁別課題に認められる正常者の変化をブロックすることが報告されている[36]．ケタミン投与で視覚領野や小脳に変化がないことから扁桃核機能に特異的に変化をもたらしたと考えられる．ケタミンはGLUのNMDA受容体拮抗薬であることから，扁桃核の機能と関連してGLU系が関っていることは考えられる．

GLUの作用は扁桃核のみとは限らない．図3はVTAからのDAがNACにおいて海馬やBLA扁桃核基底外側核からのGLU系ならびに前頭葉からのGLU系により制御されていることを示す（Laruelle[12]より改変）．視床のMD核（mediodorsal nucleus）は扁桃核，視床下部，嗅脳から入力を受け前頭部に伝える．GLUの低下はDA系の異常をもたらし，制御されない混乱した情報は視床での中継核MD核を経由し前頭葉に至る．このような異常な状態が長期に持続すれば永続的な変化を生じ得る．

また，扁桃核の基底外側核は側坐核や前頭葉のストレスに対する腹側被蓋野から投射するDAの反応を修飾することが知られている[43]．

これらを総括的に考慮すれば，GLUは扁桃核，前頭葉の機能活性に多大の影響をもたらしており，もし，その系に例えばGLT-1変異種のようなGLU系の脆弱性が存在すれば，VTAからのDAの側坐核での代謝に影響し，統御されないこととなり，状況と不釣合いな情動を引き起こし得る．このことは例えば統合失調症の病初期にはパニック発作様の，あるいは妄想気分のような扁桃核の異常興奮が想定され，晩期になると慢性期の中核群に認められるような扁桃核－前頭葉機能の低活性をもたらし得る．

EEG (GLT-1-1mtant) Prest　　　EEG 5 min.after St4 for Lamyg　continued

L Amyg 1

L Amyg2

R Amyg

L Amyg (BP)

500μV/1sec　　　　　　　　　　　　　　500μV/10sec

EEG　Pre St.8　　　　　　　EEG 5 min. after St 8　　continued

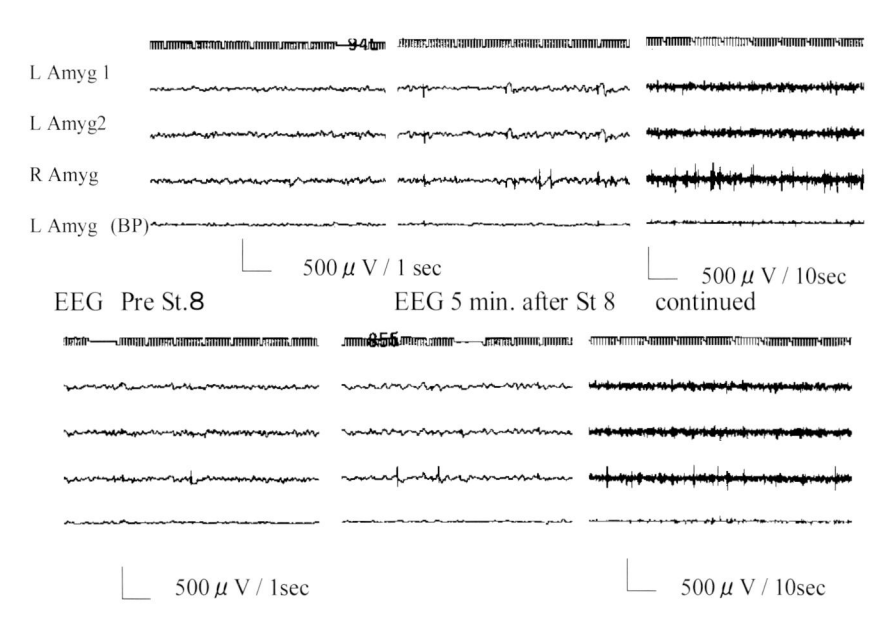

500μV/1sec　　　　　　　　　　　　　　500μV/10sec

図2．刺激箇所での発作波の消失と対側対称部位のみの発作波の出現
GLT-1変異種では第8回刺激後には刺激箇所の左扁桃核の発作波はなく，反対側扁桃核のみで発作波の出現を認めた．

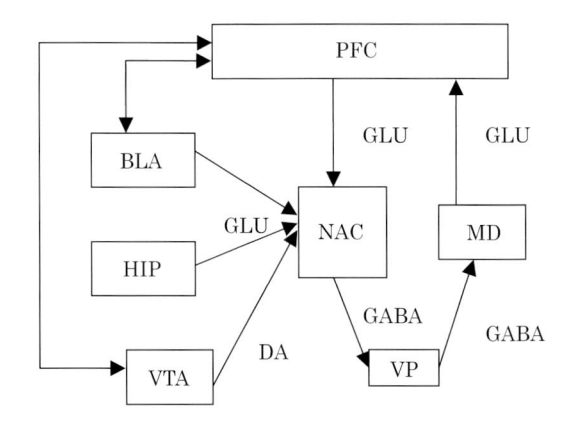

図3．統合失調症における辺縁系の神経回路
側坐核（NAC）は前頭葉皮質（PFC），扁桃核基底外側核（BLA），海馬（HIP）からGLU系の興奮系と腹側被蓋野（VTA）からDA系入力を受ける．側坐核から腹側淡蒼球（VP）にGABA系として入力し視床内側背側核（MD）に投射し，さらに前頭前野へGLU系としてフィードバックしている．視床レベルで外的情報の中継をコントロールし，さらに海馬，扁桃核での修飾を受ける．扁桃核・海馬のGLU系の減弱ないし消失により，前頭葉の低治性と共にVTAよりのDA系の制御不能の状態が陽性症状をもたらし，長期化すると永続的な変化となる．

5）グルタメート系と統合失調症

前節で述べたようにGLU系の異常から統合失調症の症状を一元的に説明することは可能である．また，NMDA受容体の非競合的拮抗薬であるphencyclidine（PCP）の投与により，統合失調症様症状が惹起されることから，統合失調症の病態におけるGLU神経の機能低下が推測される．薬物投与モデルのみでなく，統合失調症の動物モデルとしてNMDA受容体に関連したモデルも提唱されている[44]．

西川[45]はGLU系の低活性の説明としてセリンにその異常を帰している．セリンはGLUの機能活性に影響する．

糸川ら[46]はNMDA受容体の2Aサブユニット遺伝子（GRIN2A）の5'上流域にGTの繰り返し多型を同定した．672例の統合失調症と686例の対照を用いて症例・対照研究を行った結果，繰り返し数の大きいアレルが統合失調症において頻度が高く，有意に関連していた（p=0.011）．PANSSとの関連からGRIN2AのGT繰り返し数およびNMDA受容体の発現量は慢性転帰に関

与する可能性が指摘されている．

おわりに

ここではGLUと統合失調症，ならびにてんかんの精神症状でも問題となる扁桃核に注目し，扁桃核の役割に関して，GLUが関連しているという報告があることから，脳の統御機構においてなかでも辺縁系－前頭機能連合において扁桃核ならびにGLUが決定的役割を担っていると推測した．このような早期の過剰な興奮性とその後の機能脱落という進行性経過をたどる病態が，類似の経過をたどる一部の統合失調症において，その特徴的病態である辺縁系－前頭葉系低活性の病態に酷似することに着目し，その病因として扁桃核ならびにGLU系の脆弱性が関与している可能性を提唱した．

統合失調症の前頭葉機能低下は広く指摘されるところであるが，ここではその病因と関連して扁桃核－前頭葉系の低活性にGLU作動性経路が関っている可能性をGLU輸送体欠如マウスのキンドリングの結果より推論した．

向後，臨床的にもGLUならびに扁桃核，前頭葉機能関連は向後ますます重要な研究領域となるであろう．

文 献

1) Ueda Y, Tsuru N: Bilateral seizure-related changes of extracellular glutamate concentration in hippocampi during development of amygdaloid kindling. Epilepsy Res 18: 85-88, 1994

2) Ueda Y, Tsuru N: simultaneous monitoring of the seizure-related changes in extracellular glutamate and GABA concentration in bilateral hippocampi following development of amygdaloid kindling. Epilepsy Resaerch 20: 213-219, 1995

3) During MJ, Spencer DD: Extracellular hippocampal glutamate and spontaneous seizure in the conscious human brain. Lancet 341: 1607-1610, 1993

4) Crow, TJ: Molecular pathology of schizophrenia: More than one disease process? British Medical Journal 280: 66-68, 1980

5) 西川 徹: 生体の科学，統合失調症のグルタミン酸仮説．生体の科学 55: 544-545, 2004

6) 糸川昌成，吉川武男: 遺伝子研究からみた統合失調症のグルタミン酸仮説．精神神経学雑誌 105: 1349-1362, 2003

7) Lewis DA, Glants LA, et al: Altered cortical glutamate neurotransmission in schizophrenia. Ann NY Acad Sci 1003: 102-112, 2003

8) Sweet RA, Pierri JN, et al: Reduced pyramidal cell somal volume in auditory association cortex of subjects with schizophrenia. Neuropsychopharmacology 28: 599-609, 2003

9) Fujiwara M and Tsuru N: Personality and neuropsychological aspects of temporal lobe epileptics and schizophrenics. Jpn J Psychiatr Neurol 40: 583-594, 1986

10) Tsuru N and Fujiwara M: Neuropsychological studies and somatosensory evoked potentials in schizophrenia. Takahashi R, Flor-Henry, P and Gruzelier J, Niwa S (eds), Proceedings of the 3rd international symposium on cerebral dynamics, laterality and psychopathology. Elsvier, Netherlands, pp 187-197, 1987

11) 川添伸一，鶴 紀子，内村成良: 精神分裂病者における視覚記銘検査施行時の眼球運動．Brain Science and Mental Disorders 2: 471-474, 1991

12) Laruelle M: Dopamine transmission in the schizophrenic brain. Schizophrenia (2nd edition) edited by Hirsch SR and Weinberger D, Blackwell Publishing Co, pp 365-387, 2003

13) Leveque J-C, Macias W, et al: Intracellular modulation of NMDA receptor function by antipsychotic drugs. J Neuroscience 20: 4011-4020, 2000

14) Melone M, Vitellaro-zucarello L, et al: The expression of glutamate transporter GLT-1 in the rat cerebral cortex is down-regulated by the antipsychotic drug clozapine. Molecular Psychiatry 6: 380-386, 2001

15) Lodge D and Anis NA: Effects of phencyclidine on excitatory amino acid activation of

spinal interneurons in the cat. Eur J Pharmacol 77: 203-204, 1982
16) Gloor P: Inputs and outputs of the amygdala: What the amygdala is trying to tell the rest of the brain. In Limbic Mechanisms edited by Livingston CL & Hornykiewicz, O. Prenum Press, NY, USA, pp. 189-209, 1978
17) Adolphs R and Tranel D: Emotion, recognition, and the human amygdala. In The Amygdala, edited by Aggleton JP, Oxford University Press pp 587-630, 2000
18) Maren S and Fanselow MS: The amygdala and fear conditioning: Has the nut been cracked? Neuron 16: 237-240, 1996
19) Charney DS: Neuroanatomical circuits modulating fear and anxiety behaviors. Acta Psychiatr Scand 108 (Suppl. 417): 38-50, 2003
20) Ono T and Nishijo H: Neurophysiological basis of emotion in primates: neuronal responses in the monkey amygdala and anterior cingulate cortex. In The New Cognitive Neurosciences, 2nd ed., by M.S. Gazzaniga (Ed.), MIT Press, pp. 1099-1114, 1999
21) Nishijo H, Hori E, Tazumi T, et al: Role of the monkey amygdala in social cognition. In Cognition and Emotion in the Brain, by Ono T, Matsumoto G, Llinas RR, Berthoz A, Norgren R, Nishijo H, and Tamura R (Ed.) Elsevier, Amsterdam, 295-310, 2003
22) Adolphs R, Tranel D & Damasio AR: The human amygdala in social judgement. Nature 393: 470-474, 1998
23) Adolphs R, Baron-Cohen S and Tranel D: Impaired recognition of social emotions following amygdala damage. J of Cognitive Neuroscience 14: 1264-1274, 2002
24) Easton A & Gaffan D: Amygdala and the memory of reward: the importance of fibers of passage from the basal forebrain. The amygdala edited by Aggleton, JP. Oxford University Press, pp 569-586, 2000
25) Adolphs R: Trust in the brain. Nature Neuroscience 5: 8-9, 2002
26) Llamas A, Avendano C, Reinoso-Suarez F: Amygdaloid projections to prefrontal and motor cortex. Science 195: 794-796, 1977
27) Cassell MD, Wright DJ: Topography of projections from the medial prefrontal cortex to the amygdala in the rat. Brain Res Bull 17: 321-333, 1986
28) Martin JH: The limbic system. In Neuroanatomy, Prentice Hall International, Inc. pp 457-460, 1996
29) Maren S and Fanselow MS: The amygdala and fear conditioning: Has the nut been cracked? Neuron 16: 237-240, 1996
30) Gewirtz HC and Davis M: Second-order fear conditioning prevented by blocking NMDA receptors in amygdala. Nature 388: 471-474, 1997
31) Mogenson G, Jones D, Yim C: From motivation to action: functional interface between the limbic system and the motor system. Prog Neurobiol 14: 69-97, 1980
32) Cador M, Robbins T, Everitt B: Involvement of the amygdala in stimulus-reward associations: interaction with the ventral striatum. Neuroscience 30: 77-86, 1989
33) Jackson ME and Moghaddam, B: Amygdala regulation of nucleus accumbens dopamine is governed by the prefrontal cortex. Journal of Neuroscience 21: 676-681, 2001
34) Groenewegen H, Berendse H: Connections of the subthalamic nucleus with ventral striatopallidal parts of the basal ganglia in the rat. J Comp Neurol 294: 607-622, 1990
35) Morgan M, LeDoux J: Differential contribution of dorsal and ventral medial prefrontal cortex to the acquisition and extinction of conditioned fear in rats. Behav Neurosci 109: 681-688, 1995
36) Abel KM, Allin MP, Kucharska-Pietura K, et al: Ketamine alters neural processing of facial emotion recognition in healthy men: an fMRI study. Neuroreport 14: 387-391, 2003
37) 田中光一: シナプス伝達とグルタミン酸トランスポーター. 実験科学 21: 2386-2392, 2003
38) Tanaka K: Expression cloning of a rat

glutamate transporter. Neurosci Res 16: 149-153, 1993

39) Tanaka K: Cloning and expression of a glutamate transporter from mouse brain. Neurosci Lett 159: 183-186, 1993

40) Watase K, Hashimoto K, Kano M, et al: Motor discoordination and increased susceptibility to cerebellar injury in GLAST mutant mice. Euro J Neurosci 10: 976-988, 1998

41) Tanaka K, Watase K, Manabe T, et al: Epilepsy and exacerbation of brain injury in mice lacking the glutamate transporter GLT-1. Science 276: 1699-1702, 1997

42) Tsuru N, Ueda Y, Doi T: Amygdaloid kindling in glutamate transporter (GLAST) knockout mice. Epilepsia 43: 805-811, 2002

43) Stevenson CW and Gratton A: Basolateral amygdala modulation of the nucleus accumbens dopamine response to stress: role of the medial prefrontal cortex. Europian Journal of Neuroscience 17: 1287-1295, 2003

44) Moghaddam B and Jackson ME: Glutamatergic animal models of schizophrenia, Ann NY Acad Sci 131-137, 2003

45) 西川 徹: Schizophreniaの分子病態—内在性D-セリンおよび発達依存的発現制御を受ける遺伝子の意義．星和書店，東京，2004

46) Itokawa M, Yamada K, Yoshitsugu K, et al: A microsatellite repeat in the promoter of the N-methyl-D-aspartate receptor 2A subunit (GRIN2A) gene suppresses transcriptional activity and correlates with chronic outcome in schizophrenia. Pharmacogenetics 13: 271-278, 2003

（鶴　紀子）

V. 「グルタミン酸」と「てんかん，統合失調症」

2. グルタミン酸トランスポーターの脳機能

はじめに

　成人の脳において主要な興奮性神経伝達物質であるグルタミン酸は，シナプスが形成される以前の発生初期の脳では神経幹細胞の増殖，神経細胞の移動・生存，神経突起の伸長など脳の発達の様々な局面に関与する分子の1つと考えられている[1]。しかし，従来の仕事は in vitro の研究ばかりで，in vivo でグルタミン酸が脳の発生にどのように関与していかどうかの実験的根拠は乏しい。さらに，グルタミン酸受容体やグルタミン酸の放出を抑制した遺伝子改変マウスでは，脳の初期形成に異常は認められない。つまり，現在までグルタミン酸が脳形成に重要なシグナル分子であることを示す in vivo のデータはない。しかし，これら in vivo の実験はすべて，グルタミン酸シグナルを抑制する loss-of-function のモデルを使ったものであり，その結果からのみグルタミン酸が脳形成シグナル分子として働いていないと結論づけることはできない。筆者の研究室では，グルタミン酸シグナルの gain-of-function モデルを作成するため，グルタミン酸トランスポーター欠損マウスを作成した。本稿では，gain-of-function モデルの表現型の解析を通じ明らかになったグルタミン酸トランスポーター GLAST，GLT1 の脳発達における役割を概説し，さらに脳発生における細胞間相互因子としてのグルタミン酸の役割を論じる。また，脳形成期に観察されるアストロサイトの自発性細胞内カルシウム振動におけるグルタミン酸トランスポーターの役割についても概説する。さらに，グルタミン酸トランスポーターの新しい機能的役割として，神経活動の亢進した脳部位に選択的にエネルギーを補充する機序についても述べる。

1. 脳形成におけるグルタミン酸の役割の解析

　グルタミン酸は，ほ乳類の中枢神経系において記憶・学習などの脳高次機能に重要な役割を果たす神経伝達物質としての作用だけでなく，神経系の発生・分化にも関与するシグナル分子としての作用をもっていると考えられている。しかし，記憶・学習における役割に比べ，中枢神経系形成シグナル分子としてのグルタミン酸の役割は不明な点が多い。われわれは，細胞外グルタミン酸濃度調節にとって重要な役割を果たす2種類のグリア型グルタミン酸トランスポーター欠損マウス（GLT1, GLAST）を作成した[4,5,7]。これら2つの欠損マウスを掛け合わせグリア型グルタミン酸トランスポーターをまったくもたない double knockout mouse（DKマウス）を作成したところ，DK マウスは胎生17日頃に死亡し，生きて生まれてくるものはなかった。TB 染色で胎児脳を調べたところ，胎生14日までは野生型と大きな差はなかったが，胎生16日以降の DK マウス脳には様々な形態異常が観察された。図1に胎生18日胎児脳で観察される形態異常を示す。嗅球では僧帽細胞層の形成がみられず（図1A，D），海馬では錐体細胞層の形成不全が観察された（図1B，E）。さらに，小脳では小葉の形成が見られず，プルキンエ細胞層の形成も見られなかった（図1C，F）。変異マウスの大脳皮質の形成異常を BrdU（分裂している細胞に取り込まれる）を用いて解析したところ，胎生15日から始まる神経前駆細胞の分裂能の低下，胎生14日以降に新生した神経細胞の移動能の低下によるものであることがわかった。しかし，TUNNEL 法で陽性に染まる細胞数に変わりはなかった。また，上記異常はグルタミン酸受容体のブロッカーによりあ

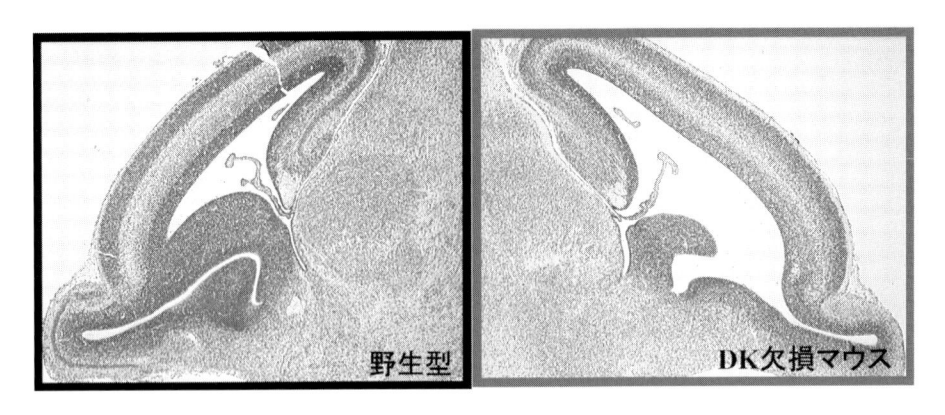

図1. DK マウスの脳形態異常

る程度改善することがわかった。これらの実験結果は，グルタミン酸が限局した時期に神経細胞の移動および神経幹細胞の分裂に関与し，脳の形成に重要な役割を果たすことを in vivo で初めて証明したものである。

2. 脳形成期に見られるグリア細胞の自発性活動の機序

脳は遺伝的なプログラムだけでなく，環境からの入力や脳自身の活動により改変を受け完成されていく。生後の脳形成初期には，同期した自発性の神経活動が観察され，その活動が神経細胞の移動・シナプス形成・神経回路網の精緻化に関与している可能性が示唆されている。近年，自発性の活動は神経細胞だけでなく，アストロサイトでも細胞内カルシウム濃度の変動として観察され，それが脳の形成に何らかの役割を果たしていると考えられている[1]。しかし，生後の脳形成初期に観察されるアストロサイト内のカルシウム濃度の自発変動がどのようなメカニズムで起こるかは不明であった。本研究では，そのメカニズムを明らかにした。

生後5-9日のマウス脳海馬からスライスを作成し，アストロサイト内のカルシウム濃度の変動を fura-2 を用いて測定した。測定した海馬CA1領域の77.5％のアストロサイトにおいて自発性の細胞内カルシウム変動が観察された。この自発性細胞内カルシウム変動は，グルタミン酸受容体の阻害剤（APV, CNQX, MCPG）では抑制されないが，グルタミン酸トランスポーターの阻害剤（TBOA, DHK）で抑制され，グリア型グルタミン酸トランスポーター（GLT1, GLAST）欠損マウスでも，その頻度が減少していた。また，グルタミン酸受容体阻害剤存在下でスライスにグルタミン酸を投与すると，アストロサイト内のカルシウム濃度の上昇が観察され，その上昇はグルタミン酸トランスポーター阻害剤で抑制された。さらに，この自発性細胞内カルシウム変動は，ボツリヌス毒素A や bafilomycin A1 により抑制された。これらの結果は，生後5-9日で観察される自発性アストロサイト内カルシウム変動は，神経細胞から放出されるグルタミン酸が，アストロサイトに存在するグルタミン酸トランスポーターにより取り込まれることにより起こることを示している。アストロサイトには，活性化閾値の低いL型カルシウムチャネルを構成するサブユニット（アルファ1C, 1D）が存在し，この自発性細胞内カルシウム変動は，L型カルシウムチャネルの阻害剤（nifedipine, nimodipine）で抑制された。以上の結果を総合すると，生後の脳形成初期に見られる自発性アストロサイト内カルシウム濃度変動は，神経細胞から放出されるグルタミン酸が，アストロサイトに存在するグルタミン酸に取り込まれ，それにより生じるわずかな脱分極（グルタミン酸トランスポーターは electrogenic なトランスポーターで，1分子のグルタミン酸を輸送するごとに1つの陽イオンが細胞内に輸送される）がL型カルシウムチャネルを活性化することに

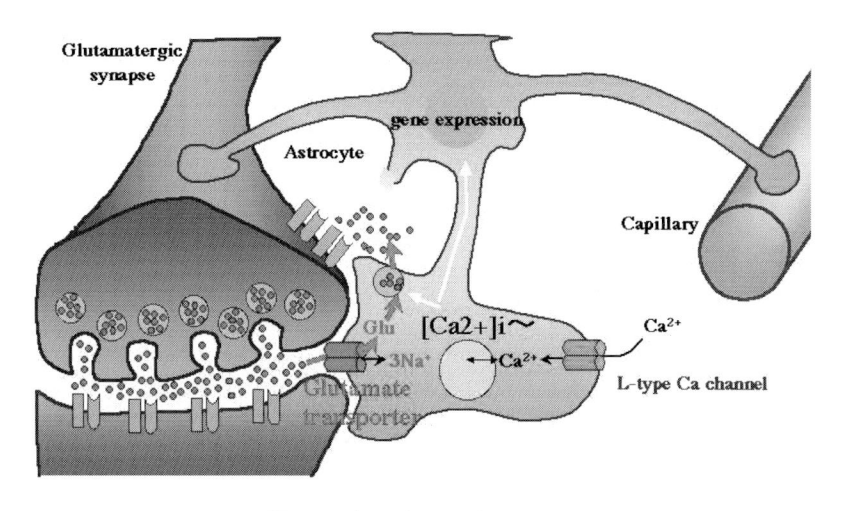

図2. グリア細胞の自発性活動

より起こることが明らかになった（図2）。アストロサイト内のカルシウム変動により，グルタミン酸やATPなどの様々な因子がアストロサイトから放出され，さらに，アストロサイト内の様々な遺伝子の発現が制御されることが示されており，この現象が脳の形成に重要な役割を果たす可能性は高い。グリア型グルタミン酸トランスポーターは，細胞外グルタミン酸濃度の制御だけでなく，自発性アストロサイト内カルシウム変動を誘発することにより，脳の形成に重要な役割を果たしている可能性がある。DKマウスでは自発性アストロサイト内カルシウム変動が消失している可能性が高く，DKマウスで見られる脳の形成異常の原因としてこの現象がどの程度関与しているか解析中である。

3. 神経回路網の活動を維持するためのエネルギー補給のメカニズム

神経系は他の臓器に比べエネルギー要求性が高く，神経回路網が正常に形成し機能を維持するためには，神経活動の亢進した脳部位に選択的に代謝エネルギーを補充する必要がある。しかし，その分子メカニズムは不明な点が多かった。数年前，この神経―代謝カップリングにおいてグリア型グルタミン酸トランスポーターが重要な役割を果たすという仮説が提唱されたが，その仮説に対する実験的証明はなかった[3]。本研究は上記仮説が正しいことを，グリア型グルタミン酸トランスポーター（GLAST）欠損マウスを用いて明らかにした[6]。

神経―代謝カップリングを評価する系として，マウスのヒゲ刺激による体性感覚野神経細胞の活動亢進に伴うグルコースの取り込み増加を用いた。体性感覚野には，ヒゲ1本1本に対応するシナプスの集合体が存在し，バレルと呼ばれている（図3）。GLASTは，バレルのアストロサイトに限局して存在し，欠損マウスでは，その発現は完全に消失していた（図4）。しかし，バレル構造や視床からの入力繊維の分布に変化はなかった。野生型マウスでは，C1C2のひげを刺激すると，対応する体性感覚野の 2-[1-14C]deoxy-D-glucose (2-DG) の取り込みが17％増加する（図5）。しかし，GLAST欠損マウスのひげを刺激しても，2-DGの取り込みは5％しか増加しなかった（図5）。この結果は，GLAST欠損マウスの体性感覚野において，神経活動亢進に伴うエネルギー補給（2-DGの取り込みの増加）が障害されていることを示している。また，神経―代謝カップリングを in vitro で解析する方法として，培養したアストロサイトにグルタミン酸を添加した時（神経活動の亢進に相当する）に誘導されるグルコースの取り込み促進（血管からのエネルギー源であるグルコースの取り込みに相当）・乳酸の放出促進（神経細胞のエネルギー基質である乳酸の補給に

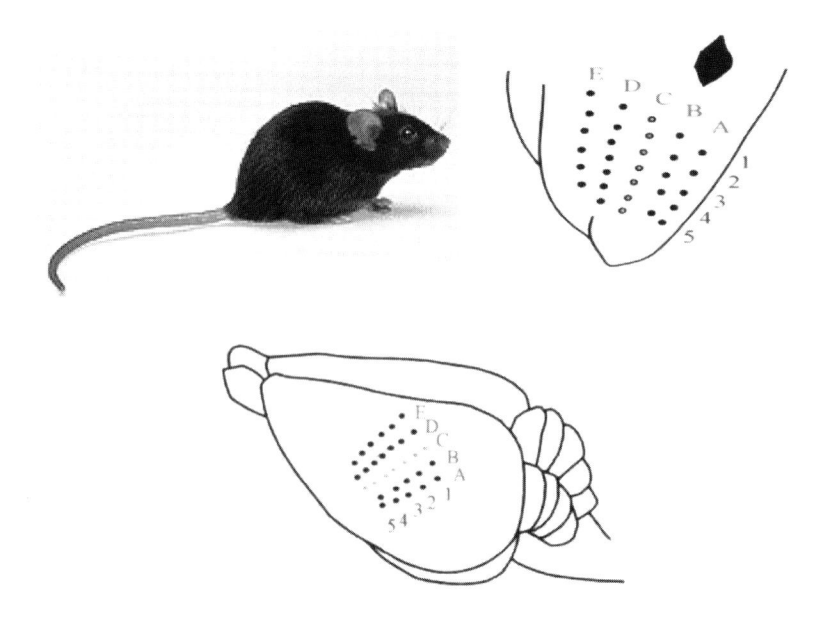

図3. マウスにおけるひげと体性感覚野

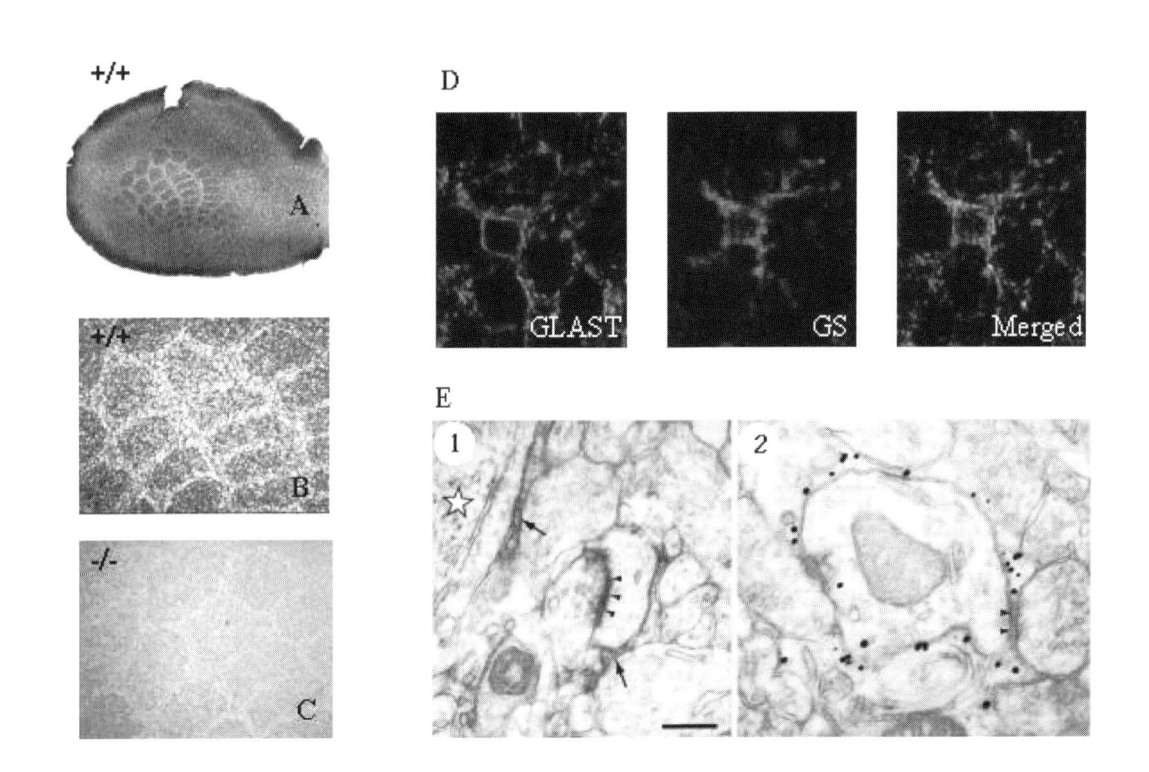

図4. 野性型，GLAST欠損マウス（P10）の体性感覚野におけるGLASTの分布
（A，B）マウス体性感覚野のGLASTの分布（+/+：野性型マウス，-/-：GLAST欠損マウス）
（C）GLAST欠損マウスの体性感覚野
（D）マウス体性感覚野のGLAST，GSの分布
（E）野性型マウス体性感覚野におけるGLASTの電子顕微鏡レベルの分布

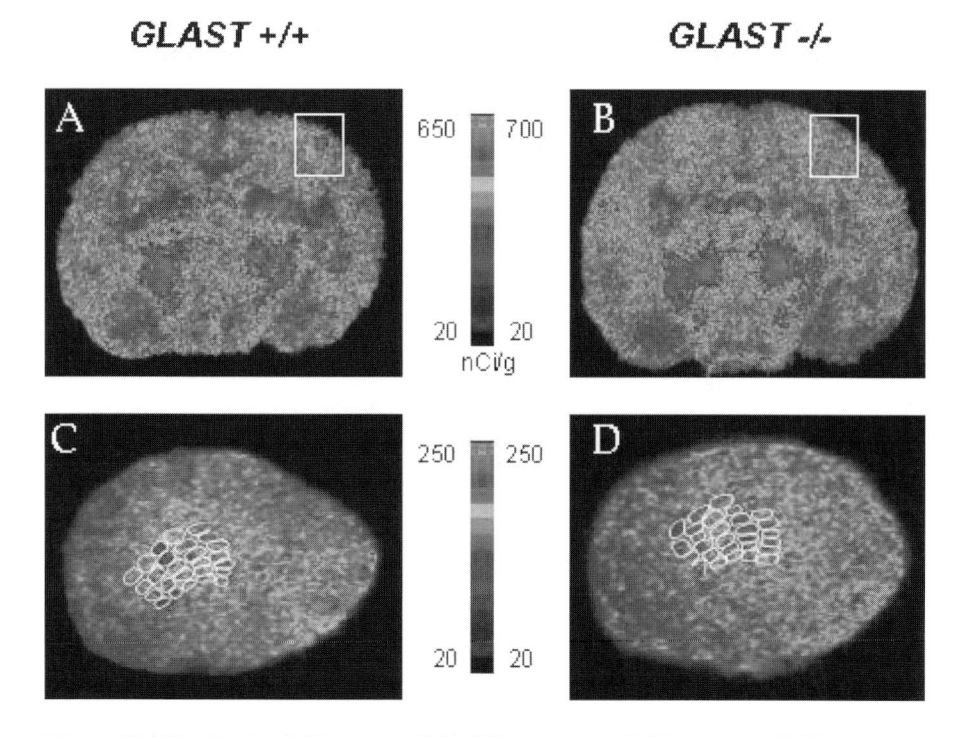

図5. 野性型, GLAST欠損マウスの体性感覚野における片側C1C2ひげ刺激による2-DGの取り込み（黒い部分ほど2-DGの取り込みは多い）

相当）を解析する実験系がある。この実験系を用いて，GLASTの神経―代謝カップリングにおける役割を解析した。野生型マウスから調整したアストロサイトにグルタミン酸（200 μM）を添加すると，アストロサイトにおける2-DGの取り込み・乳酸の培地への放出量が増加した。しかし，GLAST欠損マウスから調整したアストロサイトを用いて同様の実験を行うと，グルタミン酸により誘導されるアストロサイトの代謝反応が観察されなかった。これらの結果は，神経活動の亢進→シナプス間隙のグルタミン酸濃度上昇→グリア型グルタミン酸トランスポーターによるグルタミン酸の再吸収の活性化（同時にNa$^+$がグリア内へ流入）→グリアのNa-K ATPaseの活性化（グリア内でのエネルギー消費増大）→グリアによる毛細血管からのブドウ糖の取り込み増加→グリアの解糖系によるブドウ糖から乳酸の生成（グリア内の消費したエネルギーの補充）→生成した乳酸を神経細胞が取り込みエネルギーを補充，という経路が重要であることを, in vivo, in vitroで証明した（図6）。これは，アストロサイトにあるグルタミン酸トランスポーターが神経活動亢進のセンサー分子として働き，その後のエネルギー補給の一連の反応をトリガーすることを示しており，神経系が正常に形成し，作動するためにはアストロサイトのグルタミン酸トランスポーターが不可欠であることを初めて証明した研究であり，脳機能の再建には，神経回路網だけでなくこのようなグリア網の再構築が必要であることを示している。

4. 展　望

グルタミン酸トランスポーターGLAST, GLT1が，細胞外グルタミン酸の制御を通じ, in vivoで脳の形成に重要な役割を果たすことがわれわれのgain-of-functionモデルを用いて明らかになった。それでは，何故，グルタミン酸受容体欠損マウスなどのloss-of-functionモデルでは，脳の形成に異常がみられないのか？　その原因として，発生初期においてグルタミン酸以外の神経伝達物質がグルタミン酸の作用を代償し得る可能性がある。GABA，グリシンなどの神経伝達物

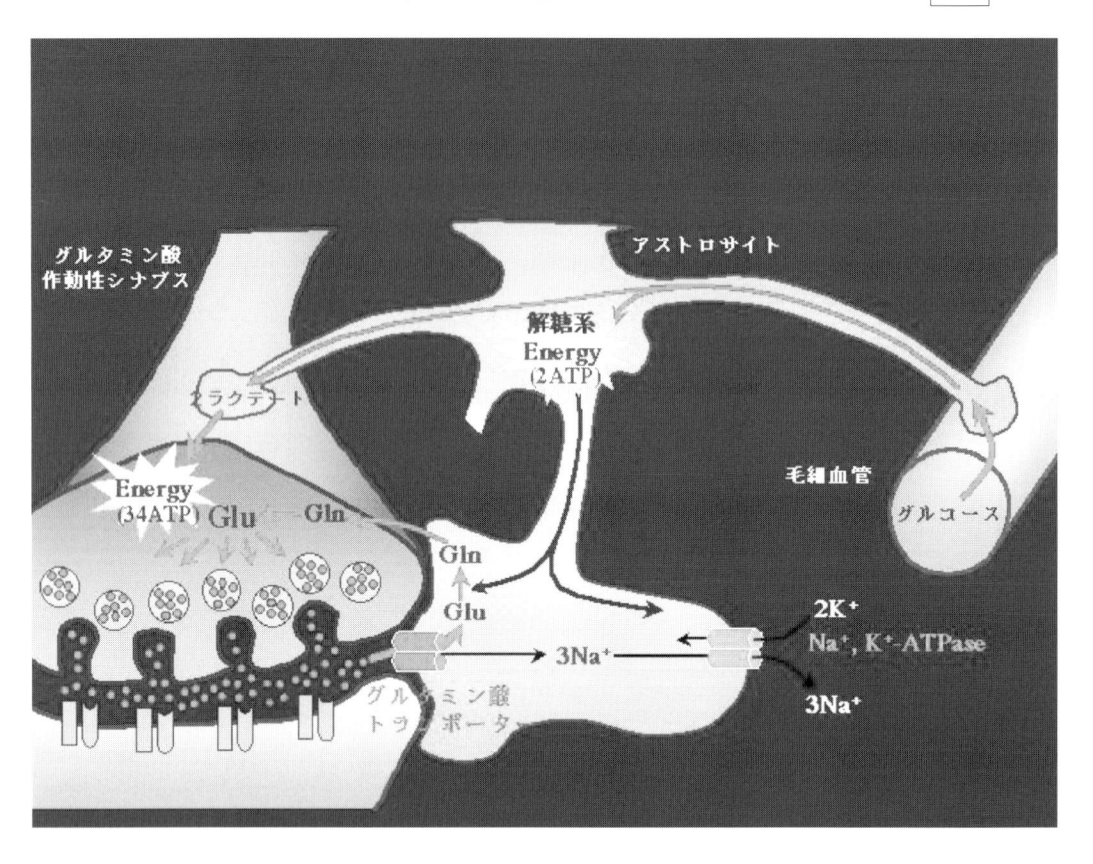

図6. 神経活動亢進に伴うエネルギー補給の分子メカニズム

質は,成人脳では神経細胞を過分極させ,抑制性神経伝達物質として働くことが知られている。しかし,これらの神経伝達物質は,脳形成初期において神経細胞を脱分極させ,グルタミン酸と同様な興奮性神経伝達物質として作用することがわかってきた。したがって,グルタミン酸のloss-of-functionモデルでは,GABAおよびグリシンがグルタミン酸の作用を代償しており,正常な脳発達が起こると考えられる。GABAのloss-of-functionモデルも正常な脳形成を示すが,その原因はグルタミン酸,グリシンによる代償作用である可能性が高い。したがって,発生初期における神経伝達物質の機能的役割は,gain-of-functionモデルを用いて解析する必要がある。脳の形成には,遺伝的プログラムだけでなく脳自身の活動も関与していることが知られている。しかし遺伝的プログラムに比べ脳自身の活動の脳形成における役割は,解析が遅れている。グルタミン酸

は,神経活動により放出される代表的な伝達物質であり,われわれの作成したDKマウスは,神経活動の脳形成における役割を解析するにも有用である。また,GLT1,GLASTは,脳形成期に観察されるグリア細胞の自発活動の発生にも関与している。

しかし,神経細胞の活動に比べグリア細胞の活動の脳形成に果たす役割はほとんど解析されていない。われわれの研究は,従来受動的な役割しか果たしていないと考えられていたグリア細胞の自発活動が,脳の形成に関与する可能性を示唆しており,脳形成の新しいメカニズムの解明につながると期待される。さらに,DKマウスで観察される脳の形成異常は,統合失調症で観察される脳形成異常と似ている。周産期の虚血状態は統合失調症の危険因子であり,虚血状態では細胞外グルタミン酸濃度が上昇することを考えると,DKマウスは統合失調症の病態モデルとして有用だと考え

られる．本研究の進展により，神経活動・グリア活動の脳形成における機能的役割が明らかになるだけでなく，統合失調症などの脳形成異常を伴う精神神経疾患の病態解明に役立つと期待される．さらに，神経回路網の形成・維持に，グリア細胞が必要であることを示した本研究は，グリア細胞の制御による脳疾患の克服という新しい方法の開発への道を開く．

文献

1) Aguado F, Espinosa-Parrilla JF, Carmona MA, et al : Neuronal activity regulates correlated network properties of spontaneous calcium transients in astrocytes in situ. J Neurosci 22 : 9430-9444, 2002
2) Kokaia Z, Lindvall O : Neurogenesis after ischemic brain insults. Curr Opin Neurobiol 13 : 127-132, 2003
3) Magistretti PJ, Pellerin L, Rothman DL, et al : Energy on demand. Science 283 : 496-497, 1999
4) Tanaka K, Watase K, Manabe T, et al : Epilepsy and exacerbation of brain injury in mice lacking the glutamate transporter GLT-1. Science 276 : 1699-1702, 1997
5) Tanaka K : Functions of glutamate transporters in the brain. Neurosci Res 37 : 15-19, 2000
6) Voutsinos-Porche B, Bonvento G, Tanaka K, et al : Glial glutamate transporters mediate a functional metabolic crosstalk between neurons and astrocytes in the mouse developing cortex. Neuron 37 : 275-286, 2003
7) Watase K, Hashimoto K, Kano M, et al : Motor discoordination and increased susceptibility to cerebellar injury in GLAST mutant mice. Eur J Neurosci 10 : 976-988, 1998

〈田中光一〉

3. グルタミン酸—D-セリンシステムと統合失調症

はじめに

近年の脳科学の進歩に伴って，哺乳類の脳においてはグルタミン酸（Glu：glutamate）が主要な興奮性神経伝達物質であり，多様な受容体を介して学習・記憶をはじめとする高次脳機能に深く関与していることが明らかになった[5]。したがって，精神疾患や神経変性疾患の病態と Glu 伝達異常の関係が注目を集めている[28]。本稿では，このうちもっとも多くの研究が行われている精神疾患である統合失調症に関して，N-methyl-D-aspartate（NMDA）型 Glu 受容体（NMDA 受容体）の機能低下が推測される根拠を概説し，本受容体機能を促進する治療法の基礎的・臨床的研究を紹介する。また，NMDA 受容体機能増強作用をもつ D-セリンが，最近の筆者らの研究により脳の内在性アミノ酸であることが見出されたことから，D-セリンが構築するシステムと統合失調症が関連する可能性についても触れてみたい。

1. 治療薬の作用から見た統合失調症の病態

統合失調症[7]は，約 0.8％の高率で発症し，国内だけでも現在 20 万人以上が入院生活を余儀なくされている重大な疾患である。その多くは思春期から 35 歳頃までに発症し慢性化し易いため，長期間にわたって患者を苦しめる。本症では，認知・思考・感情・行動などの精神機能が広汎に障害され，多彩な精神症状が出現する。主な症状は一般に，幻覚・妄想などの陽性症状（発症すると新たに産出されるように見える）と，無為自閉，感情鈍麻，意欲の減退，会話・思考の貧困化などの陰性症状（正常な精神機能が低下したように見える）の 2 群に分類される。既存の治療薬（抗精神病薬）は，陽性症状を比較的良く改善するのと対照的に，陰性症状にはほとんど効果を示さない。このことが，多くの統合失調症患者の十分な社会復帰を妨げている。

統合失調症の生化学・薬理学的研究は，1952年に最初の抗精神病薬としてクロールプロマジンが登場して以来，抗精神病薬の作用機序を手がかりとして進められてきた。すなわち，種々の抗精神病薬の臨床力価が，D 2 型ドーパミン（DA：dopamine）受容体の拮抗作用と高い正の相関を示すことから，統合失調症患者の脳内では過剰な DA 伝達が生じていると推測されるようになった[44]。この仮説は，覚せい剤（アンフェタミン，メタンフェタミン等），コカインをはじめとする DA 作動薬が，統合失調症に罹患していないヒトに本症と類似した幻覚・妄想状態を引き起こすことからも支持される[34]。しかし，抗精神病薬が改善するのはほぼ陽性症状に限られており，DA 作動薬が陰性症状様の異常を惹起することは希なため，DA 伝達の異常のみでは陰性症状の発現機序を説明するのが困難であった。

2. 統合失調症と NMDA 受容体機能低下

陽性症状だけでなく陰性症状の病態についても手がかりを与える統合失調症様異常発現薬として注目されてきたのは，1950 年代に開発された麻酔薬のフェンサイクリジン（PCP：phencyclidine（1(1-phenylcyclohexyl)-piperidine））である[42]。PCP は，米国ワシントン D.C. 周辺で，1970 年代に乱用された結果，「抗精神病薬抵抗性の症状をもつ初発の統合失調症」と診断される患者が激増したというエピソードがあるほど，陽性・陰性症状の双方に酷似した症状を引き起こすことが知られている[41]。その薬理作用は長い間不明であったが，Glu 受容体研究が急速に進歩した 1980 年代になり，NMDA 受容体のチャネル内部

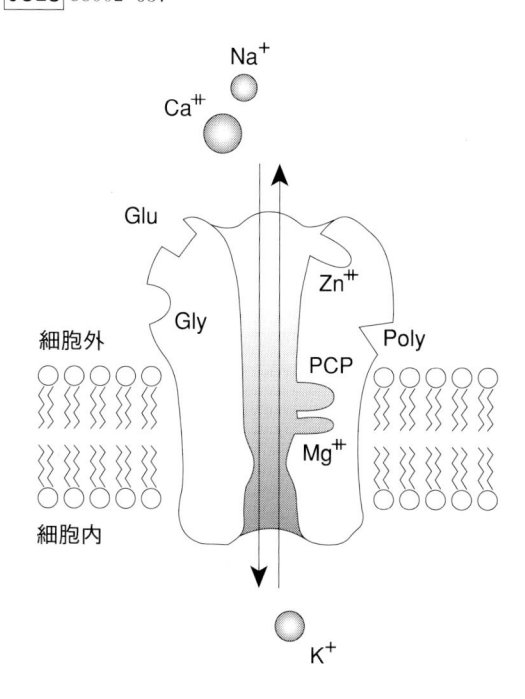

図1. NMDA受容体の模式図

NMDA受容体イオンチャネルは，グルタミン酸が作用する部位 (Glu)，グリシン結合部位 (Gly)，マグネシウムイオン結合部位 (Mg^{++})，フェンサイクリジン結合部位 (PCP)，ポリアミン結合部位 (Poly)，亜鉛イオン結合部位 (Zn^{++}) 等の調節部位をもつ。実際には，NR1とNR2A〜Dのいずれかのサブユニットが組み合わさっている。

にあるPCP特異的結合部位を介してこのイオンチャネルを遮断する，NMDA受容体の非競合的拮抗薬であることが見出された[1]（図1）。

PCP以外にも，強力なNMDA受容体遮断作用をもつ薬物の使用によって，例外なく統合失調症様の陽性・陰性症状が出現することが報告されている[30]。また，ケタミンの立体異性体のSおよびR体を用いた臨床研究では，NMDA受容体に親和性の高いS体の方が精神症状を起こしやすいことがわかった[57]。これらの研究はNMDA受容体の機能低下が統合失調症様の陽性・陰性双方の症状発現に関与することを示唆している。

実験動物では，PCPその他のNMDA受容体拮抗薬が前頭葉を中心とする大脳皮質においてDA代謝を亢進させる[56]。この時，同じ脳部位で細胞外へのGABA（γ-アミノ酪酸）の放出が減少する[63]。さらに，NMDA受容体の前頭葉内DA遊離促進作用はGABA$_A$受容体作動薬によって抑制される[63]。以上の結果は，前頭葉内では，NMDA受容体が遮断されると，DAニューロンを抑制するGABAニューロンの活動性が低下し，DAニューロンの脱抑制が生じてDA放出が亢進することを示唆している。すなわち，NMDA受容体機能低下によりDA伝達が亢進することが陽性症状の出現に関与していると推察される。

一方，NMDA受容体遮断薬は，DA伝達系への影響とは独立に，脳内各部位のセロトニン伝達亢進[27]や前頭葉のサブスタンスP濃度の減少[46]を引き起こす。こうした変化やその他の未知の情報伝達系のDA系非依存性変化が陰性症状に関与する可能性がある。

これらの臨床的・基礎的研究の結果から，PCP精神病は，覚せい剤またはコカイン精神病に比べて，統合失調症の病態のより包括的なモデルとして広く受けいれられるようになった。つまり，ある種の統合失調症においては，PCP精神病同様，NMDA受容体を介するGlu伝達の低下により陽性・陰性症状が出現すると考えられる。

3. NMDA受容体機能促進による統合失調症の治療

PCP精神病の薬理学的検討結果から見ると，NMDA受容体機能の増強によって，陽性症状だけでなく，既存の抗精神病薬に抵抗性の陰性症状も改善することが期待される[37]。したがって，臨床応用可能なNMDA受容体機能促進法を見出すことが重要な課題になる。

NMDA受容体は複数のサブユニットからなるイオンチャネル構造を持ち，チャネルの透過性を変化させることでその機能を果たす。NMDA受容体は，神経伝達物質としてのGluが結合する部位の他に，グリシン結合部位（抑制性グリシン受容体と異なりストリキニン非感受性），PCP結合部位，ポリアミン結合部位，亜鉛結合部位，マグネシウム結合部位等によって制御を受ける（図1）[6,38]。グリシン結合部位の刺激は，単独では神経伝達を生じないが，Glu結合部位の作動薬がNMDA受容体を十分に活性化するには必須であ

る[6]。そのため，グリシン結合部位の作動薬（アゴニスト）はNMDA受容体のコ・アゴニストと呼ばれる[6]。Glu結合部位を直接刺激すると，細胞死やけいれんが誘発される危険があるのに対して，グリシン結合部位作動薬ではこうした現象が生じにくい[39]。以上の実験結果にもとづき，動物モデルや統合失調症患者に対して，NMDA受容体コ・アゴニストの治療効果が検討されている[26,48,49]。

1）動物モデルにおける検討

PCPをはじめとするNMDA受容体拮抗薬が動物に発現させる異常行動は，統合失調症状のモデルと考えられている。例えば，ラットでは，PCP投与により移所運動量の亢進，常同行動の出現などの異常が出現する。既存の抗精神病薬は，これらの変化を部分的にしか抑制できない[48]。しかし，D-セリン，D-アラニン，グリシン等のNMDA受容体グリシン結合部位の作動薬を投与すると，PCPが引き起こす異常行動が全体的に抑制される[49]。D-アミノ酸の抑制効果は，グリシン結合部位への親和性に一致した立体特異性（D-セリン＞L-セリン，D-アラニン＞L-アラニン）を示すこと[49]や，この部位の選択的拮抗薬の前処置によって消失すること[49]から，NMDA受容体グリシン結合部位の刺激を介してもたらされたと考えられる。

また，PCP急性投与後に見られる前頭葉内のDA伝達亢進は，D-アラニンによって立体特異的に抑制される。さらに，PCP慢性投与による前頭葉や線条体におけるアンフェタミン誘発性DA放出の増加[2,3]（統合失調症患者でも同様のDAニューロンの反応性変化が認められる[33]）が，グリシンの慢性投与により減弱することも報告されている[26]。

以上の結果は，グリシン結合部位の刺激が抗精神病薬に反応性・抵抗性双方の症状に効果を示すことを示唆している。

2）臨床試験（表1）

グリシン結合部位作動薬の臨床試験は，現在までのところ国外の施設で行われている[55]。

(1) グリシン

グリシンによる統合失調症の治療の試みは，1988年にWaziriにより初めて報告され（当初はserine hydroxymethyltransferase活性の低下によりグリシン欠乏状態が生じている可能性が考えられていた），今日まで続けられている[58]。抗精神病薬との併用により，陰性症状の改善が認められたという報告が多く，メタ解析でも有効性が確認された[55]。ただし，clozapineとの併用では，clozapine単独の効果と有意差がない。なお，グリシンは他の中性アミノ酸と同様に脳内移行性が低いため高用量（60 g/day）を用いなければならず，経口摂取の負担はもとより，腎臓におけるアンモニアの発生，抑制性グリシン受容体への作用などの問題に留意する必要がある[25,59]。

(2) D-サイクロセリン

D-サイクロセリンは細胞壁ペプチドグリカン生合成阻害作用をもち，わが国でも結核治療薬として長く使用されているが，中枢神経系においてはNMDA受容体グリシン結合部位に対して部分作動薬として働くことが知られている[23]。つまり，投与量によって作動薬として作用する場合と拮抗薬として作用する場合が起こりうる。したがって，脳への移行性は比較的良いのは利点であるが，治療用量の設定が難しい。1994年以降，統合失調症治療に応用され，高用量（250 mg/day～）では精神症状が増悪したが，50 mg/dayを定型または非定型（risperidone, olanzapine）抗精神病薬と併用投与した場合は，陰性症状の改善が認められたという報告が多い[8,10,12,20,21]（clozapineとの併用ではむしろ悪化したという[11,13]）。ただし，最近の長期間の投与試験では，D-サイクロセリンはfull agonistに比べて治療効果は低く，陰性症状や認知機能に関して有意な治療効果が見られなかった[14]。

(3) D-セリン

1998年にTsaiら[50]は，定型抗精神病薬で治療中の，症状の変動が少ない慢性期の統合失調症患者に対してD-セリン（2 g/day）を併用経口投与し，定型抗精神病薬抵抗性の陰性症状，認知機能および陽性症状の改善効果を認めたと報告した。その後，非定型抗精神病薬との併用でも同様の改

善効果が追認されているが[22]，clozapineとの併用ではclozapine単独と差異は認められない[51]。D-セリンは，グリシン結合部位の選択的full agonistであり臨床効果も高いが，グリシンと同様に脳への移行性が低いため高用量を必要とし，腎毒性（尿細管壊死）をもつ可能性を否定できない点等が問題である[61]。

(4) D-アラニン

D-セリンと同じく，NMDA受容体グリシン調節部位の選択的full agonistであるD-アラニンも（7 g/day），抗精神病薬と併用投与した統合失調症患者において，陽性症状，陰性症状，認知障害等のスコアを改善することが報告された[52]。D-アラニンにも脳への移行を図るのに高用量を要する欠点がある。

(5) グリシントランスポーター阻害薬

グリシンの投与量が著しく高い点を克服するため，血液脳関門を透過しやすく，シナプス間隙のグリシン濃度上昇作用が期待できるグリシントランスポーター阻害薬の開発が試みられている。現在，NMDA受容体のように前脳部に多く存在するI型グリシントランスポーターを阻害するN-methyl-glycine (sarcosine)，glycyl-dodecylamide (GDA)，N[3-(4'-fluorophenyl)-3-(4'-phenyl-phenoxy) propyl]-sarcosine (NEPS)，Org 24598などが開発中であるが，臨床治験が行われているのはsarcosineのみである[53]。Tsaiらの研究[32]によると，性統合失調症患者の急性増悪に対するの改善効果は，グリシンやD-セリンに比較して高い。

4．内在性D-セリンと統合失調症

NMDA受容体グリシン結合部位が見出された時点では，本部位に対する内在性リガンドはグリシンのみであると信じられていた。しかし，グリシン結合部位に作用するD-アミノ酸のうちD-セリンは，「D体アミノ酸が哺乳類組織に恒常的に存在することはない」という定説に反し内在性物質であることが，最近の筆者らの研究から明らかになった[15]。

1) 内在性D-セリンの生理的意義[38]

D-セリンは脳選択的に高濃度で存在し，NMDA受容体のR2Bサブユニットに類似した前頭部優位の脳内分布および発達に伴う変化を示す[16]。グリシンは，抑制性グリシン受容体（ストリキニン感受性）にも高い親和性を示し，NMDA受容体とは異なる脳内分布パターンを示すこと[16]や，D-セリンを選択的に低下させた脳組織ではNMDA受容体機能が低下すること[62]などから，D-セリンがNMDA受容体に対する主要な内在性コ・アゴニストであると推定される。

この推論は，a) アフリカツメガエルの卵母細胞に人工的に発現させたヘテロメリックなNMDA受容体（NR1とNR2A〜NR2Dのいずれかのサブユニットの組み合わせ）では，D-セリンはグリシンと同等かやや強いNMDA受容体機能促進作用を示すこと[35]や，b) *in vivo*においてラットやマウスの脳の細胞外液中にD-セリンが検出され，その濃度とNMDA受容体の分布は正比例すること[17]などからも支持される。さらに，哺乳類の脳には，上記の結合部位や細胞外放出のほかに，生合成，取り込み，分解等の過程の存在を示すデータが蓄積されており，D-セリンが固有の代謝・機能システムを構築している可能性が高い。

D-セリンが実験動物において，統合失調症様異常を引き起こすNMDA受容体遮断薬や覚せい剤の行動や脳内物質への作用に拮抗し[48,49]，統合失調症状を改善する事実を考え合わせると，これらのD-セリンに関する神経解剖学的，薬理学的，生化学的所見より，D-セリンがNMDA受容体調節を介して，精神機能の発現・制御にきわめて重要な役割を果たすことが推測される。

2) 統合失調症における内在性D-セリン

上述したような内在性D-セリンの特徴は，統合失調症の病態にこのDアミノ酸の異常が関与する可能性を示唆している。すなわち，D-セリンは脳内のNMDA受容体が生理的に機能するために，一定の細胞外濃度が維持される必要があると考えられ，その異常な減少が，統合失調症で推測されるNMDA受容体機能の低下の原因となり

表1. NMDA変容体グリシン調節部位作動薬の

報告者	発表年	物質名	内服量	期間(週間)	患者数
Tsai, et al	1998	D-serine	30 mg/kg/day	6	31
Tsai, et al	1999	D-serine	30 mg/kg/day	6	20
Heresco-Levy, et al	2005	D-serine	30 mg/kg/day	6	39
Javitt, et al	1994	glycine	0.4 g/kg/day (=30 g/day)	8	14
Heresco-Levy, et al	1996	glycine	0.8 g/kg/day (=60 g/day)	6	11
Heresco-Levy, et al	1999	glycine	0.8 g/kg/day (=60 g/day)	6	22
Potkin, et al	1999	glycine	30 g/day	12	19
Evins, et al	2000	glycine	60 g/day	8	27
Javitt, et al	2001	glycine			21
Heresco-Levy, et al	2004	glycine	0.8 g/kg/day (=60 g/day)	6	17
Diaz, et al	2005	glycine	60 g/day	12	12
Cascella, et al	1994	D-cycloserine	250 mg/day	6	
Goff, et al	1995	D-cycloserine	50 mg/day	2	9
Rosse, et al	1996	D-cycloserine	10/30 mg/day	4	13
Goff, et al	1996	D-cycloserine	50 mg/day	2	10
Heresco-Levy, et al	1998	D-cycloserine	50 mg/day	6	9
Goff, et al	1999	D-cycloserine	50 mg/day	8	47
Goff, et al	1999	D-cycloserine	50 mg/day	6	17
van Berckel, et al	1999	D-cycloserine	100 mg/day	8	26
Evins, et al	2002	D-cycloserine	50 mg/day	2	10
Heresco-Levy, et al	2002	D-cycloserine	50 mg/day	6	24
Duncan, et al	2002	D-cycloserine	50 mg/day	4	22
Goff, et al	2005	D-cycloserine	50 mg/day	24	26
Tsai, et al	2005	D-alanine	100 mg/kg/day	6	32
Tsai, et al	2004	sarcosine	2 g/day	6	38
Lane, et al*	2005	sarcosine or D-serine	2 g/day	6	65

sarcosine＝N-methylglycine；＊Sarcosineの方が改善効果は大きい。

得る[38]。筆者らのグループ[31]が，統合失調症死後脳の前頭葉皮質と頭頂葉皮質の組織中D-セリン濃度を測定したところ，非精神神経疾患群に比して有意な変化は認められなかった。一方，D-セリンシグナルを受けるグリシン結合部位が種々の脳部位で増加していることを報告がある[24]。したがって，統合失調症では何らかの機序で細胞外D-セリンの減少が生じ，代償的に結合部位が増加した可能性がある。最近，D-セリン分解能をもつD-アミノ酸酸化酵素あるいは本酵素と相互作用するG72蛋白の遺伝子の多型が統合失調症と相関するという研究[4]や，血液中または脳脊髄液中のL-セリンに対するD-セリンの比が統合失調症患者で減少しているという報告[18,19]があり，脳内D-セリンとの関連の検討が待たれる。

3）内在性D-セリンの代謝・機能の分子細胞メカニズム

内在性D-セリンと統合失調症をはじめとする精神神経疾患の病態との関係をさらに検討するためには，D-セリンの代謝および機能の分子機構を明らかにする必要がある。これらの分子は，

統合失調症に対する効果

（人）	方法	併用：抗精神病薬	陽性症状	陰性症状	認知機能
	double-blind	多種（clozapine なし）	改善	改善	改善
	double-blind	clozapine	不変	不変	不変
	double-blind, crossover	risperidone or olanzapine	改善	改善	改善
	double-blind	多種		改善	
	double-blind, crossover	多種		改善	改善
	double-blind, crossover	多種（clozapine 含む）		改善	
	double-blind	clozapine	不変〜悪化	不変	
	double-blind	clozapine	不変	不変	不変
		clozapine or olanzapine		改善	
	double-blind, crossover	risperidone or olanzapine	改善	改善	改善
	double-blind, crossover	clozapine	不変	不変	
	open-label study	多種	悪化		
	single blind, rater blind	多種		改善	
	double-blind	molindone	不変	不変	
	single blind, rater blind	clozapine		悪化	
	double-blind	多種（clozapine 含む）		改善	
	double-blind	多種（clozapine なし）		改善	改善
	double-blind, crossover	clozapine		悪化	
	double-blind	多種（clozapine なし）	悪化	悪化	
	single-blind	risperidone		改善	
	double-blind, crossover	多種（clozapine なし）		改善	
	double-blind	多種（clozapine なし）		不変	不変
	double-blind	多種（clozapine なし）		不変	不変
	double-blind	多種（clozapine なし）	改善	改善	改善
	double-blind	多種（clozapine なし）	改善	改善	改善
	double-blind	多種（clozapine なし）	改善	改善	改善

 NMDA受容体グリシン結合部位へのD-セリンシグナルを調節する，統合失調症の治療薬の標的としても重要である．例えば，D-セリン特異的トランスポーターが同定されれば，その阻害薬が優れた抗精神病薬になる可能性がある．

 これまでにD-セリンの代謝・機能の分子細胞メカニズムに関する研究で，D-セリンをL-セリンから合成するセリンラセマーゼ[60]や，D-セリンに高親和性をもつ中性アミノ酸トランスポーター[9]の遺伝子をクローニングしたとの報告がある．また，D-セリンは免疫組織化学的にニューロン，アストロサイト，オリゴデンドロサイト等に検出され，アストログリアからGlu受容体調節下に放出されるという仮説が提唱されている[38,43]．しかし，以上の研究結果の生理的な意義については多くの議論があり，いまだ結論に至っていない[38]．

 筆者らも，D-セリンによって立体選択的に発現が増加するdsr-1（D-serine responsive transcript-1）[54]およびdsr-2[47]，D-セリンのアフリカツメガエル卵母細胞への蓄積を変化させるdsm-1（D-serine modulator-1）[45]等を，大脳新皮質からクローニングした．dsr-1は構造上プロ

トンATPaseサブユニットとの類似点があり，dsr-2とdsm-1はD-セリンと類似した脳内分布を示す点が興味深い。現在，D-セリンの放出・取り込みを中心に代謝・機能との関連を検討中である。

おわりに

本稿で紹介したように，統合失調症におけるNMDA受容体を介したGlu伝達の低下の関与については，多くの薬理学的根拠が蓄積されつつある。ただし，現時点ではその低下を直接説明できる統合失調症患者における分子異常は明らかでない。脳脊髄液中Glu濃度の低下[29]や死後脳前頭葉のカイニン酸型Glu受容体結合の増加[36]をはじめ，NMDA受容体機能が注目される以前から，患者サンプルにおいて，Glu伝達異常を示唆する所見が得られているが，長期にわたる薬物治療の影響を除外することが難しい。また，ゲノム解析では，dysbindin, neuregulin, GRM3 (metabotropic glutamate receptor 3), AKT1, RGS4 (regulatorof G-protein signaling 4), D-アミノ酸酸化酵素，G72等のGlu伝達関連分子をコードする遺伝子の多型と統合失調症の相関が，複数の研究グループから報告されているものの，病因となる変化はいまだ見出されていない[40]。

NMDA受容体—D-セリンシステム系の分子機構や関連するゲノム領域における調節メカニズムに関する研究は，統合失調症の病態解明や新たな治療法開発に結びつくことが期待され，今後のさらなる発展が望まれる。

文献

1) Anis NA, Berry SC, Burton R, et al: The dissociative anaesthetics, ketamine and phencyclidine selectively reduce excitation of central mammalian neurons by N-methyl-aspartate. Br J Pharmacol 79: 565-575, 1983
2) Balla A, Koeru R, Javitt DC, et al: Continuous phencyclidine treatments induces schizophrenia-like hyperactivity of striatal dopamine relase. Neuropsychopharmacology 25: 157-164, 2001
3) Balla A, Sershen H, Javitt DC, et al: Subchronic continuous phencyclidine administration potentiates amphetamine-induced frontal cortex dopamine relase. Neuropsychopharmacology 28: 34-44, 2003
4) Chumakov I, Blumenfeld M, Cohen D, et al: Genetic and physiological data implicating the new human gene G72 and the gene for D-amino acid oxidase in schizophrenia. Proc Natl Acad Sci USA 99: 13675-13680, 2002
5) Coyle JT, Leski ML and Morrison JH: The diversity of L-glutamic acid in brain signal transduction. The fifth generation of progress: Neuropsychopharmacology: 71-90, 2002
6) Dannysz w, Parsons AC: Glycine and N-methyl-D-aspartate receptors: physiological significance and possible therapeutic applications. Pharmacol Rev 50: 597-664, 1998
7) Diagnostic and Statistical Manual of Mental Disorders: DSM-IV. 4th ed. Washington, DC: American Psychiatric Association 282, 1994
8) Evins AE, Amico E, Goff DC, et al: D-Cycloserine added to risperidone in patients with primary negative symptoms of schizophrenia. Schizophrenia Research 56: 19-23, 2002
9) Fukasawa Y, Segawa H, Kanai Y, et al: Identification and characterization of Na+-independent neutral amino acid transporter that associates with 4F2 heavy chain and exhibits substrate selectivity for small neutral D- and L-amino acids. J Biol Chem 275: 9690-9698, 2000
10) Goff DC, Tsai G, Coyle JT, et al: Dose-finding trial of D-cycloserine added to neuroleptics for negative symptoms in schizophrenia. Am J Psychiatry 152: 1213-1215, 1995
11) Goff DC, Tsai G, Coyle JT, et al: D-Cycloserine added to clozapine for patients with schizophrenia. Am J Psychizatry 153: 1628-1630, 1996
12) Goff DC, Tsai G, Coyle JT, et al: A placebo-controlled trial of D-cycloserine added to conventional neuroleptics in patients with schizophrenia. Arch Gen Psyhiatry 56: 21-27, 1999

13) Goff DC, Henderson DC, Amico E, et al : A placebo-controlled crossover trial of D-cycloserine added to clozapine in patients with schizophrenia. Biol Psychiatry 45 : 512-514, 1999

14) Goff DC, Herz L, Schoenfeld D, et al : A six-month, placebo-controlled trial of D-cycloserine co-administered with conventional antipsychotics in schizophrenia patients. Psychopharmacology 179 : 144-150, 2005

15) Hashimoto A, Nishikawa T, Takahashi K, et al : The presence of free D-serine in rat brain. FEBS Lett 296 : 33-36, 1992

16) Hashimoto A, Nishikawa T, Takahashi K, et al : Endogenous D-serine in rat brain : N-methyl-D-aspartate receptor-related distribution and aging. J Neurochem 60 : 783-786, 1993

17) Hashimoto A, Oka T, Nishikawa T : Extracellular concentration of endogenous free D-serine in the rat brain as revealed by in vivo microdialysis. Neuroscience 66 : 635-643, 1995

18) Hashimoto K, Fukushima T, Iyo M et al : Decreased serum levels of D-serine in patients with schizophrenia : evidence in support of the N-methyl-D-aspartate receptor hypofunction hypothesis of schizophrenia. Arch Gen Psychiatry 60 : 572-576, 2003

19) Hashimoto K, Engberg G, Iyo M, et al : Reduced D-serine to total serine ratio in the cerebrospinal fluid of drug naive schizophrenic patients. Prog Neuropsychopharmacol Biol Psychiatry 29 : 767-769, 2005

20) Hersco-Levy U, Javitt DC, Shimoni J, et al : Double-blind, placebo-controlled, crossover trial of D-cycloserine adjuvant therapy for trentment-resistant schizophrenia. Int J Neuropsychopharmacol 1 : 131-135, 1998

21) Hersco-Levy U, Ermilov M, Javitt DC, et al : Placebo-controlled trial of D-cycloserine added to conventional neuroleptics, olanzapine, or risperidone in schizophrenia. Am J Psychiatry 159 : 480-482, 2002

22) Heresco-Levy U, Javitt DC, Ermilov M, et al : D-Serine efficacy as add-on pharmacotherapy to risperidone and olanzapine for treatment-refractory schizophrenia. Biol Psychiatry 57 : 577-585, 2005

23) Hood WF, Compton RP, Monahan JB : D-Cycloserine : a ligand for the N-methyl-D-aspartate coupled glycine receptor has partial agonist characteristics. Neurosci Lett 98 : 91-91, 1989

24) Ishimaru M, Kurumaji A, Toru M : Increases in strychnine-insensitive glycine binding sites in cerebral cortex of chronic schizophrenics : evidence for glutamate hypothesis. Biol Psychiatry 35 : 84-95, 1994

25) Javitt D : Correspondence ; Glycine therapy of schizophrenia. Biol Psychiatry 40 : 684-685, 1996

26) Javitt DC, Balla A, Sershen H, et al : Reversal of phencyclidine-induced dopaminergic dysregulation by N-methyl-D-aspartate receptor/glycine site-agonists. Neuropsychopharmacology 29 : 300-307, 2004

27) Jentsch JD, Roth RH : The neuropsychopharmacology of phencyclidine : from NMDA receptor hypofunction to the dopamine hypothesis of schizophrenia. Neuropsychopharmacology 20 : 201-225, 1999

28) Kemp JA and McKernan RM : NMDA receptor pathways as drug targets. Nature neuroscience 5 : 1039-1042. 2002

29) Kim JS, Kornhuber HH, Schmid-Burg KW et al : Low cerebrospinal fluid glutamate in schizophrenic patients and a new hypothesis on schizophrenia. Neurosci Lett 20 : 379-382, 1980

30) Krystal JH, Karper LP, Charney DS et al : Subanesthetic effects of the noncompetitive NMDA antagonist, ketamine, in humans : psychotomimetic, perceptual, cognitive, and neuroendocrine responses. Arch Gen Psychiatry 51 : 199-214, 1994

31) Kumashiro S, Hashimoto A, Nishikawa T : Free D-serine in post-mortem brains and spinal cords of individuals with and without neuropsychiatric diseases. Brain Rea 681 : 117-125, 1995

32) Lane HY, Chang YC, Tsai GE, et al: Sarcosine or D-serine add-on treatment for acute exacerbation of schizophrenia: a randomized, double-blind, placebo-controlled study. Arch Gen Psychiatry 62: 1196-1204, 2005
33) Laruelle M, Frankle WG, Abi-Daragham A, et al: Mechanism of action of antipsychotic drugs: from dopamine D2 receptor antagonism to glutamate NMDA facilitation. Clin Ther 27 [Suppl A]: S16-S24, 2005
34) Lieberman JA, Kane JM and Alvir J: Provocative tests with psychostimulant drugs in schizophrenia. Psychopharmacology (Berl) 91: 415-433, 1987
35) Matsui T, Sekiguchi M, Wada K, et al: Functional comparison of D-serine and glycine in rodents: The effect on cloned NMDA receptors and the extracellular concentration. J Neurochem 65: 454-458, 1995
36) Nishikawa T, Takashima M, Toru M: Increased [3H] kainic acid binding in the prefrontal cortex in schizophrenia. Neurosci Lett 40: 245-250, 1983
37) 西川 徹: 精神分裂病の新しい治療薬の可能性. 精神科治療学 5: 187-202, 2000
38) 西川 徹: 脳内D-セリンの代謝と生理作用. 細胞工学 23: 1180-1185, 2004
39) 西川 徹: 統合失調症のグルタミン酸仮説. 生体の科学 55: 544-545, 2004
40) Owen MJ, Craddock N, O'Donovan MC: Schizophrenia: genes at last? Trends Genet 21: 518-525, 2005
41) Petersen RC, Stillman RC: Phencyclidine: An overview. In: Peterson, R. C. and Stillman, R. C. (eds.), Phencyclidine (PCP) abuse: An appraisal. NIDA research monograph 21, U. S. government printing office, Washington, D. C., pp. 1-17, 1978
42) 櫻井新一郎, 西川 徹: Phencyclidine精神病の症状発現メカニズムと統合失調症. 臨床精神薬理 6: 1143-1150, 2003
43) Schell MJ, Molliver ME, Snyder SH: D-Serine, an endogenous synaptic modulator: Localization to astrocytes and glutamate-stimulated release. Proc Natl Acad Sci USA 92: 3948-3952, 1995
44) Seeman P, Lee T, Chan-wong M, et al: Antipsychotic drug doses and neuroleptic/dopamine receptors. Nature 261: 717-719, 1976
45) Shimazu D, Yamamoto N, Nishikawa T, et al: Inhibition of D-serine accumulation to the xenopus oocyte by expression of the rat ortholog of human 3'-phosphoadenosine 5'-phosphosulfate transporter gene isolated from the neocortex as D-serine modulator-1. J Neurochem (in press)
46) Shirayama Y, Mitsushio H, Takahashi K, et al: Differential effects of haloperidol on phencyclidine-induced reduction in substance P contents in rat brain regions. Synapse 35: 292-299, 2000
47) Taniguchi G, Yamamoto N, Nishikawa T, et al: Cloning of a D-serine-regulated transcript dsr-2 from the rat cerebral cortex. J Neurochem 95: 1541-1549, 2005
48) Tanii Y, Nishikawa T, Hashimoto A, et al: Stereoselective inhibition by D- and L-alanine of phencyclidine-induced locomotor stimulation in the rat. Brain Res 563: 281-284, 1991
49) Tanii Y, Nishikawa T, Hashimoto A, et al: Stereoselective antagonism by enantiomers of alanine and serine of phencyclidine-induced hyperactivity, stereotypy and ataxia in the rat. J Pharmacol Exp Ther 269: 1040-1048, 1994
50) Tsai G, Yang P, Coyle JT, et al: D-Serine added to antipsychotics for the treatment of schizophrenia. Biol Psychiatry 44: 1081-1089, 1998
51) Tsai GE, Yang P, Coyle JT, et al: D-Serine added to clozapine for the treatment of schizophrenia. Am J Psychiatry 156: 1822-1825, 1999
52) Tsai GE, Yang P, Chong MY, et al: D-Alanine added to antipsychotics for the treatment of schizophrenia. Biol Psychiatry, in press, 2005
53) Tsai GE, Lane HY, Lange N, et al: Glycine transporter I inhibitor, N-Methylglycine (Sarcosine), added to antipsychotics for the treatment of schizophrenia. Biol Psychiatry 55: 452

-456, 2004

54) Tsuchida H, Yamamoto N, Nishikawa T, et al: Cloning of a D-serine-regulated transcript dsr-1 from the rat cerebral cortex. Biochem Biophys Res Commun 280: 1189-1196, 2001

55) Tuominen HJ, Tiihonen J, Wahlbeck K: Glutamatergic drugs for schizophrenia: a systematic review and meta-analysis. Schizophrenia Research 72: 225-234, 2005

56) Umino A, Takahashi K, Nishikawa T: Characterization of the phencyclidine-induced increase in prefrontal cortical dopamine metabolism in the rat. Br J Pharmacol 124: 377-385, 1998

57) Vollenweider FX, Leenders KL, Angst J et al: Differential psychopathology and patterns of cerebral glucose utilization produced by (S)- and (R)-ketamine in healthy volunteers using positron emission tomography (PET). Eur Neuropsychopharmacol 7: 25-38, 1997

58) Waziri R: Glycine therapy of schizophrenia. Biol Psychiatry 23: 210-2111, 1988

59) Waziri R: Correspondence; Glycine therapy of schizophrenia. Biol Psychiatry 40: 685-686, 1996

60) Wolosker H, Sheth KN, Snyder SH, et al: Purification of serine racemase: Biosynthesis of the neuromodulator D-serine. Proc Natl Acad Sci USA 96: 721-725, 1999

61) 山本直樹, 西川 徹: 新たな抗精神病薬開発の未来. Schizophrenia Frontier 2: 99-106, 2001

62) Yang Y, Ge W, Duan S et al: Contribution of astrocytes to hippocampal long-term potentiation through release of D-serine. Proc Natl Acad Sci USA 100: 15194-15199, 2003

63) Yonezawa Y, Kuroki T, Uchimura H, et al: Involvement of gamma-aminobutyric acid neurotransmission in phencyclidine-induced dopamine release in the medial prefrontal cortex. Eur J Pharmacol 341: 45-56, 1998

(谷口 豪, 西川 徹)

V．「グルタミン酸」と「てんかん，統合失調症」

4．非定型抗精神病薬クロザピンと前頭前野グルタミン酸ニューロン系

はじめに

ハロペリドールに代表されるドパミンD_2受容体に親和性の高い抗精神病薬は統合失調症の約30％の症例には無効である。これに対して錐体外路系副作用の発現が比較的乏しいことから非定型抗精神病薬と呼称されるクロザピンは，それらの治療抵抗性統合失調症に対する有効性が実証されている唯一の薬物であり[1]，リスペリドンやオランザピンなど，1990年代に開発された新規の非定型抗精神病薬のプロトタイプとなった[2]。さらにクロザピンをはじめとする非定型抗精神病薬は，統合失調症の社会的予後と深く関連すると考えられる認知機能の障害を改善すると期待される[3,4]。

これまで実験動物を用いた研究から，一連の非定型抗精神病薬は前頭葉のニューロン活動に部位選択的な影響を及ぼすことが報告されており，その認知機能改善作用との関連から注目される。例えば，ハロペリドールは前シナプス性D_2受容体を遮断することによって線条体や側坐核におけるドパミン遊離を促進するが，前頭前野の細胞外ドパミンレベルには影響を与えない。一方，クロザピンはD_2受容体に対する親和性が乏しいために基底核のドパミン遊離を変化させないが，前頭前野の細胞外ドパミンレベルを上昇させる[5]。同様の前頭前野ドパミンレベル増加作用は他の非定型抗精神病薬にも観察される[6]。また，クロザピンやオランザピンがmPFCに最初期遺伝子産物Fosを選択的に誘導することも知られている[7,8]。以上の所見は，非定型抗精神病薬が前頭前野のニューロンに選択的に作用し，その機能を調節する可能性を示唆している。

さらに近年，$in\ vitro$条件下の電気生理学的研究は，クロザピンが皮質の錐体細胞のグルタミン酸遊離を誘発する可能性を示唆している。Wangら[9]のグループは，クロザピンと選択的セロトニン（5-HT）$_{2A}$受容体アンタゴニストM 100,907が前頭前野の錐体細胞においてNMDA受容体に発生する興奮性後シナプス電位（EPSPs）を増強するが，ハロペリドールやラクロプライド（D_2受容体アンタゴニスト）は影響を与えないと報告し，クロザピンが5-HT$_{2A}$受容体を介してグルタミン酸遊離を促進することを推測している。ChenとYang[10]も，クロザピン誘発性グルタミン酸遊離が樹状突起遠位部のAMPA受容体を刺激して自発性EPSPsを増加させ，これに続発してNMDA受容体が活性化されると主張している。

しかしながら，$in\ vivo$下に前頭前野グルタミン酸ニューロン系に対するクロザピンの影響を検討した研究は乏しい。したがって，本研究では，脳内微小透析法を用いてラット前頭前野の細胞外グルタミン酸レベルに対するクロザピンの効果を検討した。

1．クロザピンの前頭前野細胞外グルタミン酸レベルに対する影響

微小脳内透析法を用いた初期の研究では，クロザピンの急性投与は前頭前野において細胞外グルタミン酸レベルを増加すると報告された[11,12]。一方，慢性投与では定常レベルに変化はなく，高濃度K^+刺激によっても生食水を慢性投与した対照群との差はみられなかった[13]。しかしながら，細胞外グルタミン酸レベルは必ずしもニューロン活動を反映するものではないことが指摘されてきた[14]。とくに近年，アストロサイト上のグルタミン酸トランスポーターが細胞外グルタミン酸の動態に大きな役割を果たしていることが明らかにされており[15,16]，ニューロンとアストロサイトの相互作用によるグルタミン酸神経伝達の制御が注目を集めている[17]。したがって，初期の研究結果は

4. 非定型抗精神病薬クロザピンと前頭前野グルタミン酸ニューロン系

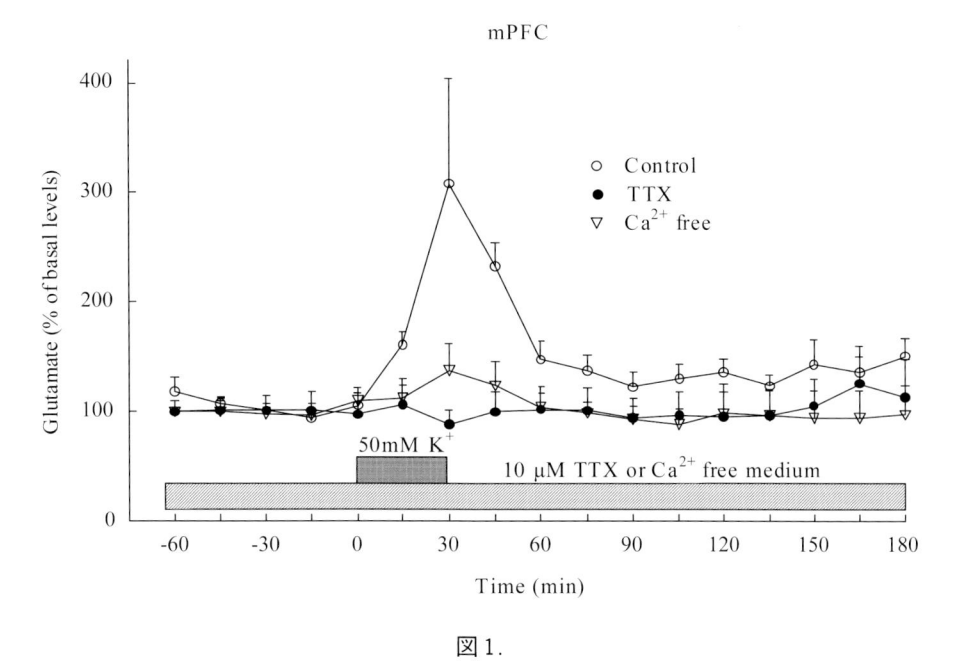

図1．
高濃度 K^+（50 mM）刺激による細胞外グルタミン酸レベルの増加は，テトロドトキシン（TTX；10 μM）もしくは Ca^{2+} free の人工脳脊髄液を還流するとほぼ完全に抑制された。

再検討する必要があると思われる。

われわれは，脳内微小透析法を用いて，無拘束，無麻酔下にラットの内側前頭前野より採取した細胞外グルタミン酸を，逆相カラムにて分離した後に，グルタミン酸オキシダーゼを封入した酵素カラム内で反応させ，生成した H_2O_2 を電気化学検出器により測定するアッセイ系を確立した[18]。この方法を用いると細胞外グルタミン酸レベルをリアルタイムにモニターすることが可能になる。

ラット内側前頭前野における細胞外グルタミン酸の基礎レベルは，1 μM 以下であった。これに対してクロザピン，もしくはハロペリドールを投与しても変化はなかった。そこで，各種処置によって細胞外グルタミン酸レベルを励起した状態において抗精神病薬の影響を検討した。

高濃度 K^+（50 mM）を含有する人工脳脊髄液を透析用プローブを介して内側前頭前野に30分間局所還流すると，30分後に細胞外グルタミン酸レベルは基礎レベルの約3倍まで増加した。この高濃度 K^+ による細胞外グルタミン酸レベルの増加はテトロドトキシン（TTX）および Ca^{2+} に依存性であった（図1）。クロザピン（5, 20, 40 mg/kg）を全身投与した直後に高濃度 K^+ により刺激すると細胞外グルタミン酸レベルの増加は抑制された（図2）。一方，ハロペリドール（0.1, 2 mg/kg）の全身投与は高濃度 K^+ 誘発性細胞外グルタミン酸レベルに影響を与えなかった。

グルタミン酸遊離は，神経終末に前シナプス性に存在するグループII代謝型Glu受容体（$mGluR_{2/3}$）によって抑制性の制御を受けている[19]。したがって $mGluR_{2/3}$ アゴニスト，(2R,4R)-4-aminopyrrolidine-2,4-dicarboxylate（APDC；50 μM）を60分間局所還流すると細胞外グルタミン酸レベルは基礎レベルと比較して有意に減少するが，クロザピンの前投与はAPDCの効果に影響を与えなかった。一方，$mGluR_{2/3}$ アンタゴニスト，(RS)-1-amino-5-phosphonoindan-1-carboxylic acid（APICA；100 μM）は，細胞外グルタミン酸レベルを基礎レベルと比較して増加させたが，クロザピンを前投与するとAPICAの作用は有意に抑制された（図3）。

大脳皮質のニューロン周囲のアストロサイトにはグルタミン酸トランスポーターGLT-1が豊富

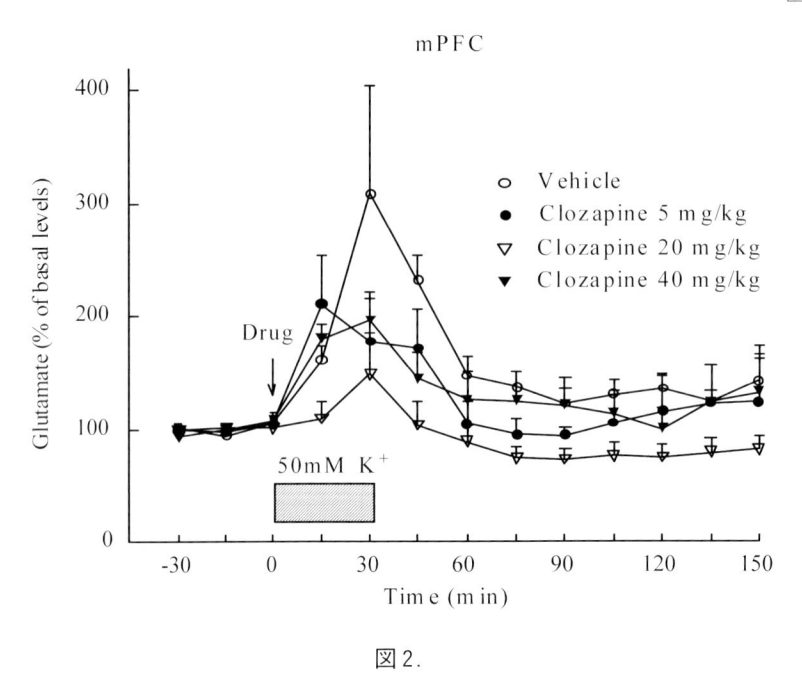

図2.
高濃度K$^+$（50 mM）刺激による細胞外グルタミン酸レベルの増加をクロザピンは抑制した。

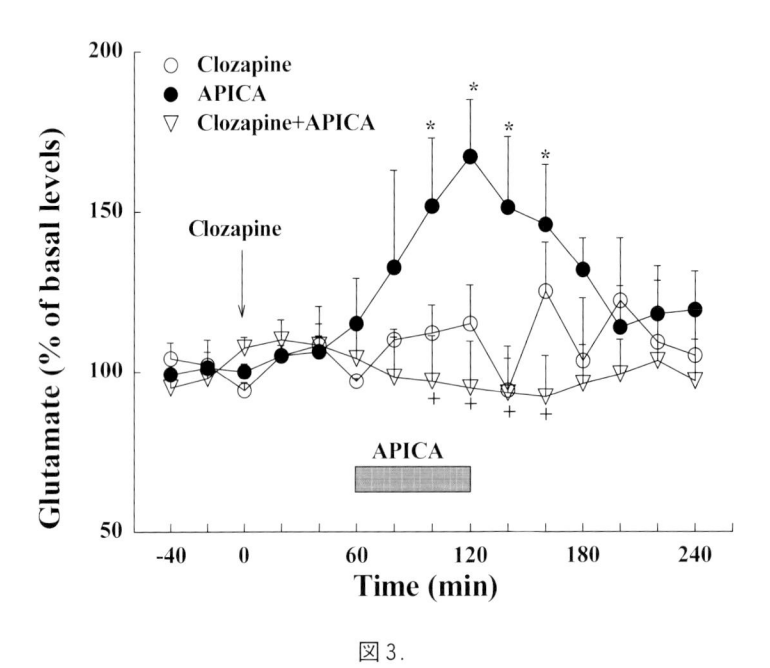

図3.
mGluR$_{2/3}$アンタゴニストAPICA（100 μM）による細胞外グルタミン酸レベルの増加をクロザピンは抑制した。*p＝0.05 vs predrug basal levels，$^+$p＝0.05 vs APICA alone。

に発現しており[15,16]，その不活化は細胞外グルタミン酸レベルを著しく上昇させる[20]。GLT-1阻害薬 L-trans-pyrrolidine-2,4-dicarboxylic acid (PDC)[21] を局所還流すると細胞外グルタミン酸レベルは用量依存性に増加し，この効果は Ca^{2+} に依存性であった。クロザピン（20 mg/kg）を前処置した60分後にPDC（1 mM）を60分間還流し，還流開始後120分間の細胞外グルタミン酸の増加量（net-AUC）を生食対照群と比較すると，有意に低下していた（図4）。ハロペリドール（2 mg/kg）前処置後のPDCによる増加量には対照群と有意の差はなかった。

以上の結果を要約すると，クロザピンは高濃度 K^+ 刺激，$mGluR_{2/3}$ アンタゴニスト，あるいはGLT-1，阻害薬による細胞外グルタミン酸レベルの上昇をいずれも抑制したが，ハロペリドールにはこのような作用はみられなかった。すなわち，クロザピンは，前シナプス性，あるいはアストロサイトの条件により細胞外グルタミン酸レベルが過剰に上昇する場合に，それを抑制する可能性が示唆された。

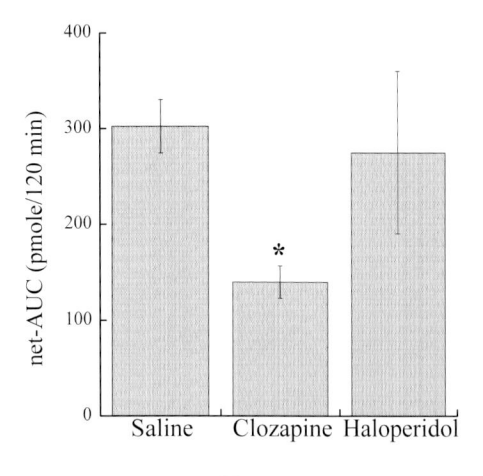

図4.
グルタミン酸トランスポーター GLT-1 阻害薬 PDC（1 mM）による細胞外グルタミン酸レベルの増加をクロザピンは抑制したが，ハロペリドールは影響を与えなかった。PDCを透析プローブを介して30分間内側前頭前野に局所還流し，以後90分後まで（計120分間）の細胞外グルタミン酸レベルの増加を net-AUC（area under the curve）により求めた。$*p=0.05$ vs. saline treatment。

2．グルタミン酸の興奮毒性とクロザピン

クロザピンによる細胞外グルタミン酸レベル増加の抑制はどのような臨床的意義を持つのだろうか。

過剰な細胞外グルタミン酸の増加は興奮毒性を発揮し，ニューロンの変性を生じることはよく知られている。このグルタミン酸の興奮毒性は虚血，てんかん，変性疾患等，様々な神経疾患の病態において重要な位置を占めると考えられている[22,23]。近年，統合失調症の病理においても，グルタミン酸による神経変性が関与する可能性が示唆されている。

Olneyら[24,25]は，NMDA受容体チャンネルブロッカー，フェンサイクリジン（PCP）による統合失調症モデル動物において後部帯状回のニューロンに変性がみられるが，抗精神病薬の投与がそれを抑制することを見出し，脳画像研究が明らかにした形態学的な異常と考え合わせて，統合失調症においてグルタミン酸神経伝達の変化によって神経変性が生じている可能性を示唆している。さらにPCPは後部帯状回皮質において神経保護作用に関与する熱ストレス蛋白 Hsp 70 を誘導することも報告されており[26]，これらの作用はPCPによる細胞外グルタミン酸の増加を介している可能性がある[27]。PCPは皮質のGABA介在ニューロンに局在するNMDA受容体を遮断してGABA系の活動を抑制する[28]ことから，グルタミン酸ニューロンの脱抑制を生じ，細胞外グルタミン酸遊離を過剰に増加すると推測されている[29]。

NMDA受容体ブロッカーが誘発する後部帯状回ニューロンの変性に対して，ハロペリドールよりもクロザピン，オランザピンなどの非定型抗精神病薬がより優れた抑制効果を発揮することが報告されている[30]。先にわれわれ[31]も，PCP投与ラット脳内のストレス蛋白遺伝子 hsp 70 の発現を RT-PCR を用いて調べたところ，後部帯状回における hsp 70 発現をクロザピンとオランザピンは有意に抑制したが，ハロペリドールではその

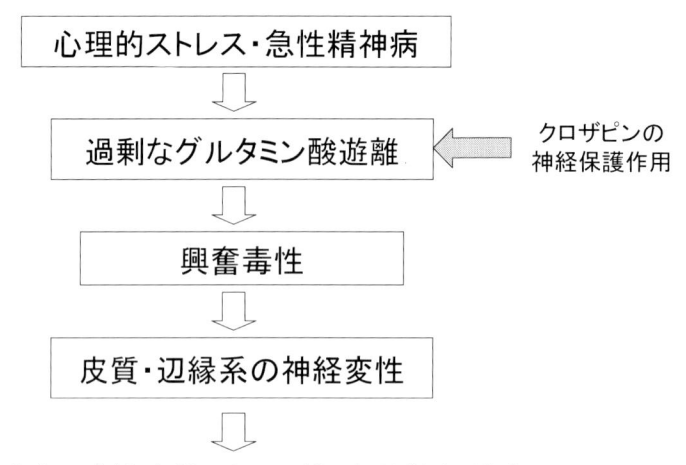

```
心理的ストレス・急性精神病
         ↓
過剰なグルタミン酸遊離  ← クロザピンの神経保護作用
         ↓
      興奮毒性
         ↓
  皮質・辺縁系の神経変性
         ↓
認知障害、陰性症状、および社会的機能障害
```

図5. 統合失調症の神経変性プロセスとクロザピンの作用機序

効果は乏しかった。さらに前頭前野や側坐核ではハロペリドールによりPCPによるhsp 70の発現はむしろ亢進するのに対して、クロザピン、オランザピン、およびリスペリドンは抑制した。同様にDuncanら[32]は、PCPの類似化合物ケタミン投与によって生じるラット脳の[^{14}C]-2-deoxyglucose再取り込みの亢進に対して、クロザピンは抑制するが、対照的にハロペリドールは促進すると報告した。以上の所見から、NMDA受容体遮断によるグルタミン酸ニューロンの過活動と、それによって生じる興奮毒性をクロザピンは抑制すると推測される。その機序として、今般、われわれが見出した細胞外グルタミン酸上昇に対するクロザピンの拮抗作用が少なくとも一部は関与している可能性がある。

今のところ、クロザピンがどのような機序を介して細胞外グルタミン酸レベルの過剰な上昇を抑制しているのかは明らかではない。PCPによる前頭前野hsp 70の発現に対するハロペリドールと一連の非定型抗精神病薬の作用が対照的であった[31]ことから、非定型抗精神病薬に特徴的は受容体プロフィールである5-HT$_{2A}$受容体[2]を介している可能性がある。われわれ[33]は、5-HT$_{2A/2C}$受容体アンタゴニスト、リタンセリンの高濃度K$^+$誘発性細胞外グルタミン酸レベルに対する効果を検討したが、明らかな影響はなかった。むしろ、ムスカリン（mAch）受容体アンタゴニスト、スコポラミンが高濃度K$^+$の作用を抑制した。したがって5-HT$_{2A}$受容体よりもむしろmAch受容体遮断作用がクロザピンの神経保護作用に関与する可能性もある。さらに、クロザピンがPC12細胞にMPP$^+$が誘発するアポトーシスを抑制するという報告[34]や筋萎縮性側索硬化症の動物モデルであるsuperoxide dismutase 1変異マウスの神経障害を遅延させるという報告[35]もみられ、必ずしもグルタミン酸系を介しないクロザピンの神経保護作用も存在するのかも知れない。

おわりに

最近、Liebermanら[36]は、統合失調症の経過と病態は、発症脆弱性の基礎となる神経発達障害のプロセスと発症後に慢性化し精神機能の低下をもたらす神経変性のプロセスの2つから構成されるという仮説を提唱し、各病期における予防と治療の意義と関連付けている。この仮説によれば、統合失調症の発症脆弱性として心理的ストレスによって中脳—辺縁系—皮質系の神経回路においてドパミンやグルタミン酸の遊離が過剰に促進されやすく、急性精神病状態が惹起される。これはまた神経化学的過敏性（neurochemical sensitization）を生じ，再発が起こりやすくなる。そのため，再発を繰り返すたびに過剰なグルタミン酸による興奮毒性が進行し，上記の神経回路において広範なニューロンの変性が生じるようになる。これが統合失調症の認知障害や陰性症状の生物学的基盤となるという（図5）。この仮説を支持する臨床的なデータとして，^{1}H-MRSを用いた研究において統合失調症患者の脳内グルタミン酸濃度は健常対照者と比較して高く，罹病期間と相関することが報告されている[37]。

Liebermanら[36]の仮説に従えば，クロザピンの神経保護作用は統合失調症の神経変性プロセスの進行を阻止し，再発や欠陥状態への進行の予防に貢献する可能性がある。今後，基礎的な研究のみならず，長期間の前方視的臨床研究を積み重ねて，神経保護作用を指標とした抗精神病薬の開発が期待される。

文献

1) Kane J, Honigfeld G, Singer J, et al : Clozapine for the treatment-resistant schizophrenic. Arch Gen Psychiatry, 45 : 789-796, 1988
2) 黒木俊秀：第2世代抗精神病薬の薬理―Serotonin-dopamine hypothesisの妥当性をめぐって―. 日本神経精神薬理学雑誌 24 : 257-264, 2004
3) Meltzer HY, McGurk SR : The effects of clozapine, risperidone, and olanzapine on cognitive function in schizophrenia. Schizophr Bull 25 : 233-255, 1999
4) Davis JM, Chen N, Glick ID : A meta-analysis of the efficacy of second-generation antipsychotics. Arch Gen Psychiatry 60 : 553-564, 2003
5) Moghaddam B, Bunney BS : Acute effects of typical and atypical antipsychotic drugs on the release of dopamine from prefrontal cortex, nucleus accumbens, and striatum of the rat : An in vivo microdialysis study. J Neurochem 54 : 1755-1760, 1990
6) Kuroki T, Meltzer HY, Ichikawa J : Effects of antipsychotic drugs on extracellular dopamine levels in rat medial prefrontal cortex and nucleus accumbens. J Pharmacol Exp Ther 288 : 774-781, 1999
7) Deutch AY, Duman RS : The effects of antipsychotic drugs on Fos protein expression in the prefrontal cortex : cellular localization and pharmacological characterization. Neuroscience 70 : 377-389, 1996
8) Robertson GS, Fibiger HC : Effects of olanzapine on regional c-fos expression in rat forebrain. Neuropsychopharmacology 14 : 105-110, 1996
9) Wang RY, Liang X : M 100907 and clozapine, but not haloperidol or raclopride, prevent phencyclidine-induced blockade of NMDA responses in pyramidal neurons of the rat medial prefrontal cortical slice. Neuropsychopharmacology 19 : 74-85, 1998
10) Chen L, Yang CR : Interaction of dopamine D 1 and NMDA receptors mediates acuteclozapine potentiation of glutamate EPSPs in rat prefrontal cortex. J Neurophysiol 87 : 2324-2336, 2002
11) Daly DA, Moghaddam B : Actions of clozapine and haloperidol on the extracellular levels of excitatory amino acids in the prefrontal cortex and striatum of conscious rats. Neurosci Lett 152 : 61-64, 1993
12) Yamamoto BK, Pehek EA, Meltzer HY : Brain region effects of clozapine on amino acid and monoamine transmission. J Clin Psychiatry 55 (Suppl B) : 8-14, 1994
13) Yamamoto BK, Cooperman MA : Differential effects of chronic antipsychotic drugtreatment on extracellular glutamate and dopamine concentrations. J Neurosci 14 : 4159-4166, 1994
14) Timmerman W, Westerink BH : Brain microdialysis of GABA and glutamate : what does it signify ? Synapse 27 : 242-261, 1997
15) Danbolt NC : Glutamate uptake. Prog Neurobiol 65 : 1-105, 2001
16) Seal RP, Amara SG : Excitatory amino acid transporters : a family in flux. Annu Rev Pharmacol Toxicol 39 : 431-456, 1999
17) Nedergaard M, Takano T, Hansen AJ : Beyond the role of glutamate as a neurotransmit-

ter. Nature Rev Neurosci 3 : 748–755, 2002

18) 黒木俊秀, 梶畑俊雄, 川原 健, 他：前頭前野皮質グルタミン酸ニューロン系を標的とする非定型抗精神病薬の薬理研究―フェンサイクリジンによる最初期遺伝子 arc 誘導に対する非定型抗精神病薬の抑制作用の機序―. 精神薬療研究年報 33 : 55–61, 2001

19) Cartmell J, Schoepp DD : Regulation of neurotransmitter release by metabotropic glutamate receptors. J Neurochem 75 : 889–907, 2000

20) Rothstein JD, Dykes-Hoberg M, Pardo CA, et al : Knockout of glutamate transporters reveals a major role for astroglial transport in excitotoxicity and clearance of glutamate. Neuron 16 : 675–686, 1996

21) Rawls SM, McGinty JF : L-trans-pyrrolidine-2,4-dicarboxylic acid-evoked striatal glutamate levels are attenuated by calcium reduction, tetrodotoxin, and glut amate receptor blockade. J Neurochem 68 : 1553–1563, 1997

22) Olney JW : Excitatory amino acids and neuropsychiatric disorders. Biol Psychiatry 26 : 505–525, 1989

23) Whetsell WO Jr, Shapira NA : Neuroexcitation, excitotoxicity and human neurological disease. Lab Invest 68 : 372–387, 1993

24) Olney JW, Farber NB : Glutamate receptor dysfunction and schizophrenia. Arch Gen Psychiatry 52 : 998–1007, 1995

25) Olney JW, Labruyere J, Price MT : Phathological changes induced in cerebrocortical neurons by phencyclidine and related drugs. Science 244 : 1360–1362, 1989

26) Sharp FR, Butman M, Koistinaho J, et al : Phencyclidine induction of the HSP70 stress gene in injured pyramidal neurons is mediated via multiple receptors and voltage gated calcium channels. Neuroscience 62 : 1079–1092, 1994

27) Adams B, Moghaddam B : Corticolimbic dopamine neurotransmission is temporally dissociated from the cognitive and locomotor effects of phencyclidine. J Neurosci 18 : 5545–5554, 1998

28) Yonezawa Y, Kuroki T, Kawahara T, et al : Involvement of g-aminobutyric acid neurotransmission in phencyclidine-induced dopamine release in the medial prefrontal cortex. Eur J Pharmacol 341 : 45–56, 1998

29) Krystal JH, D'Souza DC, Mathalon D, et al : NMDA receptor antagonist effects, cortical glutamatergic function, and schizophrenia : toward a paradigm shift in medication development. Psychopharmacology 169 : 215–233, 2003

30) Farber NB, Foster J, Duhan NL, et al : Olanzapine and fluperapine mimic clozapine in preventing MK-801 neurotoxicity. Schizophrenia Res 21 : 33–37, 1996

31) Nakahara T, Kuroki T, Hondo H, et al : Effects of atypical antipsychotic drugs vs. haloperidol on expression of heat shock protein in the discrete brain regions of phencyclidine-treated rats. Mol Brain Res 73 : 193–197, 1999

32) Duncan GE, Leipzig JN, Mailman RB, et al : Differential effects of clozapine and haloperidol on ketamine-induced brain metabolic activation. Brain Res 812 : 65–75, 1998

33) 梶畑俊雄, 黒木俊秀, 本村啓介, 他：非定型抗精神病薬の作用機序における前頭前野皮質グルタミン酸系―セロトニン系機能関連の解明. 精神薬療研究年報 34 : 168–175, 2002

34) Qing H, Xu H, Wei Z, et al : The ability of atypical antipsychotic drugs vs. haloperidol to protect PC12 cells against MPP^+-induced apoptosis. Eur J Neurosci 17 : 1563–1570, 2003

35) Turner BJ, Rembach A, Spark R, et al : Opposing effects of low and high-dose clozapine on survival of transgenic amyotrophic lateral sclerosis mice. J Neuro sci Res 74 : 605–613, 2003

36) Lieberman JA, Perkins D, Belger A, et al : The early stages of schizophrenia : speculations on pathogenesis, pathophysiology, and therapeutic approaches. Biol Psychiatry 50 : 884–897, 2001

37) Stanley JA, Williamson PC, Drost DJ, et al : An in vivo study of the prefrontal cortex of schizophrenic patients at different stages of

illness via phosphor us magnetic resonance spectroscopy. Arch Gen Psychiatry 52: 399-406, 1995

(黒木俊秀,梶畑俊雄,中原辰雄,橋本喜次郎,平野　誠,神庭重信)

1. Alzheimer病の病理過程と分子生物学的機序について

はじめに

アルツハイマー型痴呆の中に家族性アルツハイマー病Familial Alzheimer Disease (FAD) といわれ，親子，同胞に同疾患が多発する遺伝性のある一群があり，プレセニリンやアミロイドβ前駆体蛋白における点突然変異の存在が証明されている。プレセニリン1はアミノ酸467個の膜蛋白であり，点突然変異がプレセニリン1遺伝子の全領域にわたり100箇所以上の部位において発見されている。また，プレセニリン2遺伝子（第1番染色体）はプレセニリン1のホモローグとして同定されたアルツハイマー病の原因遺伝子であり，その点突然変異N141Iはロシア移民が独領内に定着したVolga-German家系で見出されるなど，数種類の遺伝的変異が知られている。これらプレセニリン1およびプレセニリン2のいずれの変異においてもアミロイド蛋白のAPP（アミロイド前駆体蛋白）より生成されるアミロイドβ (Aβ) 42成分の分泌亢進が証明されており，早期発症を説明すると考えられる。またプレセニリン1を欠損したマウスによる研究などで，プレセニリンが神経初期発生にも関与することやプレセニリン1がNotch1を経由するノッチシグナルにおいて核内移行するNotch1の細胞質断片であるNICDを産生するプロテアーゼであることが証明された。

さらに，プレセニリンはPEN-2，APH-1およびニカストリンとともにγセクレターゼ複合体を形成し，APPやNotchタンパクを細胞膜内において2箇所（APPにおいてはγ40/42とγ49，NotchではS4およびS3）を切断することが見出された。これらの切断の際に，APPからはアミロイドβが細胞外に放出され，AICD (APP intracellular cytoplasmic domain) が核内へ移行することは以前より明らかであった。Notch-1からも同様にNICD (Notch intracellular cytoplasmic domain) が核内に移行することとノッチシグナルの基本であるが，この際にポリペプチドのNotchβがNotchシグナルに比例して細胞外に放出されることが発見され，アルツハイマー病の血液マーカーになる可能性が期待されている。

また，アルツハイマー病の主要病理であるAPPのγ切断のメカニズムについては未解明の部分も多く，われわれはAPPのγ切断部位（γ40/42とγ49）の前後とNotch-1のS3部位の直後にValineがあり，γ切断においてValineが何らかの関連を持つ可能性を想定した。ここで，S4部位にはValineがないことに着目し，Notch-1のS4切断部位周囲に人工的にValineに置換する突然変異（Valine-Scanning）を導入することによりγ切断に対するValineの影響を調べた。複数得られたNotchβ SpeciesにおいてS4の前後のValine mutationによって発現量が大きく影響を受けること，切断効率についても変化があること，アミノ酸置換がより遠隔の切断に影響を与える場合があることなどが認められた。なお，Valineに置換した場合の切断についてもプレセニリン依存的であり，これらの切断がγセクレターゼ複合体の特性を反映していると思われた。

1. アルツハイマー病の概念と定義

Alzheimer病の概念は，1906年にAlois Alzheimerによって死亡時55歳の女性についての第1症例が報告され[1]，その後Kraepelinによる"精神医学教科書第8版"においてこのような症例をアルツハイマー病と命名したことに始まる。初老期（64歳以前）に発症するものをAlzheimer's Disease，高齢（65歳以上）発症のタイプをアルツハイマー型老年痴呆Senile

Dementia of Alzheimer Type (SDAT) と称し，あわせてアルツハイマー型痴呆ともいう。初老期には，40歳代後半から50歳代にかけ，高齢期では70歳代後半以降に発症し，記憶障害，意欲障害，判断障害，失語，失行，失認，人格障害，感情障害，鏡現象，クリューヴァー・ビューシー症候群などの症状が現れ，高度の痴呆におちいり，さらに，てんかん発作や筋固縮などの神経症状が加わり，最後は失外套症候群を示し，寝たきりとなって死に至る脳の変性疾患である。

2. 疫学と病型

頻度としては，諸外国の調査で65歳以上の老人人口の約5％に老年期痴呆がみられるとするものが多い。日本においても厚生省の一斉調査などによれば老人人口の約6〜7％に出現すると推定されている。アルツハイマー型痴呆の中に家族性アルツハイマー病 Familial Alzheimer Disease (FAD) といわれ，親子，同胞に同疾患が多発する遺伝性のある一群があり，アミロイドβ前駆体蛋白 (amyloid precursor protein：APP) やプレセニリンにおける点突然変異の存在が証明されている[2]。

APPは，アルツハイマー病脳に特徴的なアミロイド斑（老人斑）の主な構成成分であるAβ（アミロイド蛋白）の前駆体であり[3]，アミノ酸残基の個数の違いで696，751，770の3種類がある。APPはN末端が細胞外，C末端が細胞内にあって，細胞膜を貫通し，βタンパク部分は細胞質内と一部細胞外ドメインに位置する。家族性アルツハイマー病の原因遺伝子の検索から同定されたプレセニリン1（第14番染色体）とプレセニリン2（第1番染色体）は，APPからAβを切り出すプロテアーゼとして作用し[4]，プレセニリンの遺伝子変異においてはAβ42の産生が増加する。APPの突然変異は早期発症型家族性アルツハイマー病の原因の1つであり，MK670/671NL変異，V717I変異はおのおのスウェーデン変異，ロンドン変異と呼ばれる。V717I変異はイソロイシンだけでなく，フェニールアラニン，グリシンのアミノ酸変異もある。スウェーデン変異では，2つのアミロイド成分（Aβ40とAβ42）が共に増加するが，ロンドン変異ではAb42成分のみの特異的増加をきたす。

プレセニリンは家族性アルツハイマー病の原因遺伝子の検索から同定された遺伝子であり，早期発症の老年痴呆つまり，初老期痴呆 (pre-senile dementia) の原因という意味から，プレセニリン (presenilin) と命名された。プレセニリン1遺伝子（第14番染色体）は当初AD3あるいはS182と呼ばれたものであり，プレセニリン1はアミノ酸467個の膜蛋白であり，8つの膜通過ドメインを持つ。通常は細胞質側にある第6膜通過ドメインと第7膜通過ドメイン間の大きなループ構造で1ヵ所切断され，N末端 (NTF) とC末端 (CTF) と2つの断片が生成し，複合体を形成すると考えられている。点突然変異がプレセニリン1遺伝子の全領域にわたり100箇所以上の部位において発見されており，大きなループ構造内にある intron/exon の splice acceptor site の点突然変異によってNTF/CTF切断部位の欠損変異も存在する。また，プレセニリン2遺伝子（第1番染色体）はプレセニリン1のホモローグとして同定されたアルツハイマー病の原因遺伝子であり，その点突然変異N141Iはロシア移民が独領内に定着したVolga-German家系で見出された。現在は7種類の遺伝的変異が知られている。これらプレセニリン1および2のいずれの変異においてもアミロイド蛋白のAβ42成分の分泌亢進が証明されており，早期発症を説明すると考えられる。またプレセニリン1を欠損したマウスによる研究[5]などで，プレセニリンが神経初期発生にも関与することやプレセニリン1がNotch1を経由するノッチシグナルにおいて核内移行するNotch1の細胞質断片であるNICDを産生するプロテアーゼであることが証明された[6]。

3. γセクレターゼのメカニズムについての検討

家族性アルツハイマー病に関連しているプレセニリンはPEN-2，APH-1およびニカストリンと共にγセクレターゼ複合体を形成し，APPやNotch蛋白を細胞膜内において2ヵ所（APPに

hßAPP

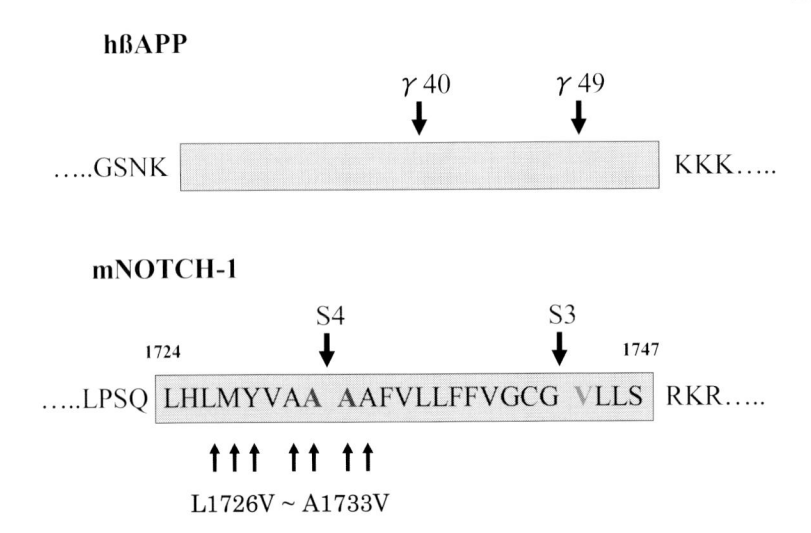

```
                          γ40        γ49
                           ↓          ↓
.....GSNK [                           ] KKK.....
```

mNOTCH-1

```
                    S4              S3
                    ↓               ↓
      1724                                1747
.....LPSQ [LHLMYVAA AAFVLLFFVGCG VLLS] RKR.....
          ↑↑↑  ↑↑   ↑↑
          L1726V ~ A1733V
```

図1. APPとNotch-1の膜貫通領域
NotchとAPPは図のようなアミノ酸配列と切断部位を持つが，NotchのS4切断部位だけにはValineが存在しない。そのS4切断部位の前後にValine変異を導入した。

おいてはγ40/42とγ49，NotchではS4およびS3）を切断することが見出された[7]。これらの切断の際に，APPからはアミロイドβが細胞外に放出され，AICD（APP intracellular cytoplasmic domain）が核内へ移行することは以前より明らかであった。Notch-1からも同様にNICD（Notch intracellular cytoplasmic domain）が核内に移行することノッチシグナルの基本であるが，この際にポリペプチドのNotchβがNotchシグナルに比例して細胞外に放出されることが発見され，アルツハイマー病の血液マーカーになる可能性が期待されている[7]。

γ-secretaseによる切断（γ切断）についてのメカニズムの解明はアルツハイマー病の病態の探求や治療薬の開発にとって重要である[8,9]。ここで，われわれはNotch1〜Notch4におけるγセクレターゼによるS3切断部位はいずれもValineの直前であるに注目した[10]。APPのγ49切断のC末端側のアミノ酸もまたValineであり，Notch-1蛋白のS3切断とともにPresenilin依存性であり[11]，ErbB4についてはAla672とVal673の間，すなわちValineの直前で切断を受ける[12,13]。Lipoprotein（LDL）receptor-related protein（LRP），Nectin-1αにおいてもγ-secretaseによる膜内切断が報告され，ともに

Valineの前後が切断部位と推察されている[14,15]。加えて，APPのγ40部位の直前にもValineが存在する（図1）。このようなアミノ酸配列における特徴から，γ切断においてValineが何らかの役割を有する可能性を考えた。一方，CD44やE-Cadherinにおいて見出された膜内γ切断部位はValineとの関連性は乏しい[16,17]。最近報告されたNotch-1のS4切断部位は4個の連続した単一のアミノ酸Alanine（AAAA）の真ん中で切断を受けるものであり[7]，Notch-1におけるγ切断の中ではValineを持たない特徴を持つ（図1）。以上に述べたように，γ切断においては器質側のValineとの関連を示唆するデータもあるが，一方ではValineの存在しない部位での切断も認められている。そこで，S4部位の前後のアミノ酸にValineによるmutationを導入して，このγ切断がValineによる影響を受けるものか否かを検討した。その結果，Valineで前後を置換した場合の切断については主要な切断部位は同じS4であり，かつプレセニリン依存的であった。その他，複数得られたNotchβ Speciesにおいて，S4の前後のValine mutationによって切断の正確さや切断効率についても変化があること，アミノ酸置換がより遠隔の切断に影響を与える場合があることなどが認められた。これらの結果はγ

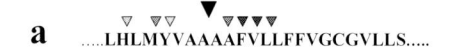

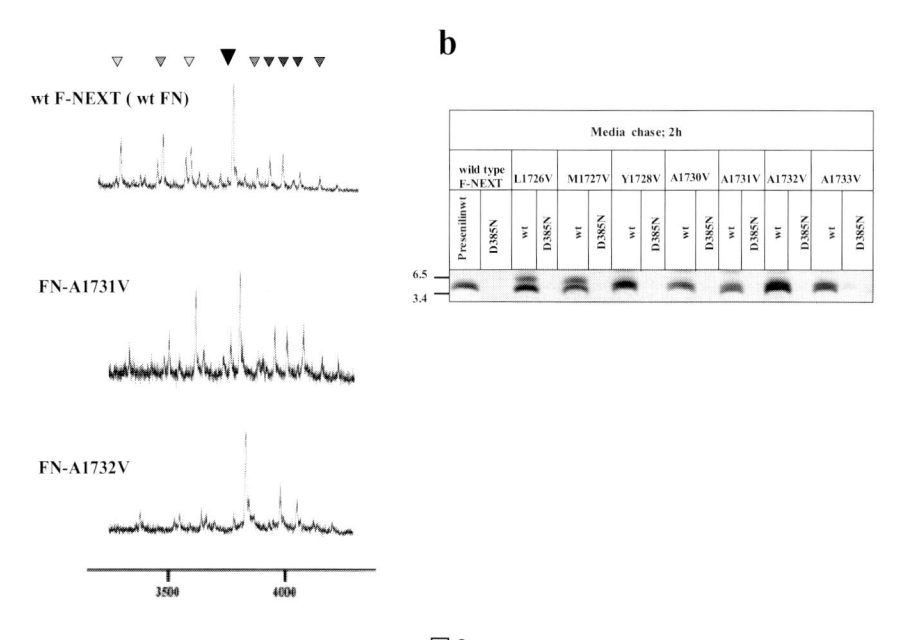

図2

a：F-NEXT wt, F-NEXT A1731V, F-NEXT A1732V, についての MALDI-TOF/MS
Medium 中に放出される Notchβ について anti-FLAG 抗体（M2）を用いた免疫沈降を行い，各 Notchβ の産生を MALDI-TOF/MS によって検討した。図の上に F-NEXT のアミノ酸配列を示した。F-NEXTwt, F-NEXT A1731V, F-NEXT A1732V について，それぞれのピークと同一切断部位との対応を逆三角形で示した。もっとも大きな黒い逆三角形がS4切断で得られた Notchβ1731 を表している。図から明らかなように，S4切断によるピークが最大であるという点で S4 切断が主要な切断として考えられた。

b：NotchのS4切断のPresenilin依存性（D385N）の検討
放射性同位体を用いた Metabolic Labelling を行い，Notchβ に対しては anti-FLAG 抗体（M2）を用いた免疫沈降を行った。プレセニリンの wild type では明らかな notchβ のシグナルが認められたが，プレセニリンの dominant negative である PS1 D385N においては Notchβ の産生が認められなかったことから，プレセニリン依存的な切断であることが示された。

セクレターゼ複合体と器質である APP が立体構造的に組み合わされて切断が起こり，切断部位はアミノ酸配列に依存しないことを意味している。

4. 神経病理学的変化について

脳の病理変化としては，老人斑（アミロイドβ蛋白の沈着），アルツハイマー神経原線維変化，神経細胞消失がみられ，症状の進行とともに病変は高度となり，著明な脳萎縮をきたす。側頭葉内側部の海馬と側頭・頭頂・後頭葉接合部に病変が強い。病態として，アミロイドβ蛋白の異常かつ早期の沈着，神経細胞内のリン酸化タウ蛋白の貯留が重要であり，またアセチルコリンなどの神経伝達物質の異常減少が背景にあることなどが明らかにされている。家族性アルツハイマー病 Familial Alzheimer Disease（FAD）においては，プレセニリンやアミロイドβ前駆体蛋白における点突然変異の存在が証明されている。また孤発型のアルツハイマー病で ApoE に関する遺伝子異常が多いことも見出された[18]。

アミロイド（amyloid）はアルツハイマー病，

表1. アルツハイマー病の病期

I期（1-3年）	
記憶	：新しい事柄の記憶が困難，古い事柄の想起はやや困難
視空間認知	：地誌的失見当識，構成力低下
言語	：単語リスト再生困難，失名詞
人格	：無関心，時に易刺激性
病的体験	：悲哀感，妄想
運動	：正常
CT/MRI	：正常
PET/SPECT	：両側後部頭頂低代謝/低血流
II期（2-10年）	
記憶	：新しい記憶，古い記憶ともに更に障害
視空間認知	：空間失見当，構成力低下
言語	：流暢性言語
計算	：失計算
行為	：観念運動失行
人格	：無関心あるいは易刺激性
病的体験	：妄想
運動	：不穏，徘徊
CT/MRI	：正常あるいは脳室拡大，脳溝拡大
PET/SPECT	：両側頭頂前頭低代謝/低血流
III期（8-12年）	
知的機能	：高度に低下
運動	：四肢固縮，屈曲位
EEG	：全般性徐波化
CT/MRI	：脳室拡大，脳溝拡大
PET/SPECT	：両側頭頂前頭低代謝/低血流

老年痴呆，高齢者の脳に見られる老人斑（senile plaque）の中心部（芯）に蓄積し，髄膜血管，脳実質内血管の基底膜や神経網（neuropil）の細胞間隙に沈着する[19]。アミロイド線維の超微形態では，その1本は顆粒状の物質がらせん状に連なり，中空状の構造を形成し，その外径は約10 nmであり，その線維が束をなしている。アミロイドの主要構成成分はアミロイドβ蛋白（Aβ）と呼ばれる40～42アミノ酸からなるペプチドで，APPからプロテアーゼの作用により生理的に産生される。産生されたAβ（そのほとんどはAβ40）は，種々のメカニズムにより脳実質から除去されるが，アルツハイマー病の脳では正常では産生の少ないAβ42が疎水性のβシート構造（β-pleated sheet）を形成し，アミロイドとして脳に沈着している。このメカニズムは「アミロイド仮説」と呼ばれている。ここで，アルツハイマー病の遺伝的危険因子として見出されたアポE（アポリポ蛋白E，第19番染色体）についてはAβの沈着または除去に関与していると考えられている[20]。

神経原線維変化（NFT：Neurofibrillary tangles）とはアルツハイマー型老人性痴呆症の脳で共通に観察される特徴的病理像で，脳内の変成した神経細胞の中に細胞核を圧排するような量で蓄積する異常構造物である。NFTが生じた神経細胞が死んでもNFTは残存し，Extracellular tangleまたはGhost tangleとよばれる。このNFTは電子顕微鏡上では直径約10～20 nMのフィラメント構造をとり約80 nMを周期にゆるやかで規則的な凹凸があり，これはあたかも2本のフィラメントが互いにねじれてできたように見え

表2. DSM-IV-TR による 294.1x アルツハイマー型痴呆の診断基準

[A] 以下の2つによって明らかとなるさまざまな認知障害
　(1)記憶障害（新しいことの学習障害と以前に学んだ情報の想起障害）
　(2)以下の認知障害のうち少なくとも1つ
　　(a)失語（言語障害）
　　(b)失行（運動機能が正常にもかかわらず運動活動を遂行することができない）
　　(c)失認（感覚機能が正常にもかかわらず物体を認知，同定することができない）
　　(d)実行機能の障害（計画，組織化，筋道をたてること，抽象化の障害）
[B] 認知障害による社会・職業上の働きの障害，また以前の社会・職業上の機能水準からの有意な低下
[C] 緩徐な発症と持続的進行
[D] [A] にみる認知障害は以下のものによらない
　(1)進行性の記憶や認知障害をきたす中枢神経系の状態（脳血管障害，パーキンソン病，ハンチントン病，硬膜下血腫，正常圧水頭症）
　(2)痴呆をきたす身体症状（甲状腺機能低下症，ビタミン B12，葉酸，ニコチン酸欠乏症，高 Ca 血症，神経梅毒，HIV 感染症）
　(3)物質誘発性の疾患
[E] この障害は，せん妄の間のみに生じるということはない
[F] 他の1軸障害（例：大うつ病性障害，統合失調症など）によっては説明されない

表3. NINCDS-ADRDA による Alzheimer 病の診断（probable Alzheimer's Disease）

(1)痴呆がある
(2) 40-90 歳の発症
(3)痴呆症状は徐々に発症し，緩徐に不可逆的に進行する。
(4)病歴および諸検査所見からアルツハイマー型痴呆以外の痴呆の原因となる全身疾患や脳疾患が否定される。
(5)以下の場合は除外される。
　a) 急激な卒中様発作
　b) 片麻痺，知覚脱失，視野欠損，協調運動障害などが初期から認められる。
　c) ごく初期からけいれんや歩行障害がある。

るため PHF（Paired helical filaments）と呼ばれる。PHF の主要構成成分はタウ（遺伝子は第17番染色体）と呼ばれる 352〜441 アミノ酸からなる微小管結合蛋白（選択的スプライシングにより6つのアイソフォームがある）およびユビキチンで，PHF 中のタウは，異常にリン酸化されているという点で正常のタウと異なっており[21]，リン酸化タウが細胞質で凝集して β-sheet 構造を持つ繊維状になった集合体でもある。最近，FTDP-17（Frontotemporal dementia with parkinsonism linked to chromosome 17）という神経変性疾患の原因がタウの遺伝子変異にあることが明らかとなり[22]，NFT も認められている。

5. 診断と診断基準

Alzheimer 病の診断基準としてよく用いられるものに，DSM-IV-TR（米国精神医学会精神障害診断・統計マニュアル第4版改訂版）(**表2**)[23] や NINCDS-ADRDA（National Institute of Neurological and Communicative Disorders and Stroke and Alzheimer's Disease and Related Disorders Association）Working Group による Probable Alzheimer's Disease 診断基準がある（**表3**）。これらの診断基準はいずれもアルツハイマー病を積極的に診断するものではなく，痴

呆症が存在し，アルツハイマー病以外の痴呆疾患が除外されて初めて診断がつくという消極的なものである．さらに付言するとこれらの診断基準は，脳血管性痴呆と変性型痴呆疾患との鑑別を目的としており，非アルツハイマー型変性痴呆（例えば，レビー小体病）を区別して診断すること前提とはしていない．アルツハイマー病を確定するためには，NINCDS-ADRDA の definite Alzheimer's Disease の診断基準において，生検または剖検から組織学的な所見（老人斑や神経原線維変化）を得ることが条件となっている．

6. 治療（薬物，精神療法）

現段階では，脳機能改善薬（脳代謝賦活薬，脳循環改善薬，神経伝達機能調節薬）を主体とした薬物療法，リハビリテーション，生活指導，ケアと看護などが治療の主体である．今日，絶対的な予防や治療はなお見出されておらず，そのための研究が精力的に進められており，アミロイドβ蛋白の生成を阻害する薬剤や，抗炎症剤や抗酸化剤を用いた治療的試みが検討されている．また今日，Aβのワクチン療法という形でアルツハイマー病の治療への応用が検討されており，その有用性が注目されている[24]．

アルツハイマー病患者の治療は現実的には対症療法的に行う．家族での看護の困難なものは一般精神病院や老人病院への入院，特別養護老人ホーム・老人福祉施設などへの入所を勧める．近年老人専門病院への入院も多くなっている．精神症状に対しては鎮静薬，脳代謝賦活薬，抗不安薬，抗痴呆薬，抗精神病薬の少量を用いるがあくまで対症療法の域をでない．適確な介護・看護を行ったり，栄養を良好にすると症状の悪化を予防し，延命する効果もあるので，身体的合併症のない比較的温和な患者は，家庭の環境のなかで看護することが望ましいと考えられる．

文献

1) Alzheimer A: Centralblatt fur Nervenheilkunde und Psychiatrie 30: 177-179, 1907
2) Selkoe DJ: Alzheimer's disease: genes, proteins and therapy. Physiol Rev 81: 741-766, 2001
3) Haass C & DJ Selkoe: Cellular processing of beta-amyloid precursor protein and the genesis of amyloid beta peptide. Cell 75: 1039-1042, 1993
4) Gandy S: Neurohormonal Signaling Pathways and the Regulation of Alzheimer beta-Amyloid Precursor Metabolism. Trends Endocrinol Metab 10 (7): 273-279, 1999
5) De Strooper B, et al: Deficiency of presenilin-1 inhibits the normal cleavage of amyloid precursor protein. Nature 391: 387-390, 1998
6) Mumm JS and Kopan R: Notch signaling: from the outside in. Dev Biol 228: 151-165, 2000
7) Okochi M, Steiner H, Fukumori A, et al: Presenilins mediate a dual intramembranous gamma-secretase cleavage of Notch-1. EMBO J 21 (20): 5408-5416, 2002
8) Selkoe DJ: Alzheimer's disease: genes, proteins and therapy. Physiol Rev 81: 741-766, 2001
9) Steiner H and Haass C: Nuclear signaling: a common function of presenilin substrates? J Mol Neurosci 17: 193-198, 2001
10) Saxena MT, Schroeter EH, Mumm JS, et al: Murine notch homologs (N1-4) undergo presenilin-dependent proteolysis. J Biol Chem 276: 40268-40273, 2001
11) Weidemann A, Eggert S, Reinhard FB, et al: A novel epsilon-cleavage within the transmembrane domain of the Alzheimer amyloid precursor protein demonstrates homology with Notch processing. Biochemistry 41: 2825-2835, 2002
12) Lee HJ, Jung KM, Huang YZ, et al: Presenilin-dependent γ-Secretase-like Intramembrane Cleavage of ErbB4. J Biol Chem 277: 6318-6323, 2002
13) Ni CY, Murphy MP, Golde TE, et al: gamma-Secretase cleavage and nuclear localization of ErbB-4 receptor tyrosine kinase. Science 294: 2179-2181, 2001
14) May P, Reddy YK, Herz J: Proteolytic proces-

sing of low density lipoprotein receptor-related protein mediates regulated release of its intracellular domain. J Biol Chem 277 : 18736-18743, 2002

15) Kim DY, Ingano LA, and Kovacs DM : Nectin-1α, an Immunoglobulin-like Receptor Involved in the Formation of Synapses, Is a Substrate for Presenilin/γ-Secretase-like Cleavage. J Biol Chem 277 : 49976-49981, 2002

16) Lammich S, Okochi M, Takeda M, et al : Presenilin-dependent intramembrane proteolysis of CD44 leads to the liberation of its intracellular domain and the secretion of an Abeta-like peptide. J Biol Chem 277 : 44754-44759, 2002

17) Marambaud P, Shioi J, Serban G, et al : A presenilin-1/gamma-secretase cleavage releases the E-cadherin intracellular domain and regulates disassembly of adherens junctions. EMBO J 21 : 1948-1956, 2002

18) Strittmatter WJ & AD : Roses Apolipoprotein E and Alzheimer disease. Pro c Natl Acad Sci U S A 92 (11) : 4725-4727, 1995

19) Glenner GG, Wong CW : Alzheimer's disease : initial report of the purification and characterization of a novel cerebrovascular amyloid protein. Biochem. Biophys Res Commun 120 : 885-890, 1984

20) Saunders AM : Apolipoprotein E and Alzheimer disease : an update on genetic and functional analyses. J Neuropathol Exp Neurol 59 : 751-758, 2000

21) Grundke-Iqbal I, et al : Abnormal phosphorylation of the microtubule-associated protein tau (tau) in Alzheimer cytoskeletal pathology. Proc Natl Acad Sci USA 83 : 4913-4917, 1986

22) Hutton M, et al : Association of missense and 5'-splice-site mutations in tau with the inherited dementia FTDP-17. Nature 393 : 702-705, 1998

23) American Psychiatric Association, Diagnostic and Statistical Manual of Mental Disorders-IV-TR, 2000

24) Selkoe DJ, Schenk D : Alzheimer's Disease : Molecular Understanding Predicts Amyloid-Based Therapeutics. Annu Rev Pharmacol Toxicol 43 : 545-584, 2003

（谷井久志，大河内正康，武田雅俊，岡崎祐士）

VI. 老化と再生

2. コンフォメーション病とフリーラジカル

1. コンフォメーション病とは

アルツハイマー病（Alzheimer's disease：AD）におけるβアミロイド（β-amyloid protein；Aβ）のように特定の蛋白の蓄積に関連して病気が発症すると考えられているものには，プリオン病，ハンチントン病，パーキンソン病，レビー小体型痴呆，筋萎縮性側索硬化症などの神経変性疾患の多くが含まれる。これら疾患には特定の蛋白質の立体構造異常とその結果として生じる特定の蛋白質の神経細胞内あるいは細胞外での凝集沈着が認められる。この沈着物は通常β sheet conformationをとったamyloidと呼ばれる線維性物質より形成されている。このamyloidの正常と異なる沈着現象が病因の主体と想定されるために，コンフォメーション病（conformational disease）と近年総称されるようになった[1]。中枢神経系におけるコンフォメーション病の多くはADと同じくその経過中に神経細胞機能障害による学習および記憶障害を呈する。ADにおける神経細胞外沈着は老人斑と呼ばれ，その主成分は分子量約4000のβアミロイド（Aβ）である。このAβによる神経細胞機能障害の原因としては，カルシウムイオンホメオスタシスの異常とともにフリーラジカルの関与が想定されているが，他のコンフォメーション病でもそれぞれの特定蛋白質について同様の機序が考えられている。例えば，パーキンソン病やレビー小体型痴呆に認められるレビー小体の主要成分であるα-synucleinやプリオン病におけるprion peptideはすべてその凝集過程において，共通のフリーラジカルを産生することや，de novoなカルシウムイオンチャンネルを形成することが証明されているが，これらの事実はAβの場合とまったく同様である。非中枢神経系におけるコンフォメーション病として，Ⅱ型糖尿病において，特定の蛋白質が膵臓ランゲルハンス島に凝集蓄積することがある。この場合の沈着蛋白質であるamylinはやはり，その凝集過程において，共通のフリーラジカルを産生したり，de novoなカルシウムイオンチャンネルを形成したりする。これらの事実はコンフォメーション病の共通の病態メカニズムが存在する可能性を示唆するものである[2,3,4]。中枢神経系における主要なコンフォメーション病を表1に示すが，それぞれの疾患における原因蛋白質の沈着部位やその時間的プロセスによって，それぞれの疾患の臨床症状や臨床経過が特徴づけられると考えられる[5]。

2. アルツハイマー病βアミロイド仮説について

コンフォメーション病の中でももっとも重要なADは血管性痴呆とならぶ代表的な痴呆性疾患である。その数は75歳より急増し，女性は男性の1.7倍のリスクを有している。ADは65歳以下発症の早発型とそれ以降に発症する晩発型に分けることが一般的であり，晩発型ADの有病率は約2〜3％と考えられている。ADには，遺伝性（家族性）のものと弧発性のものが知られている。家族性ADは全体の10％以下と考えられているが，この原因となる遺伝子として，第21番染色体上のβアミロイド前駆体蛋白質（APP），第14番染色体上のpresenilin 1（PS1），第1番染色体上のpresenilin 2（PS2）が同定された。アルツハイマーが記載したように神経原線維変化と老人斑はアルツハイマー病の代表的な神経病理マーカーである。神経原線維変化の主要蛋白成分は過剰にリン酸化したτ蛋白であり，老人斑の主要蛋白成分はβおよびγ secretaseによってAPPから切り出されるAβである。神経原線維

表1. 主要な中枢神経系コンフォメーション病とその原因蛋白質

疾患	蓄積蛋白質
アルツハイマー病	Aβ
ポリグルタミン病	ポリグルタミン
FTDP-17	リン酸化タウ
パーキンソン病	α-synuclein
ALS	Cu/Zu SOD-1
プリオン病	プリオン蛋白質

Aβ: β-amyloid protein
FTDP-17 : familical frontotemporal dementia and parkinsonism linked to chromosome 17
ALS: amyotrophic lateral sclerosos

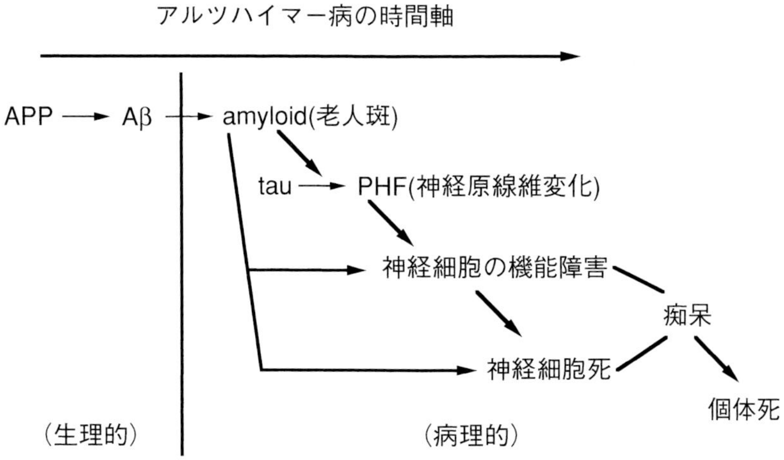

図1. βアミロイド仮説に基づくアルツハイマー病の経過図

変化はAD以外の神経変性疾患でも認められ，老人斑の方がADに特徴的である．現在のところ，アルツハイマー病の発症仮説としては，AβをADの病因として説明する「βアミロイド仮説」がもっとも有力である．Aβには，Aβ40とAβ42という主要な分子種が知られており，後者は前者よりアミノ酸数が2個多く，より凝集しやすく水に不溶化となる性質を持っている．興味深いことに，前述したAPP，PS1，PS2のどの変異の場合もこのAβ42という，より凝集しやすい分子種が通常よりも多く産生されることが in vitro でも in vivo でも証明されている[6]．また，Aβが神経原線維変化の形成に影響することも，τトランスジェニックマウスへのAβ42注入実験で証明された[7]．SchenkらはADの老人斑を認めるトランスジェニックマウスにAβ42を免疫すると脳内Aβ沈着量が減少することを報告し，ADの治療法としてAβワクチン療法の可能性を提唱した[8]．その後のトランスジェニックマウスを用いた実験で，マウスの記憶障害がこのAβワクチン療法により改善することが2つの研究グループから同時に報告された[9,10]．これらの事実は「βアミロイドが凝集線維化する過程で細胞毒性を獲得し，神経細胞の変性を引き起こした結果として痴呆状態となる」というβアミロイド仮説を支持する有力な根拠となっている．βアミロイド仮説に基づくADの時間経過を図1に示す．一方で，βアミロイド仮説にはいくつかの批判も

```
Aβ
 ↓
ADDL ⎫
 ↓   ⎬ toxic       ↑ Soluble & diffusible
protofibril ⎬
 ↓   ⎭
fibril
 ↓
Senile plaques
```

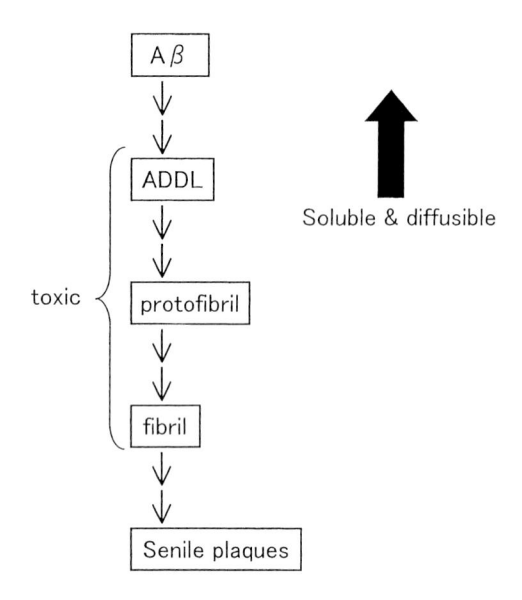

図2．老人斑形成までの流れ
Aβ：β-amyloid protein，ADDL：Aβ-derived diffusible ligand．

ある。そのなかでももっとも重要なのは，老人斑形成の程度と認知記憶障害の程度が臨床的に相関しないという事実である。また，*in vitro* の実験において，神経細胞死を生じさせるβアミロイドの濃度が生理的な濃度よりはるかに高濃度であることや，いくつかのADトランスジェニックマウスで老人斑形成を伴わない神経細胞の変性が生じることも最近報告されている[6,11]。われわれの研究でもAβの凝集がその毒性獲得と必ずしも結びつかないことが *in vitro* の実験ではあるが認められた[12]。もともとは，Aβの細胞毒性獲得にはその線維化（fibril formation）が必須とされていた[13]。しかし，protofibril や Aβ-derived diffusible ligand（ADDL）などの amyloid fibril 形成途上の Aβ oligomers にも細胞毒性があることが最近の研究で解明され，実際の AD 脳において Aβ oligomers が正常脳に比べて大量に存在することや記憶と強く関連する現象である long-term potentiation（LTP）をこの Aβ oligomers が抑制することが証明された[14,15,16,17]（図2）。他のコンフォメーション病においても，この oligomers の病態生理における同様の役割が指摘されており，コンフォメーション病共通の

病態メカニズムの存在を改めて裏付けるものである[3,4]。

3. コンフォメーション病とフリーラジカルの関係について

βアミロイドの神経細胞機能障害の原因として，フリーラジカルの関与が指摘されている。その根拠としては，実際のアルツハイマー病死後病において，フリーラジカルによる組織障害が組織生化学的に証明されることや，ビタミンEを代表とする抗酸化剤のAD臨床における効果が確認されていることがある[18,19]。Aβはその凝集過程によって，フリーラジカルを産生すると考えられているが，その直接証明法としてわれわれはフリーラジカル産生を直接証明する唯一の方法である electron spin resonance spectroscopy（ESR）を用いた実験を行った。われわれの結果によると，Aβ は cell-free の条件下で Fe のような遷移金属依存性に hydrogen peroxide（H_2O_2）由来と考えられる free radical を発生することおよびその発生の程度が Aβ の凝集状態に関連することが示唆された[20,21,22]。パーキンソン病やレビー小体型痴呆に認められるレビー小体の主要成分である α-synuclein は老人斑に β アミロイドと共存する NAC（non-amyloid component of the senile plaque）の前駆体（non-amyloid component precursor：NACP）であることが知られているが，驚くことに，Aβ と同様に α-synuclein および NAC はすべてその凝集過程において，hydrogen peroxide（H_2O_2）由来と考えられるフリーラジカルを発生することが ESR によって直接証明されている[23]（図3）。同様のことは，プリオン病における prion peptide でも証明されており，コンフォメーション病の共通の病態メカニズムが存在する可能性を強く示唆するものである[24]。さらに，Aβ 由来のフリーラジカルの産生と Aβ の凝集状態を詳細に検討すると，フリーラジカル産生のピークは Aβ 凝集が完成し，amyloid fibril となるよりも少し前の段階であることがわかった[25]（図4）。これらの事実は前期したように，protofibril や ADDL などの amyloid fibril 形成途上の Aβ oligomers にも細胞障害性があるこ

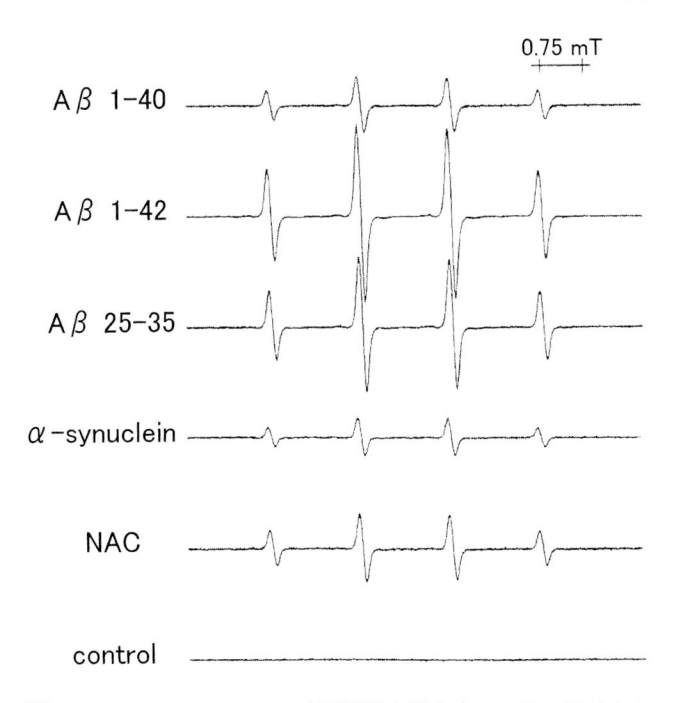

図3. コンフォメーション病原因蛋白質由来のフリーラジカル
Aβ：β-amyloid protein, NAC：non-amyloid component of the senile plaque
four-line signal が hydrogen peroxide（H_2O_2）由来と考えられるフリーラジカルを示すが，Aβ1-40, 1-42, 25-35, α-synuclein および NAC はすべて同様の signal を示している。
(文献[23]より)

とと関連する事柄と考えられる。老人斑の周囲には反応性のアストロサイトや活性化されたミクログリアが変性した神経突起に混じって多数認められ，それらグリア細胞に由来するインターロイキンや TNF-α などの各種のサイトカインの出現も見られる。in vitro の実験でも，Aβ はミクログリアを活性化して，TNF-α などのサイトカインを誘導することが証明されており，これらサイトカインはさらにミクログリアを活性化することによって，連鎖的なミクログリア活性化反応が生じ，フリーラジカルが産生される[26]。このミクログリア活性化も Aβ 凝集状態に関連することが知られているが，amyloid fibril 形成途上の Aβ 凝集中間体によるミクログリア活性化の可能性がわれわれの実験から示唆された[27]。一方，Aβ は常にフリーラジカル産生源，つまり prooxidant として働くとは限らず，生理的濃度の Aβ は Fe や Cu といったフリーラジカル産生に関わる遷移金属を chelation することによって，むしろ antioxidant として働くという考え方も最近提唱されている[28]。この見地に立てば，現在根本的な AD 治療法として有望である Aβ ワクチン療法による Aβ 除去や β および γ secretase inhibitor による Aβ 産生抑制はこの Aβ が本来有する生理的な役割を妨害する，つまり「角を矯めて牛を殺す」結果となる可能性が考えられる。このことは他のコンフォメーション病において，Aβ に相当する原因蛋白質についても同様に当てはまることが考えられ，コンフォメーション病治療法開発の困難さを示すものと考えられる。

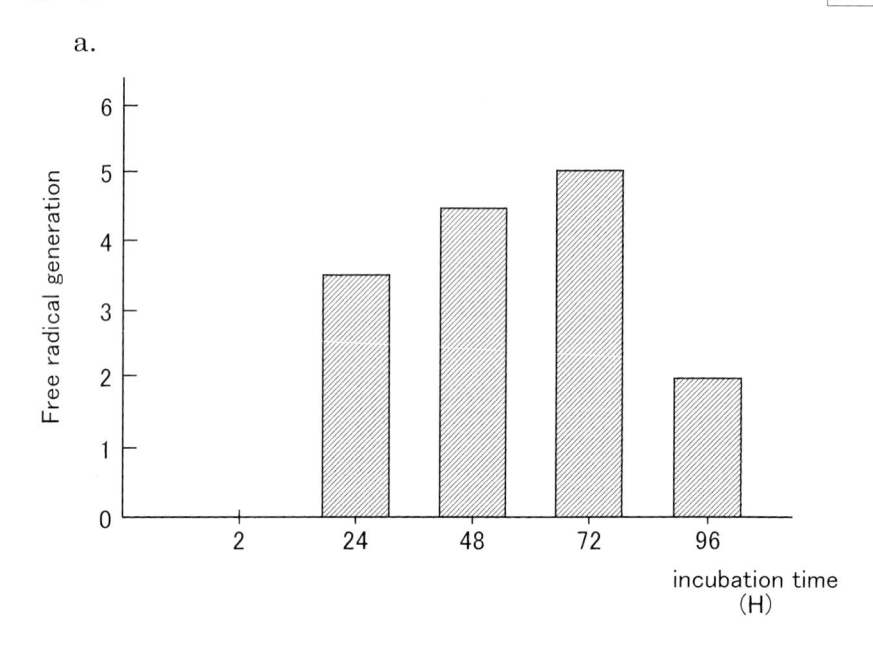

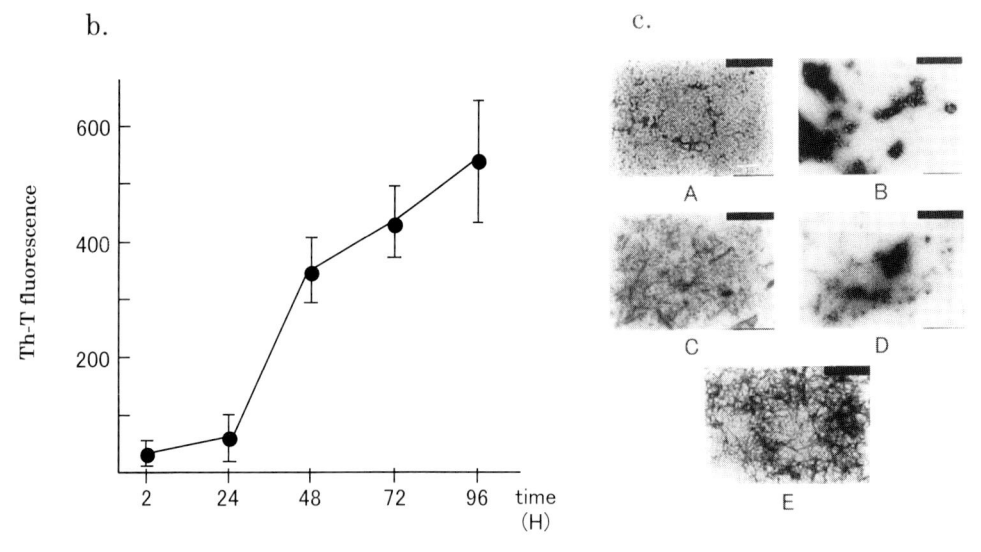

図 4. Aβ 由来のフリーラジカル産生の時間経過

a. ESR で示された incubation time ごとのフリーラジカル産生の相対値
b. Th-T fluorescence で示した incubation time ごとの Aβ 凝集相対値
c. A, B, C, D, E はそれぞれ incubation time 2, 24, 48, 72, 96 時間後の電子顕微鏡で示した Aβ 凝集像

フリーラジカル産生は incubation time 72 時間で最大となるが, amyloid fibrils の完成は incubation time 96 時間後となっている。

(文献[25]より)

おわりに

「コンフォメーション病とフリーラジカル」をテーマとして, アルツハイマー病を中心に概説を行った。コンフォメーション病個々の病態生理の解明については, 近年急速な進歩が見られるが, その代表であるアルツハイマー病1つをとってみても, その進歩が根本的治療解明につながるほどには残念ながら至っていないのが現状である。今

後はコンフォメーション病個々の疾患メカニズムもさることながら，フリーラジカルやカルシウムイオンホメオスタシスをキーワードとしてコンフォメーション病の共通病態生理を解明するような方法論によって，治療法開発の breakthrough が得られることを期待したい．

文献

1) Carrell RC, Lomas DA: Conformational disease. Lancet 350: 134-138, 1997
2) Ross CA, Poirier MA: Protein aggregation and neurodegenerative disease. Nature Reviews Neuroscience 10: s10-s17, 2004
3) Kayed R, Head E, Thompson JL: Common structure of soluble amyloid oligomers implies common mechanism of pathogenesis. Science 300: 486-489, 2003
4) Kagan BL, Azimov R and Azimova R: Amyloid peptide channels. Journal of Membrane Biology 202: 1-10, 2004
5) Cummings JL: Toward a molecular neuropsychiatry of neurodegenerative disease. Annals of Neurology 54: 147-154, 2003
6) Hardy J and Selkoe DJ: The amyloid hypothesis of Alzheimer's disease: Progress and problems on the road to the therapeutics. Science 297: 353-356, 2003
7) Gotz J, Chen F, van Dorpe J, et al: Formation of neurofibrillary tangles in P301L tau transgenic mice induced by $A\beta42$ fibrils. Science 293: 1491-1495, 2001
8) Schenk D, Barbour R, Dunn W, et al: Immunization with amyloid-β attenuates Alzheimer disease-like pathology in the PDAPP mouse. Nature 400: 173-177, 1999
9) Janus C, Pearson J, Mclaurin J, et al: $A\beta$ peptide reduces behavioral impairment and plaques in a mouse model of Alzheimer's disease. Nature 408: 979-982, 2000
10) Morgan D, Diamond DM, Gottchall PE, et al: $A\beta$ peptide vaccination prevents memory loss in an animal model of Alzheimer's disease. Nature 408: 982-985, 2000
11) Hsiao AY, Masliah RC, McConlogue L, et al: Plaque-independent disruption of neural circuits in Alzheimer's disease mouse models. Proceedings of National Academy of Sciences of USA 96: 3228-3233, 1999
12) Monji A, Tashiro K, Yoshida I, et al: Laminin inhibits both $A\beta40$ and $A\beta42$ fibril formation but does not affect $A\beta40$ or $A\beta42$-induced cytotoxicity in PC12 cells. Neuroscience Letters 266 (2): 85-88, 1999
13) Lorenzo A and Yanker B: β-Amyloid neurotoxicity requires fibril formation and is inhibited by Congo red. Proceedings of National Academy of Sciences of USA 91: 12243-12247, 1994
14) Lambert, MP, Barlow AK, Chromy BA, et al: Diffusible nonfibrillar ligands derived from $A\beta1$-42 are potent central nervous system neurotoxins. Proceedings of National Academy of Sciences of USA 95: 6448-6453, 1998
15) Gong Y, Chang L, Viola KL, et al: Alzheimer's disease-affected brain: Presence of oligomeric $A\beta$ ligands (ADDLs) suggests a molecular basis for reversible memory loss. Proceedings of National Academy of Sciences USA 100: 10417-10422, 2003
16) Walsh DM, Klyubin I, Fadeeva JV, et al: Naturally secreted oligomers of amyloid β protein potently inhibit hippocampal long-term potentiation in vivo. Nature 416: 535-539, 2002
17) Cleary JP, Walsh DM, Hofmeister J, et al: Natural oligomers of the amyloid-β proteins specifically disrupt cognitive function. Nature Neuroscience 8: 79-84, 2005
18) Christen Y: Oxidative stress and Alzheimer's disease. American Journal of Clinical Nutrition 71: 621S-629S, 2000
19) Varadarajan S, Yatin S, Aksenova M, et al: Review: Alzheimer's amyloid β-peptide-associated free radical oxidative stress and neurotoxicity, Journal of Structural Biology 130; 184-208: 2000
20) Hensley K, Carney JM, Mattson MP, et al: A new model for β-amyloid aggregation and

neurotoxicity based on free radical generating capacity of the peptide. Proceedings of National Academy of Sciences USA 91 : 3270-3274, 1994

21) Monji A, Utsumi H, Ueda T, et al : The relationship between aggregational state of Aβ peptides and free radical generation by the peptides. Journal of Neurochemistry 77 : 1425-1432, 2001

22) Monji A, Utsumi H, Ueda T, et al : Amyloid-β-protein (Aβ) (25-35)-associated free radical generation is strongly influenced by the aggregational state of the peptides. Life Sciences 70/7 : 833-841, 2002

23) Tabner BJ, Turnbull S, El-Agnaf OMA, et al : Formation of hydrogen peroxide and hydroxyl radicals from Aβ and α-synuclein as a possible mechanism of cell death in Alzheimer's disease and parkinson's disease. Free Radical Biology & Medicine 32 : 1076-1083, 2002

24) Tabner BJ, Turnbull S, Brown DR, et al : Quinacrine acts as an antioxidant and reduces the toxicity of the prion peptide PrP106-126. NeuroReport 14 : 1743-1745, 2003

25) Monji A, Utsumi H, Yoshida I, et al : The relationship between Aβ-associated free radical formation and Aβ fibril formation revealed by Thioflavine-T fluorometric assay and negative stain electron microscopy. Neuroscience Letters 304 (1/2) : 65-68, 2001

26) Meda L, Baron P, and Scarlato G : Glial activation in Alzheimer's disease : the role of Aβ and its related proteins. Neurobiology of Aging 22 : 885-893, 2001

27) Hashioka S, Monji A, Ueda T, et al : Aβ fibril formation is not necessarily required for microglial activation by the peptides. Neurochemistry International 47 : 369-375, 2005

28) Atwood CS, Obrenovich ME, Tianbing L, et al : Amyloid-β : A chameleon walking in two worlds : a review of the trophic and toxic properties of amyloid-β. Brain Research Reviews 43 : 1-16, 2003

(門司　晃)

VI. 老化と再生

3. 核磁気共鳴（MR）分子イメージング
―生体内移植幹細胞の無侵襲追跡―

はじめに

今日，核磁気共鳴（Nuclear Magnetic Resonance；NMR）法は一般の人にも身近な存在になってきた。例えば，日常の臨床診断ではMR画像（MRI）法がもはや欠かすことができない画像診断法にまで到達している。一方で，大学や研究所で活躍してきたNMRスペクトロスコピー法（古い呼び方では核磁気共鳴分光法）は，今や核酸や蛋白質の構造解析や，それらの機能の究明に活躍するとともに，プロテオーム研究の一翼を担うまでになっている。このNMR法の2つの潮流が合流するとその流れは一体どこへ向かうのであろうか？

医療や医学の分野でも大きな変化が起こりつつある。ことに遺伝子の情報を駆使した医療はもはや実行段階に達し，さらにES細胞や幹細胞を利用する再生医療が目前に迫りつつある。このような急速に発展しつつある領域で，非侵襲的に遺伝子発現の可視化や，移植細胞，特にES細胞の体内追跡などが，MR法の新しい課題なっている。これらはまとめて**分子イメージング**と呼ばれている。本稿では，狭い意味では分子イメージングに入らないが，MR画像法による生体内の移植幹細胞追跡の現状をまとめながら，MR分子イメージング法の一端を紹介し，その将来についても概観する。

1. MR法の特徴と細胞標識剤

MR画像は生体中の水分子の水素原子核に由来するMR信号を検出し，その強度を平面の位置情報に対応して表示し，画像にしたものである。このことからMR信号の強度は，もともとの水分子の数，すなわち，その濃度に比例することは明らかである。これに加え，MR信号は緩和時間と呼ばれる，信号の生成や消滅過程に関連するパラメータにも依存する。MR画像法で，病巣の明瞭なコントラストが得られ理由は，病巣に含まれる水分子のMR信号が持つ緩和時間が，辺縁の正常な組織中の水分子の緩和時間と異なることによる。このMR信号の緩和時間に，縦緩和時間（T_1）と横緩和時間（T_2）が含まれ，MR画像診断では，T_1-強調画像やT_2-強調画像が一般的に使われている。

MR画像で病巣をさらに鮮明に浮かび上がらせようとすると，病巣と正常組織の間で緩和時間の差をより大きくする必要がある。MR画像法では造影剤と呼ばれ，病巣部の水分子と選択的に相互作用をして，そのMR信号の緩和時間を短縮させる常磁性の試薬（MRでは造影剤と呼ばれる）を採用する。一般に常磁性金属イオンはMR信号の緩和時間の短縮効果をもつが，なかでもその効果が際立つ緩和試薬としてガドリニウム・イオンのキレート剤が臨床では造影剤として利用されてきた。このような造影剤は，白黒のMR画像ではあたかも白か黒の絵の具のように働く。たとえば，MR信号の強度が減少すれば，MR画像では黒く見え（主としてT_2-強調画像），逆に，信号強度が相対的に増強するとMR画像では白く見える画像コントラストが得られる。

2. これまでの成果

MRの造影剤は上述のような使われ方以外に，分子認識に応用することが可能である。特定の蛋白質に対する抗体にMR造影剤を担わせ，目的の蛋白質に結合した部位にコントラストを与えて画像化する，蛋白質の画像化法が試みられてきた[1]。なかでも，細胞膜に局在する蛋白質に対する抗体を用いれば，蛋白質を介して細胞が特定で

きることになる。このようなMR造影剤を使った手法は80年代の後半から始められたものの，蛋白質の濃度が低いうえ，造影剤自身の緩和時間短縮効果も限られていたため，これまでは注目されるほどの目覚しい成果は上げられてこなかった。しかし，最近になって超常磁性酸化鉄（Super Paramagnetic Iron Oxide：SPIO）と総称される非常に強力な造影剤が開発され，これまでの障壁のひとつが乗り越えられ，まさに細胞に絵の具で色をつけ，その色をMR画像で追跡できることが可能となった。

近年，Bulteら[2]は高分子化合物であるデンドリマーに常磁性金属を担わせた新しい造影剤を開発した。この造影剤は細胞表面の蛋白質を標的とせず，細胞膜の中へ直接挿入することを狙ったMR造影剤である。その後，市販の遺伝子導入剤がこれもまた市販のMR造影剤であるSPIO（肝臓用の陰性MR造影剤）を細胞内へ導入できることがわかり，細胞標識がさらに容易になってきた。実際，神経幹細胞にUSPIO（Ultra small SPIO）を導入し，ラット脳の虚血モデルで，標識された移植幹細胞が虚血による傷害部位に遊走することがMRIで確認されている[3]。しかし，MR造影剤は酸化鉄とそれを包むデキストランで構成されており，通常負の電荷を持つとは予想されない。陽イオン性の遺伝子導入剤が，遺伝子のように陰イオンではない常磁性鉄粒子を細胞内へどのようにして移送するのかは，まだ解答が得られていない。このことから，標識試薬の性質に左右されない，さらに効率の良い細胞への導入技術が開発されるであろうと推察された。つい最近，これまでの細胞の標識化やMRによる細胞追跡のまとめが，これまでの経緯がまとめられているので参照されたい[4]。

3. 効率的な細胞の磁気的標識法

ここからは，われわれが採用している細胞標識法を紹介しておこう[5]。標識剤にはMRIの陰性の造影剤として普及している超常磁性酸化鉄（Super Paramagnetic Iron Oxide：SPIO）の，フェリデックス（田辺製薬）とレゾビスト（日本シェーリング）を使用した。一方，これらの標識剤を細胞内へ移送する方法として，大阪大学遺伝子治療教室で開発された，遺伝子導入のための膜融合活性を持つセンダイウイルス（Hemagglutinating Virus of Japan：HVJ）のベクター・エンベロープ（HVJ-E：GenomOne-Neo，石原産業）[6]を使用した。このベクターは遺伝子以外に，蛋白質や薬物の細胞内への輸送にも優れた効果を発揮する。

われわれはES細胞への常磁性標識を試みる前に，一般の培養細胞を用いて，HVJ-Eによる標識の細胞内同移入効率を検討した。標識を施す細胞には，ニューロンの代表としてラット副腎由来のPC12細胞と，グリアの代表としてマウスのアストロサイトを選び，標識導入の条件を探索した。

これまでに国外の施設では，われわれが使用したのと同様の常磁性鉄製剤をMR標識に，そして，遺伝子導入剤として市販されている試薬を用いた。まず，遺伝子導入剤について簡単に触れておこう。元来，遺伝子は負の電荷を帯び，電気的には負の電荷をもつ標的の細胞膜と親和性が乏しいため，そのままでは膜内へ遺伝子を導入することが難しい。したがって，一般の遺伝子導入剤は，陽イオン性のポリマーやペプチド，あるいは脂質などからなり，容易に遺伝子との静電的な複合体を形成して，細胞膜を通過させることになる。ところが，MR標識に用いられる鉄製剤は負の電荷をもつものでなく，市販の遺伝子導入剤との間に強い相互作用をもつとは考えにくい。その点，HVJ-Eは遺伝子のみならず，蛋白質や薬物など電荷に関係なく，多様な化学物質を取り込み，標的細胞の膜内へと移送することができる。したがって，MR画像の標識に用いる鉄製剤に対しては遺伝子導入剤よりもHVJ-Eの方が効率のよいことが期待される。実際，マウスのアストロサイトを用いて，フェリデックスの細胞内への導入効率をHVJ-Eと遺伝子導入剤Superfectとで比較してみた。図1に種々の条件で鉄製剤を作用させ，培養したアストロサイトを培養液中に懸濁させ，MR画像（T_2-強調画像）を撮像した結果を示した。この図の試料2に見られるように，鉄製剤とHVJ-Eの組み合わせが，Superfect（試料4，5，

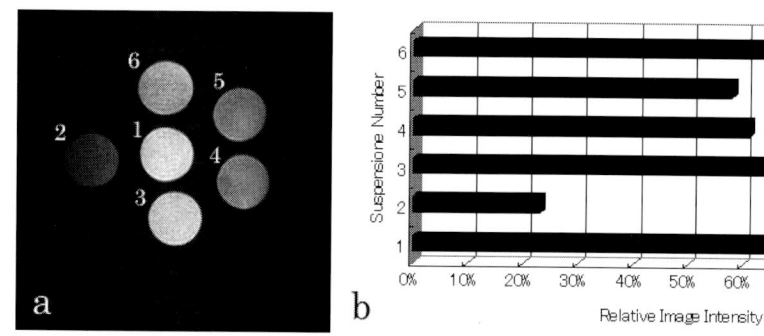

図1. 超常磁性酸化鉄剤を用いた，HVJ-E と Superfect によるアストロサイトの磁気的細胞標識
T_2-強調画像（2000/80）(a) と MR 信号強度のグラフ表示(b)。1. 無処理，2. フェリデックス/HVJ-E，3. フェリデックスのみ，4. フェリデックス（11.6 mg）/Superfect，5. フェリデックス（5.8 mg）/Superfect，6. フェリデックス（2.8 mg）/Superfect。

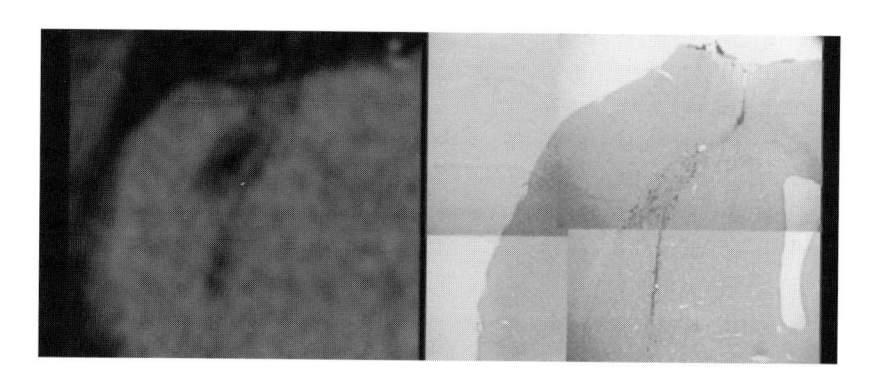

図2. ラット脳内の MR 標識 PC12 細胞
T_2^*-強調画像（200/30，45）（左）と Prussian Blue による鉄染色（右）。標識 PC12 細胞は線条体へ移植し，61 日後に MR 画像を撮像した（左）。その後，脳組織を固定して鉄染色の後，写真（右）を得た。

6) をはじめ他のすべての条件よりも，MR 画像信号の強度を減弱させ，常磁性鉄の導入効率が高いことがわかる。もちろん，鉄製剤のみを細胞に作用させた場合（試料3）は，無処理の細胞（試料1）とほとんど MR 信号の強度が変わらず，アストロサイト自身がこの標識を貪食することはない。また，この鉄製剤はアストロサイトの増殖には影響を及ぼさず，標識導入後も，無標識の細胞と同等の増殖性を示した。そして，鉄染色の結果も，細胞内にこの標識が取り込まれていることを確認した。

このようにして調整した標識細胞を動物に移植し，MR 画像による生体中からの検出を試みた。ここでは，標識 PC12 細胞をラット脳の線条体へ移植した例を示している（図2）。この実験では，線条体に移植された細胞が T_2^*-強調画像により，3 分程度の MR 画像撮影時間で，画像コントラストから明瞭に識別される。さらに，この細胞の一部はおよそ 9 週間の間に，脳梁に沿って再分布していることがわかる。したがって HVJ-E は比較検討した市販の遺伝子導入剤に比べ，きわめて効率よく MR 標識剤を細胞内に移動させることができるため，生体内での標識細胞の部位を示す MRI の画像コントラストも顕著になり，標識細胞を長期にわたって継続的に観察することができるようになった。もちろん，本方法における HVJ-E と造影剤の組み合わせでは，細胞に対する毒性も少なく，MR 標識を施した後も，無標識

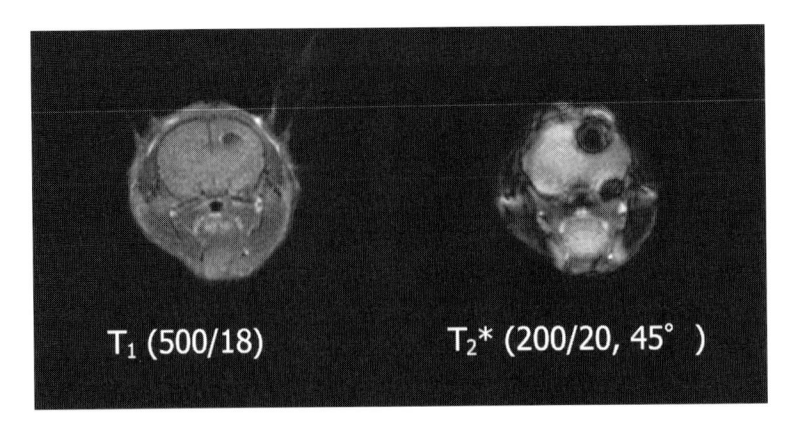

図3. マウス脳内の MR 標識神経幹細胞

測定には動物実験用2テスラ MR 装置を用い，T_1-強調画像（左）と T_2^*-強調画像（右）を撮像した．FOV（関心領域）を 35 mm×35 mm に設定し，撮像時間はそれぞれ，約4分と6分であった．T_1-強調画像（左）は頭部全体の描出に優れ，一方，T_2^*-強調画像（右）は脳，特に，常磁性 Fe の影響を受けた部位の描出に際立った特徴がある．

の細胞と同様の増殖性を示し，また，脳組織の中でも細胞の機能を失うことはなかった．継続観察の最後に脳を固定して標本を作製し，鉄染色を行ったところ（図2，右図），MR 画像ときわめて良い一致を示した．このことからも，この常磁性標識が生体内での細胞の位置を正確に反映し，実験動物を犠牲にすることなく，長期間継続して移植細胞を観察できるようになった．

4. ES 細胞の生体内追跡

マウス ES 細胞においても前述の細胞と同様に MR 造影剤と HVJ-E の組み合わせで，きわめて効率よく MR の常磁性標識が可能であった．実験ではマウスの神経幹細胞をレゾビストで標識し，事前にカイニン酸を投与しててんかんモデルを作成したマウス脳の海馬へ移植することにした．ちなみに，これらの細胞は標識後も，無処理の神経幹細胞と同様の増殖性を示したばかりか，ニューロンやグリアへの分化にもほとんど差異が認められなかった．このことから，培養の段階では常磁性鉄標識剤が神経幹細胞に対して毒性を持たないことを示唆する．

このようにして磁気的な標識を施した神経幹細胞をマウス脳に移植した．図3には，マウス頭部における移植細胞を含む断面の T_1-強調画像（左）と T_2^*-強調画像（右）を示している．ここで T_2^*-強調画像とは T_2-強調画像よりもさらに常磁性の効果を強調することができる撮像法である．右側の T_2^*-強調画像では，移植幹細胞の部位に著しい信号強度低下によるコントラストが得られた．この MR 画像撮像条件は T_2^* を強調としているとはいえ，かなり穏やかな条件である．この撮像条件にもかかわらず，きわめて強いコントラストが環状のアーチファクトを伴って表示されたことは，標識の効率が極めて高いことを意味する．また，この断面を T_1-強調で撮像すると，標識された幹細胞の位置が，T_2^*-強調画像と同様に低信号領域として観測される．解剖学的構造がよくわかるこの画像から，標識細胞の脳内での部位が正確に同定できるようになり，撮像画像の枚数を増やしたり，これと直交する断面（MR 画像では任意の断面で撮像ができる）での撮像を行うことで，これら標識細胞の立体的な分布と周辺組織との関連を観察できるようになった．

図4では，ラット脳の線条体に移植した標識神経幹細胞を MR 画像法で長期間追跡した結果を示している．本図での最上段は，脳内への移植直

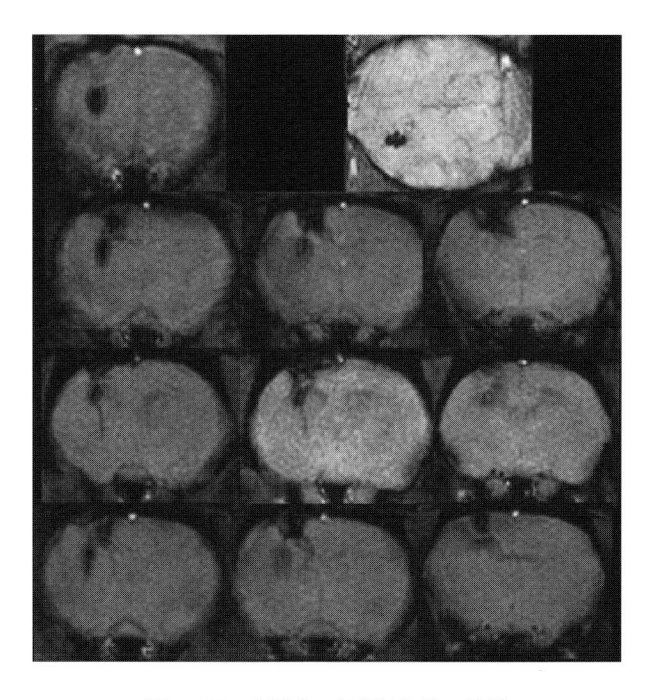

図4. ラット脳内の神経幹細胞の追跡

1日後（最上段），13日後（中上段），20日後（中下段），55日後（最下段）．本図の左側はラット脳の前方，右側は後方の断層画像を示す．MR標識を施した神経幹細胞をラット線条体に移植した．移植直後のMR画像（最上段）では，神経幹細胞が線条体に移植されていることがわかる．13日目（中上段）では移植された線条体から，後上方の皮質へと移動している．この傾向は，20日目と55日目にも観測されている．

後の標識細胞が線条体に位置していることを示している．しかし，13日後には移植部位からやや後方表層の皮質付近へ標識細胞が移動していることが認められた．このことは，細胞を移植した際の刺入創（外傷）に向かって神経幹細胞が移動したと考えられる．20日後，55日後と観察を続けると，コントラストの強さは漸減するものの，同じ部位でMR標識が観察される．このことから，本標識法は移植細胞の部位を見極めるのみならず，脳内での移動をも経時的に追跡できることが明らかになった．

今回のMR測定は2テスラの磁場強度を持つ装置で撮像している．この磁場強度は，今日臨床で画像診断に用いられている装置が0.5-1.5テスラに近いことから，臨床用の装置でもこのような細胞の追跡が可能であることを示唆している．

5. 応用性の展望

今日，幹細胞を識別する一般的な手法として，遺伝子標識を用い，緑色蛍光を発する蛋白質を生成させるGFP（Green Fluorescent Protein）や，放射性同位元素を標識に用いる核医学的手法が一般に用いられている．前者は，遺伝子に手を加えることのうえに，生体，ことにその深部組織からは観測が難しく，試料を体外に取り出して観察するしかない．一方，後者は，MR画像法に比べ，画像解像度の点で劣るうえに，放射線を用いるため，長期にわたって何度も計測を繰り返すことができない．これらの点を一挙に解決するのがMR法である．無侵襲画像診断法として知られるMR法は，生体の深部組織から高解像度の画像が得られるうえに，何度でも繰り返し計測ができ，幹細

胞を使う治療期間中，継続して痛みを伴わず検査できる利点を併せ持っている．したがって，さらに有効なMR標識法が開発されれば，直ちに臨床応用に結びつく，最短距離に位置する計測法と考えられる．また，われわれが手がけてきた細胞追跡法は，市中の病院に広く普及しているMR画像診断装置を用いることができ，新しい装置の開発は必要がない．

そのうえ，本方法は，幹細胞のみならず，現在すでに進行している細胞治療の細胞にも本法の応用が期待される．また，生きた細胞のみならず，生体内の小さなデバイス，例えば，薬物輸送のためのナノカプセルやナノ治療デバイスの体内追跡にも使用できるかも知れない．MR法がもつ無侵襲性の特徴を生かすことから，細胞のみならず生体中の様々なデバイスを可視化する汎用性を秘めている．

6. 克服されるべき課題

上述した，常磁性鉄粒子によるMR標識は，細胞培養の段階では毒性や細胞への障害は検知されていない．果たして鉄粒子を内包した幹細胞が生体内で正常な機能を発揮するであろうか？ 標識細胞が体内で死滅した場合に残存する鉄粒子の体外への排出過程とともに，生体へ移植された場合の細胞内鉄粒子の作用を解明しておかなければならない．

もう1つの改善すべき点は，MR画像の強度を減弱させるこの標識法は，本来の解剖学的情報（特に微小な血管など）を表示させるコントラストと区別がつかない点である．さらに，弱点をもう1つ上げると，常磁性の緩和試薬を使った本方法は，MR画像信号の強度を減弱させてしまう．これは，水のMR画像信号を減少させるばかりでなく，本来MR法で検出できるはずの代謝産物のMR信号まで減衰させてしまう．将来，常磁性を使わないMR標識法が開発されれば，移植細胞の部位特定に引き続き，文字通り細胞の代謝産物のMR分子イメージング画像が可能になり，細胞の機能をMR法で評価できるようになる．このように，MRによる細胞追跡方はまだまだ多くの問題点を克服しなければならない．

おわりに

本稿で解説した磁気的標識によるMR細胞追跡法が臨床に応用されるまでには，まだかなりの時間を要するかも知れない．しかし，今日用いられている細胞標識法の，蛍光色素や遺伝子標識を利用した方法は生体内での画像化が難しく，一方，核医学的手法にも侵襲性や画像解像度，あるいは，長期間の継続的な観察に問題が残る．この点，MR画像による細胞追跡法は，標識の無害化が達成されると，再生医療や細胞治療を推進する重要な画像法になると期待される．まさに，MR法は生体内での移植細胞の居場所を特定し，その機能が代謝画像で計測できる一石二鳥のポテンシャルを秘めている．

謝辞：本稿で紹介した研究は，滋賀医科大学における「再生医療とMR医学研究会」のグループによって得られた共同研究の成果の一部である．ことに，神経幹細胞の研究に携わる，遠山育夫教授（分神経科学研究センター），鳥居隆三教授（動物生命科学研究センター），鈴木文夫講師（脳神経外科学講座），加藤雅也博士（石原産業，中央研究所），近藤靖博士（田辺製薬，先端医学研究所）とその共同研究に謝意を表したい．

文　献

1) Enochs SW, Bhide PG, Nossiff N, et al : Exp Neuro 123 : 235, 1993
2) Bulte JMW, Zhang S-C, Gelderen P, et al : Proc Natl Acad Sci USA 96 : 15256, 1999
3) Hoehn M, Kustemann E, Blunk J, et al : Proc Natl Acad Sci USA 99 : 16267, 2002
4) Modo M, Hoehn M and Bulte JWM : Molec Img 4 : 143-164, 2005
5) Toyoda K, Tooyama I, Kato M, et al : Neuroreport 15 : 589, 2004
6) Kaneda Y, Nakajima T, Nishikawa T, et al : Molec Therapy 6 : 219, 2002
7) 島村宗尚，里　直行，青木元邦，他：Bio Industry 20 (9) : 5, 2003

〈犬伏俊郎〉

和文索引

ア

アイマークレコーダー 100
アグウチ関連タンパク質
　（Agrp） 50
アストロサイト 107, 109
アポE 136
アポモルフィン 78
アポリポ蛋白E 136
アミロイド 135
アミロイドβ（Aβ） 132, 134
アミロイドβ前駆体蛋白 132, 133
アミロイド仮説 136
アミロイド蛋白 133
アミロイド斑（老人斑） 133
アルツハイマー型痴呆 132, 133
アルツハイマー型老年痴呆 132
アルツハイマー病（Alzheimer's disease：AD） 140
アンフェタミン 78

イ

移植幹細胞 147
インスリン 49
陰性症状 114
陰性（麻痺）徴候 36
インターロイキン 143

エ

エピソード記憶 40
エングラム（記憶痕跡） 71

オ

オランザピン 124
オレキシン 48, 49, 52
音読 37

カ

外側野（LHA） 48
カイニン酸 150
カイニン酸モデル 78
海馬 20, 72, 78, 82, 150
海馬CA1 94
海馬歯状回 96
海馬体 1, 3, 6, 40
海馬体シータ波 40
海馬傍回 1, 35
回避条件づけ 66
核磁気共鳴（Nuclear Magnetic Resonance；NMR）法 147
核磁気共鳴分光法 147
覚せい剤 115
過食症 68
家族性アルツハイマー病
　Familial Alzheimer Disease（FAD） 132, 133
価値判断 1
悲しみ 21, 22
過敏性腸症候群（irritable bowel syndrome；IBS） 58
過敏反応性 78
カルシトニン 49
加齢 40
眼窩前頭葉 20
貫通路キンドリング 72
緩和時間 147

キ

記憶回路 12
記憶再生過程（エクフォリー ecphory） 10
記憶再生率 6
記憶の再生 5
基底外側辺縁回路 1
基底核（basal nucleus） 101
機能性消化管障害（functional gastrointestinal disorders） 58
記銘 99
逆耐性現象 80
逆問題 16
嗅覚順列記憶課題 40
嗅内野皮質 20
強制正常化 78
強迫性 66
恐怖 101
筋萎縮性側索硬化症 128
キンドリング 71, 101

ク

空間時間法 16
空腹物質 49, 52
グリア型グルタミン酸トランスポーター 109
グリア細胞 112
グリシン 111, 117
グリシン結合部位 115, 118
グリシントランスポーター 117
グルカゴン 49
グルコース感受性ニューロン 49
グルコース受容ニューロン 49
グルコースの取り込み促進 109

グルタミン酸（Glu：glutamate） 107, 111, 114
グルタミン酸受容体 107
グルタミン酸トランスポーター 111
グルタミン酸トランスポーター欠損マウス 107
グルタメート（グルタミン酸 GLU） 71, 72, 99
グルタメート輸送体 73, 74
グレリン 49, 52, 66
クロザピン 100, 124

ケ

ケタミン 102, 115, 128
言語エングラム 39
言語過程（language process） 38
言語干渉（language interference） 36
言語機能の局在 35
言語受容 38
言語停止 36
検知 20

コ

高次精神機能 1
抗精神病薬 124
交代性精神病 78
後頭-頭頂部陽性電位 42
後部帯状回 1, 127
興奮性シナプス後電位（EPSP） 42, 45
コカイン精神病 115
後放電 71, 73
コンフォメーション病（conformational disease） 140

サ

最初期遺伝子 124
最初期発現遺伝子 96
サイトカイン 143
再認テスト 6
酸性線維芽細胞増殖因子（aFGF；acidic fibroblast growth factor） 49, 52

シ

視覚認知 99
シグナルカスケード 73
視床下部 1
事象関連電位（ERPs） 40
視床背内側核（medial dorsal nucleus） 1, 101
シナプス再構築 72
自発性アストロサイト内カルシウム変動 109
自発性棘波 73
自発性てんかん性発射 71, 101
脂肪定常説 48
受動的回避課題 6
順列記憶 40
順列記憶課題 40
状況弁別 100
照合 1
状態不安 19
情動 1, 17
情動回路：従来のヤコブレフの記憶回路 11
情動記憶 6
情動的評価 2
小脳歯状核 72
書字 38
新奇性 40
神経栄養因子 94
神経化学的過敏性 128
神経芽細胞成長因子 94

神経可塑性 71
神経活動亢進のセンサー分子 111
神経幹細胞 150
神経原線維変化（NFT：Neurofibrillary tangles） 136, 140
神経細胞死 94
神経性過食症（BN） 64
神経性食欲不振症（AN） 64
神経-代謝カップリング 109
心身交互作用 66
信頼性 100

ス

錐体細胞 78
スコポラミン 128
ストレス蛋白遺伝子 hsp 70 127
隅田川 22

セ

生物学的価値評価 3
摂食中枢 48
セリンラセマーゼ 119
前シナプス性 D 2 受容体 124
線条体 78, 124, 150
線条体腹側部 10
全身けいれん発作 71
センダイウイルス（Hemagglutinating Virus of Japan：HVJ） 148
選択・認知 1
前頭前野 124
前頭葉 101
前頭葉眼窩皮質 1
前頭葉皮質 118
前部帯状回 1

ソ

双極子追跡法（DT法） 16, 20, 40, 42
側坐核 1, 78, 101, 124
側坐核ニューロン活動 11
側頭葉焦点 99
側頭葉底部言語野 basal temporal language area 35
側頭葉てんかん（TLE） 78

タ

第5染色体 q32-q35 95
第一次運動野 36
苔状線維 71
体知覚誘発電位 99
大脳高次機能 36
大脳辺縁系 1
縦緩和時間（T1） 147
蛋白合成 71
蛋白合成阻害剤 96

チ

中脳辺縁ドパミン（DA）系 78
長期増強（long term potentiation, LTP）現象 10, 45, 73
長期抑圧 73
超常磁性酸化鉄（Super Paramagnetic Iron Oxide : SPIO） 148
陳述記憶 6

テ

定位反応 40, 45
電位依存性カルシウムチャンネル遺伝子 alpha1A 96
てんかん原性 94, 96
てんかん精神病 78
点突然変異 132
電流双極子 42

ト

等価双極子法 16
統合失調症 99, 112, 114, 124
統合失調症死後脳 118
頭頂葉皮質 118
糖定常説（1953） 48
特性不安 18
ドパミン D2 受容体 124
ドパミン D2 受容体ノックアウトマウス 11

ナ

内嗅皮質 1
内的表象 22

ニ

二次性焦点形成 71
乳酸の放出促進 109
ニューロペプチド Y（NPY） 50
人間性 100
認知 1, 20, 40

ノ

脳弓 1
脳腸相関（brain-gut interactions） 58
脳電位解析システム（Brain Space Navigator : BS-navi 16
脳内自己刺激（ICSS） 11
脳の形成 109

ハ

場所学習課題 11
場所ニューロン 5, 40
八方迷路課題 40
バレル 109
ハロペリドール 124
半飢餓 66

ヒ

非競合的拮抗薬 115
非陳述記憶 12
標識神経幹細胞 150
表出 38

フ

不安 18, 101
不安条件づけ 101
フェンサイクリジン（PCP : phencyclidine 114
復唱 38
腹側被蓋野（Ventral Tegmental Area） 80
腹内側核 48
物品の呼称障害 38
フリーラジカル 96
プレセニリン 132, 133
プレセニリン1 133
プレセニリン1遺伝子 132
プレセニリン2 133
プレセニリン2遺伝子 132
プロテアーゼ 132
プロテオーム 147
分界条 1
分子イメージング 147
文脈的要素 6

ヘ

ベクター・エンベロープ（HVJ-E：GenomOne-Neo 148
ペーペッツの情動回路 12
辺縁系―前頭機能連合 104
扁桃核 101
扁桃核基底外側核 100
扁桃核の機能 100
扁桃体 1, 17, 20
ベントン視覚記銘テスト 99

ホ

報酬場所探索課題 11
紡錘状回 35, 37

マ

慢性硬膜下電極 36
満腹中枢 48
満腹物質 49, 52

ミ

右側頭葉 22

ム

ムスカリン（mAch）受容体アンタゴニスト 128

メ

メタンフェタミン（MAP） 78

ヤ

痩せ 68

ユ

誘発電位 99
遊離脂肪酸（FFA） 48

ヨ

養育体験 64
陽性症状 36, 114
抑制性グリシン受容体 117
横緩和時間（T2） 147
4層実形状モデル（Scalp, Skull, Fluid, Brain：SSFBモデル） 40, 44
4層実形状モデルを用いた双極子追跡法（SSFB/DT法） 44

ラ

ラクロプライド 124

リ

リスペリドン 124
リタンセリン 128

レ

レゾビスト 150
レプチン 49, 52, 55, 66

ロ

老人斑（senile plaque） 136, 140

欧文索引

5

5-HT$_{2A}$ 124
5-HT$_{2A/2C}$ 受容体アンタゴニスト 128

α

α-synuclein 142

β

β アミロイド（B-amyloid protein；Aβ）140, 141
β アミロイド仮説 141
β アミロイド前駆体蛋白質（APP）140

γ

γ セクレターゼ（γ-secretase）133, 134
γ セクレターゼ複合体 132

τ

τ 蛋白 140

A

Aβ-derived diffusible ligand（ADDL）142
Aβ oligomers 142
affective disorders 30
aFGF 53
AICD（APP intracellular cytoplasmic domain）132, 134
Alzheimer 病 132
AMPA 受容体 124
amygdala 26, 29
anticonvulsant 27
antidepressant 31
antiepileptogenesis 27
anxiogenic effects 29
anxiolytic effects 29
apoptosis 96
APP（アミロイド前駆体タンパク）132, 133

B

brain-derived neurotrophic factor（BDNF）96
BrdU 107
Broca 野 35, 36
Bulimic-Purging 型 68

C

clozapine 116
cocaine induced panic attacks 31
complex partial seizures 27
conditioned emotional response（CER）28
corticotropin-releasing hormone（CRH）61
CRH 49
cyclohexamide 96
cycloheximide 71

D

DA 伝達 115
D2 型ドーパミン（DA：dopamine）受容体 114
DA 不均衡仮説 100
DA 過剰仮説 78
DA 系過敏反応性 82
DA ニューロン 115
D-アラニン 117
DA 作動薬 114
DA 遮断薬 100
DA トランスポーター結合 78
D2 受容体アンタゴニスト 124
deoxy-D-glucose 109
depression 25
DLFC，背外側前頭前野 50
DNA 断片化（DNA fragmentation）94, 96
D-サイクロセリン 116
D-セリン 114, 116, 117, 118
dsm-1（D-serine modulator-1）119
dsr-1（D-serine responsive transcript-1）119
dsr-2 119
dyspepsia 58

E

EAAC-1 86
EAATs 86
electroconvulsive therapy（ECT）25
EL マウス 94
epilepsy 25, 26, 31
epileptogenesis 86
ES 細胞 150

F

fast kindling 29
fear conditioning 26
FeCl3 86
FGF-2 94
Fos 124
free radicals 86
FTDP-17 (Frontotemporal dementia with parkinsonism linked to chromosome 17) 137

G

GABA（γ-アミノ酪酸） 86, 111, 115
GABA-A 受容体 alpha 1 subunit (GABARA1) 95
GABA-A 受容体 gamma 2 subunit (GABRG2) 95
GABA A 受容体作動薬 115
GABA ニューロン 115
GABA transporters (GATs) 86
gain-of-function モデル 111
GDA 117
generalized seizures 26
GFP (Green Fluorescent Protein) 151
GLAST 74, 86, 101, 107, 111
GLAST 変異種, GLAST 欠損マウス 74, 109
GLT1 86, 101, 107, 111
GLT1, GLAST double knockout mouse (DK マウス) 107
GLT-1 変異種 74
GLT-1 阻害薬 L-trans-pyrrolidine-2, 4-dicarboxylic acid (PDC) 127

GLU 仮説 99
glutamate 86
GLU 輸送体 101
GLU 輸送体 GLT-1 100
Glu 受容体 114
Growth associated protein (GAP-43) 96

H

hippocampus 26

I

IL-1β 49
interictal behavioral changes 29
ionotropic GABA-A 受容体 95

K

Kindling 発展過程 73
Klüver-Bucy 症候群 2

L

learned aversive behaviors 31
levetiracetam 31
Lipoprotein (LDL) receptor-related protein (LRP) 134
loss-of-function モデル 111
LTP (long-term potentiation, 長期増強) 53

M

mental disorders 26
mental illness 25
MK-801 27, 96
monoclonal Anti-BDNF 94
mood stabilizer-like profile 31

mossy fiber sprouting 96

N

NAC (non-amyloid component of the senile plaque) 142
NEPS 117
nerve growth factor (NGF) 96
neurotrophin-3 (NT-3) 96
NICD (Notch intracellular cytoplasmic domain) 132, 134
NMDA receptors 86
NMDA 受容体 73, 96, 99, 100, 102, 103, 114, 115, 120
NMDA 受容体グリシン結合部位の作動薬 116
NMDA 受容体の R2B サブユニット 117
NMDA 受容体遮断薬 115
N-methyl-D-aspartate (NMDA) 型 Glu 受容体 (NMDA 受容体) 114
NMR スペクトロスコピー法 147
NO 96
non-amyloid component precursor : NACP 142
Notchβ 132
NT-3 94

O

OBFC, 眼窩前頭前野 51
operant 行動 58

P

Papez の情動回路 1
paroxysmal depolarizing shifts 73

partial (focal) seizures　26
PCP　116, 127
PCP 精神病　115
Phenytoin　27
post-traumatic stress disorder　31
presenilin 1 (PS1)　140
presenilin 2 (PS2)　140
psychopathology　31
Purkinje 細胞　74

R

recognition of fear　26
redox　86
respondent 行動　58

S

sarcosine　117
secondary generalization　27
slow kindling　29
SSB/DT 法 (Scalp Skull Brain 3 層頭蓋モデル)　16
SSLB/DT 法 (Scalp Skull Liquor Brain 4 層頭蓋モデル)　16

T

T1-強調画像　147
T2-強調画像　147
TNF-α　143
tottering (tg) マウス　94
TUNNEL 法, Tunnel 法　96, 107

U

Urbach-Wiethe 病　6
USPIO (Ultra small SPIO)　148

V

Valine　132, 134
VMH　48
VTA　80
VTA キンドリング　82

W

Wernicke 野　35, 36, 38
western blotting　86

© 2006　　　　　　　　　　　　　　第 1 版発行　　2006 年 3 月 3 日

脳とこころの科学

　　　　　　　　　　　　　　　　　　（定価はカバーに表示してあります）

|検印省略|

編　著　　　鶴　　紀　子

発行者　　　　　　　服　部　秀　夫
発行所　　　　　株式会社 新興医学出版社
〒113-0033 東京都文京区本郷 6 丁目 26 番 8 号
電話　03(3816)2853　　FAX　03(3816)2895

印刷　明和印刷株式会社　　　ISBN 4-88002-657-3　　　郵便振替　00120-8-191625

・本書の複製権・翻訳権・譲渡権・公衆送信権（送信可能化権を含む）は株式会社新興医学出版社が所有します。
・**JCLS**　〈(株)日本著作出版権管理システム委託出版物〉
本書の無断複写は著作権法上での例外を除き禁じられています。複写される場合は，その都度事前に(株)日本著作出版権管理システム（電話 03-3817-5670，FAX 03-3815-8199）の許諾を得て下さい。